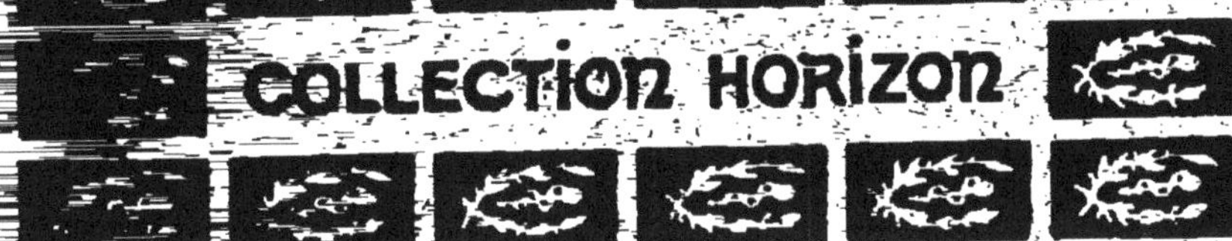

LES BLESSURES DES VAISSEAUX

PAR

L. SENCERT

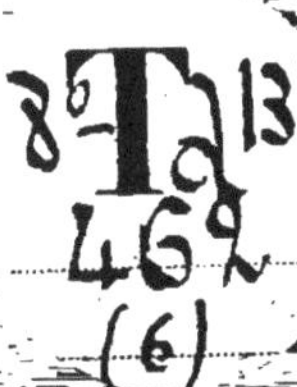

PRÉCIS DE MÉDECINE &
DE CHIRURGIE DE GUERRE

MASSON & Cie ÉDITEURS

1917

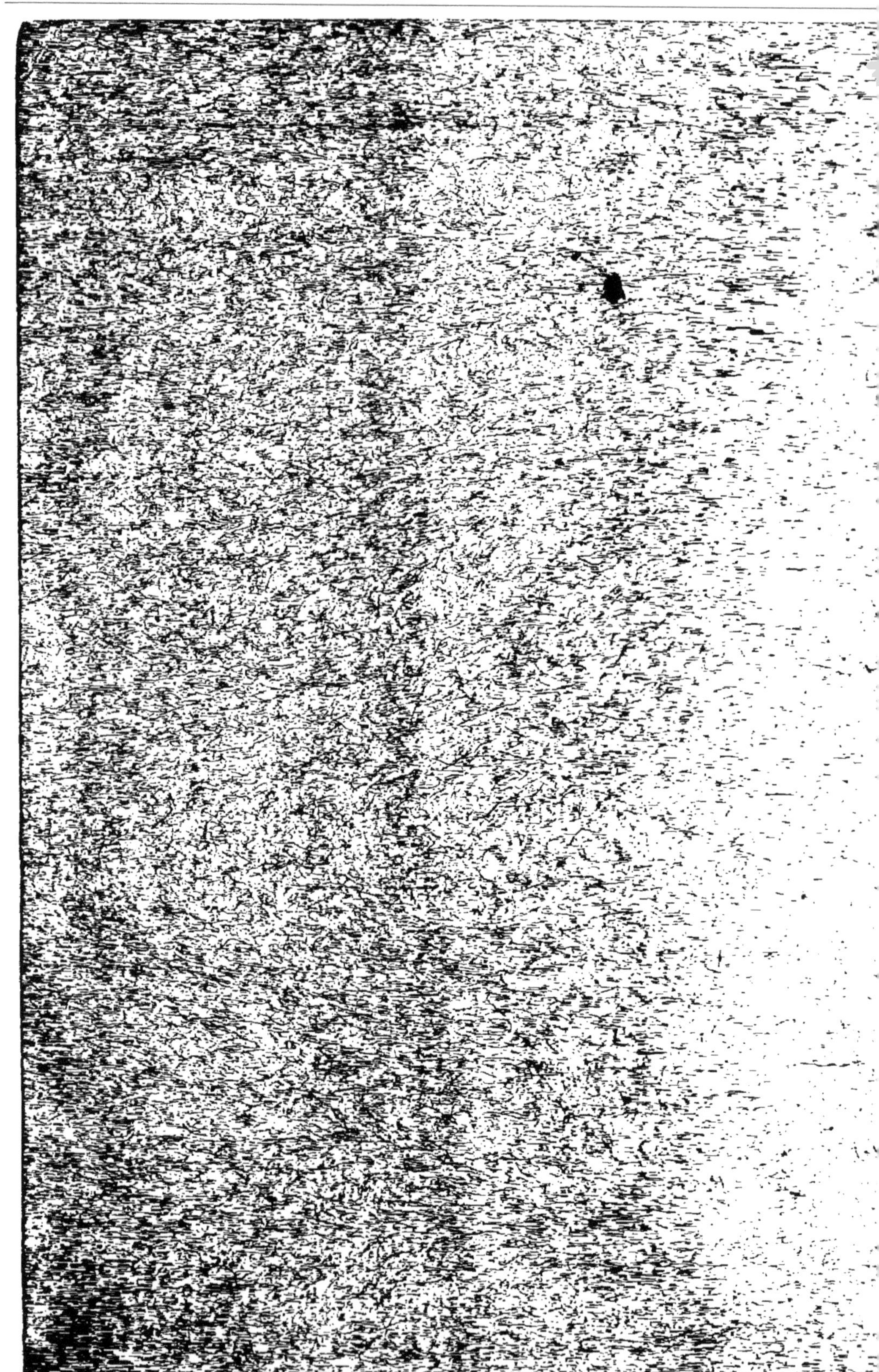

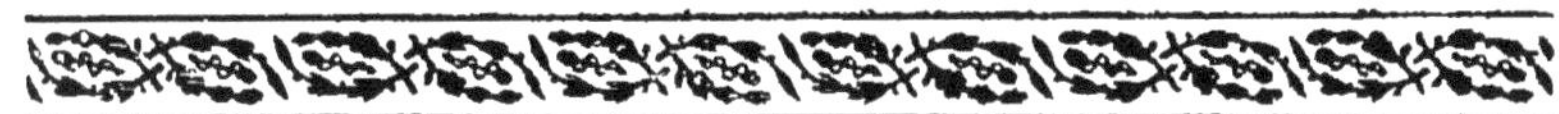

COLLECTION de PRÉCIS de MÉDECINE et de CHIRURGIE de GUERRE

Les Traités de Médecine et de Chirurgie parus avant la guerre conservent actuellement toute leur valeur, mais ils ne contiennent pas les notions nouvelles nées des récents événements. — L'heure n'est cependant pas encore venue d'incorporer à ces ouvrages les données acquises dans les Ambulances, les Hôpitaux et les Laboratoires d'Armées. Ce sera la tâche de demain, dans le silence et avec le recul qui conviennent au travail scientifique.

Il était cependant nécessaire que les Médecins aient, dès à présent, entre les mains une mise au point et un résumé des travaux qui ont fait l'objet des nombreux Mémoires publiés dans les revues spéciales et qu'ils soient armés, pour la pratique journalière, d'ouvrages courts, maniables et écrits dans un dessein pratique.

C'est à ce but que répond cette COLLECTION. Nous publions, sur chacune des multiples questions qui préoccupent les médecins, de courtes monographies dues à quelques-uns des spécialistes qui ont le plus collaboré aux progrès récents de la Médecine et de la Chirurgie de Guerre.

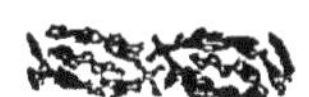

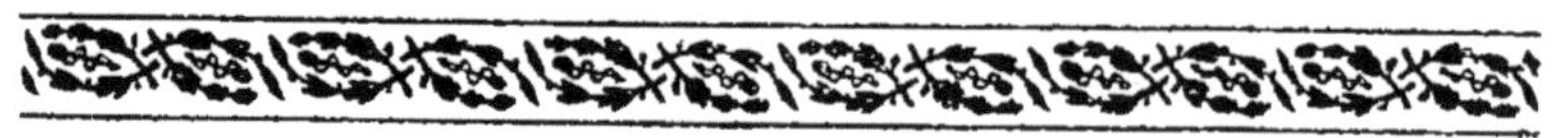

COLLECTION de PRÉCIS de MÉDECINE et de CHIRURGIE de GUERRE

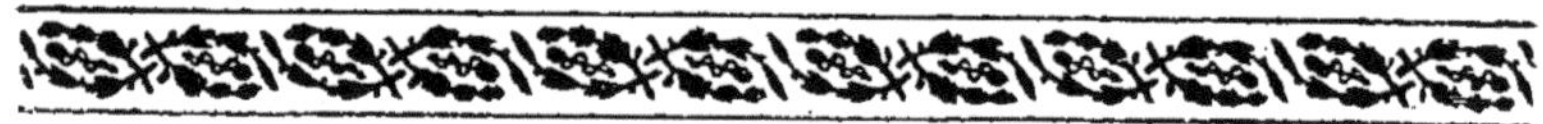

VOLUMES PARUS (DÉCEMBRE 1916) :

La Fièvre typhoïde et les Fièvres paratyphoïdes. *(Symptomatologie. Etiologie. Prophylaxie)*, — par H. VINCENT, Médecin-Inspecteur de l'Armée, Membre de l'Académie de Médecine, et L. MURATET, Chef des Travaux à la Faculté de Médecine de Bordeaux.

Les Dysenteries. Le Choléra. Le Typhus exanthématique. *(Symptomatologie. Etiologie. Prophylaxie)*, — par H. VINCENT, Médecin-Inspecteur de l'Armée, Membre de l'Académie de Médecine, et L. MURATET, chef des Travaux à la Faculté de Médecine de Bordeaux *(avec une planche)*.

Formes cliniques des Lésions des Nerfs, — par Mᵐᵉ ATHA-NASSIO-BENISTY, Interne des Hôpitaux de Paris *(Salpêtrière)*, avec Préface du Pʳ PIERRE MARIE, Membre de l'Académie de Médecine *(avec 81 figures originales et 7 planches hors texte en noir et en couleurs)*.

Les formes anormales du Tétanos, — par COURTOIS-SUFFIT, Médecin des Hôpitaux de Paris, et R. GIROUX, Interne Pr. des Hôpitaux, avec Préface du Professeur F. WIDAL.

Les Blessures de l'abdomen, — par J. ABADIE (d'Oran), Correspondant National de la Société de Chirurgie, avec Préface du Dʳ J.-L. FAURE *(avec 69 fig. et 4 planches hors texte)*.

Les Séquelles Ostéo-Articulaires *des Plaies de guerre,* — par Aug. BROCA, Professeur d'Anatomie topographique à la Faculté de Médecine de Paris *(avec 112 figures originales)*.

Les Blessures des Vaisseaux, — par L. SENCERT, Professeur agrégé à la Faculté de Médecine de Nancy *(avec 68 figures dans le texte et 2 planches hors texte)*.

LES BLESSURES DES VAISSEAUX

PAR

L. SENCERT

Professeur agrégé à la Faculté de Médecine de Nancy

Avec 68 figures et 2 planches hors texte

MASSON ET CIE, ÉDITEURS
LIBRAIRES DE L'ACADÉMIE DE MÉDECINE
120, BOULEVARD SAINT-GERMAIN, PARIS, VIe
1917

LES
BLESSURES DES VAISSEAUX

INTRODUCTION

Je me propose d'exposer dans ce *Précis* les enseignements pratiques que nous ont valus ces deux années de guerre relativement à la chirurgie des vaisseaux.

La pratique hospitalière de tous les jours, la lecture d'une abondante et bonne littérature nous avaient depuis longtemps familiarisé avec les blessures vasculaires de la pratique civile. Les expériences de l'École du Val-de-Grâce nous avaient montré ce que seraient, à la prochaine guerre, les blessures des vaisseaux par les projectiles modernes. Mais, en 1914, il manquait à ces données la consécration d'une pratique étendue. Deux années ont passé. Nous avons vu de très nombreuses lésions vasculaires; nous en avons saisi sur le vif les nombreux types anatomiques; nous en avons suivi les diverses évolutions anatomo-cliniques; nous avons désormais des bases solides pour en établir le traitement. C'est ce que je m'efforcerai de faire dans les pages qui vont suivre.

Dans une première partie, j'étudierai les blessures des gros vaisseaux en général ; dans une deuxième partie, je passerai rapidement en revue les blessures des troncs vasculaires en particulier, insistant spécialement sur les problèmes opératoires auxquels elles donnent lieu.

Mais avant d'aborder ce sujet je voudrais qu'il fût bien entendu que la chirurgie des vaisseaux n'est qu'un cas particulier de la chirurgie générale des blessures de guerre. Il n'y a pas un traitement particulier des blessures, lorsqu'elles intéressent de gros vaisseaux. Il n'y a qu'une chirurgie de guerre, la chirurgie opératoire immédiate, que nous avons apprise depuis deux ans. Ces deux années de guerre nous ont en effet montré que, sauf de très rares exceptions, toute blessure de guerre doit être immédiatement opérée. L'opération précoce, qui d'emblée met à nu tout le foyer traumatique, est seule capable d'assurer la prophylaxie des grandes infections; seule, elle peut, en transformant, par une exérèse chirurgicale méthodique, une plaie contuse et infectée en une plaie nette et saine, assurer l'évolution cliniquement aseptique de la blessure.

Cette règle n'est jamais plus impérieuse qu'en présence des blessures vasculaires. Seule l'opération précoce prévient les hémorragies retardées et les hémorragies secondaires; seule elle peut empêcher les complications mécaniques et septiques auxquelles l'épanchement du sang dans les tissus prédispose si singulièrement; seule enfin elle peut prévenir les complications tardives comme les anévrismes. Ici comme partout la vraie et bonne chirurgie est une chirurgie de prophylaxie.

Je voudrais aussi, au début de ce livre, adresser mes remerciements les plus vifs à M. le professeur Jacob et à mon ami Latarjet, qui ont mis si aimablement à ma disposition, pour l'illustration de ce précis, les ressources déjà si importantes du Musée du Val-de-Grâce.

PREMIÈRE PARTIE

LES BLESSURES DES VAISSEAUX EN GÉNÉRAL

Les projectiles de guerre, balles ou éclats d'obus, produisent sur les vaisseaux qu'ils rencontrent deux variétés de lésions : la *plaie* et la *contusion*. J'étudierai successivement ces deux lésions élémentaires.

LES PLAIES DES VAISSEAUX

CHAPITRE PREMIER

ÉTUDE ANATOMO-PHYSIOLOGIQUE

1° *Description anatomique.*

Les plaies produites sur les vaisseaux par les balles de fusil, les balles rondes, les éclats d'obus sont extrêmement variées.

Sur les *artères*, les *balles de fusil* produisent soit des plaies partielles, latérales, soit des plaies totales, circonférentielles, soit des perforations.

Les *plaies latérales des artères* sont produites par des projectiles frappant le 1/4, le 1/3 externe du diamètre transversal du vaisseau (fig. 1,). Adventice, tunique moyenne, tunique interne sont brusquement déchirées. Sur l'intima des déchirures étoilées, plus ou moins étendues, prolongent à l'intérieur du vaisseau les déchirures externes. La rétractilité de la tunique moyenne tend à écarter de plus en plus les lèvres de la plaie vasculaire ; elle produit en outre un petit changement dans l'axe du vaisseau, tel que le segment sus-jacent et le segment sous-jacent à la plaie s'inclinent l'un sur l'autre, en formant un angle obtus dont la plaie occupe le sommet (fig. 1_1, 1_2). Cette double action de la tunique moyenne a pour conséquence un agrandissement de la plaie latérale, le maintien de sa béance, et favorise ainsi la persistance de l'hémorragie. Ces plaies latérales ont naturellement des dimensions variables ; elles vont depuis la fente la plus étroite jusqu'à la section totale du vaisseau (fig. 2).

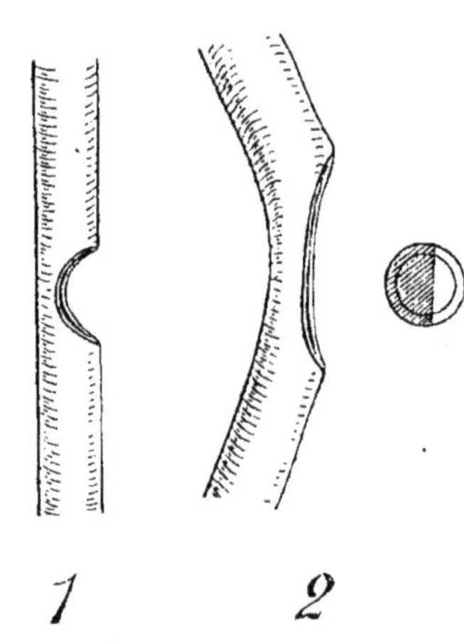

1   2

Fig. 1 (schématique). — Plaie latérale d'une artère.

Les *sections totales* sont plus fréquentes, même sur les gros vaisseaux, qu'on ne serait tenté de le supposer. On ne rencontre qu'elles ou à peu près sur les artères de moyen calibre ; sur les grosses artères, leur fréquence s'explique par les deux faits suivants : aux courtes distances, les effets explosifs des balles sont tels que l'artère qu'elles rencontrent est largement déchirée, éclatée, avec une perte de substance souvent étendue (fig. 3).

J'ai vu un jeune soldat atteint par une balle qui, entrée par la fesse droite, était ressortie au niveau de l'arcade de Fallope, après avoir touché la fémorale commune. Le vaisseau était éclaté ; il en manquait, entre le bout supérieur et le bout inférieur effilochés, un segment de 5 centimètres (fig. 4).

D'autre part, aux distances moyennes et élevées, l'instabilité de la balle pointue est telle qu'il faut un rien pour faire dévier sa pointe, si bien qu'au lieu de frapper la paroi artérielle bien normalement et la pointe en avant, elle l'atteint souvent plus ou moins obliquement, par une de ses faces, et la déchire comme ferait un gros projectile.

C'est pour les mêmes raisons qu'on voit peu de *perforations* artérielles. On en rencontre cependant sur les gros troncs. Les figures 5 et 6 montrent une perforation de l'artère iliaque primitive et une perforation de la carotide primitive par balles de fusil. Ces perforations sont d'autant plus petites que la vitesse de la balle est plus faible ; elles paraissent toujours d'un diamètre inférieur à celui de la balle. C'est que celle-ci refoule l'artère, la distend avant de la traverser, si bien que quand, la balle passée, le vaisseau revient sur lui-même, les bords

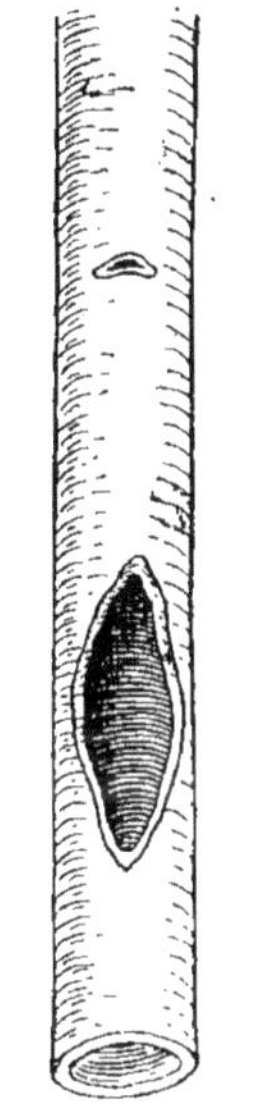

Fig. 2. (schématique). Deux plaies latérales d'une artère.

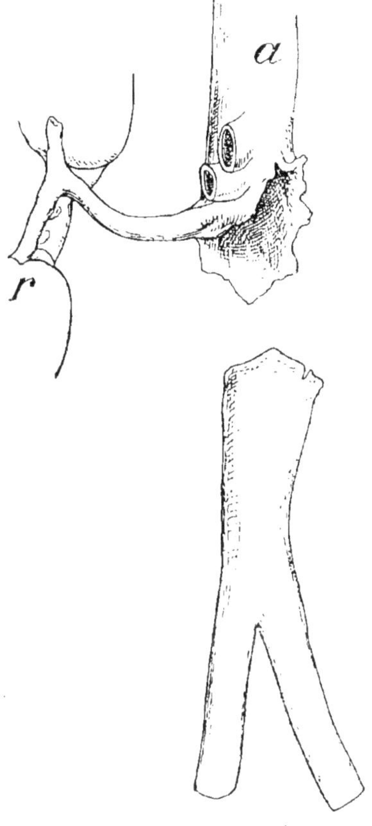

Fig. 3. — Section totale de l'aorte abdominale par balle de fusil. Lésion de l'artère rénale. (Pièce de Latarjet. Musée du Val-de-Grâce.)

de la plaie vasculaire reviennent eux aussi sur eux-mêmes et diminuent les dimensions de la plaie. La perforation siège parfois sur le milieu du vaisseau ; parfois elle se rapproche beaucoup d'un des bords et équivaut presque à une plaie latérale (fig. 7).

Sur les *veines*, les balles de fusil produisent également des *plaies latérales, des sections totales, des perforations.* Moins

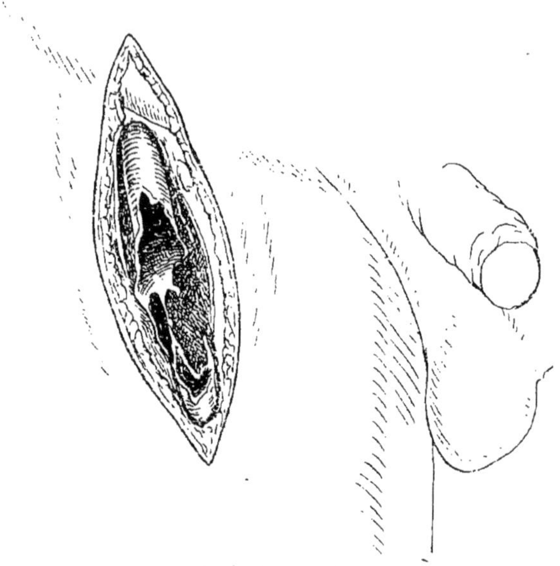

FIG. 4. — Section totale de la fémorale par balle de fusil.
(Observation personnelle.)

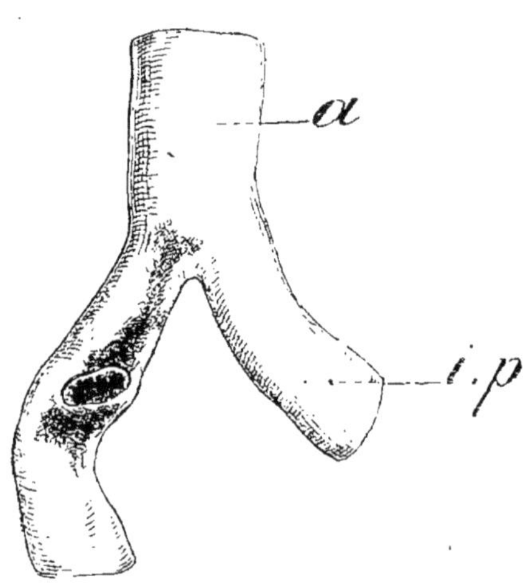

FIG. 5. — Perforation de l'artère iliaque primitive droite par balle de
fusil. Décès immédiat. (Pièce de
Latarjet, Musée du Val-de-Grâce.)

élastique que l'artère,
la veine se rompt peut-
être plus facilement ;
contrairement à ce qu'au-
raient pu faire attendre
les expériences ancien-
nes, on voit souvent des
ruptures complètes de la
veine satellite accompa-
gner les plaies latérales
de l'artère. Les extré-
mités des tronçons vei-
neux sont nettes, à peine
frangées ; leurs parois
s'accolent, sans retroussis
de la tunique interne. Il

existe aussi des plaies latérales et des perforations; on peut voir, quand la balle passe entre l'artère et la veine étroitement accolées, se produire une plaie latérale de l'artère et une plaie latérale de la veine, se faisant face et s'accolant pour ainsi dire instantanément après le passage de la balle.

C'est, en effet, très souvent ensemble qu'on rencontre les plaies des veines et les plaies des artères. Elles existent isolément sans doute. Plus souvent elles sont associées. On peut trouver toutes les variétés combinées. Tantôt il

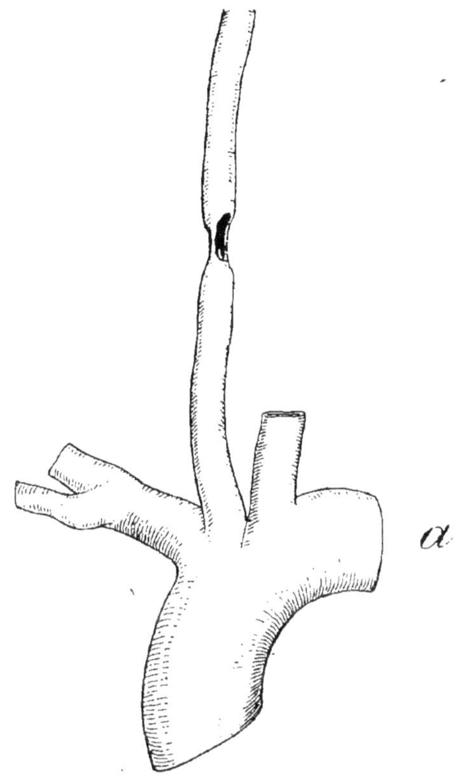

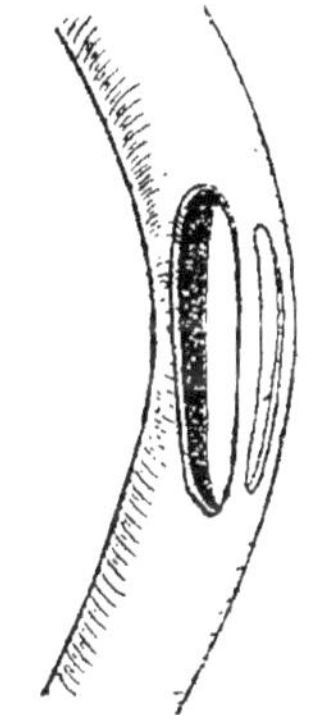

Fig. 6. — Perforation de la carotide primitive gauche par balle de fusil. Décès presque immédiat. (Pièce de Latarjet, Musée du Val-de-Grâce.)

Fig. 7 (schématique). Perforation latérale d'une artère.

existe une perforation de l'artère et une perforation de la veine; tantôt une rupture complète des deux vaisseaux; tantôt une plaie latérale de chacun d'eux (fig. 8 et 9).

Un point très important, sur lequel je veux attirer immédiatement l'attention, c'est la *multiplicité des vaisseaux atteints*

par le même projectile. Non seulement l'artère et sa veine
satellite sont blessées, mais, en même temps, telle collatérale
artérielle, née au-dessous, est blessée sur un plan plus profond, telle branche de bifurcation est atteinte en arrière du
tronc principal. J'ai vu l'artère vertébrale atteinte en même
temps que la carotide primitive, la fémorale profonde en même
temps que la fémorale superficielle. *Quénu* a vu le tronc des

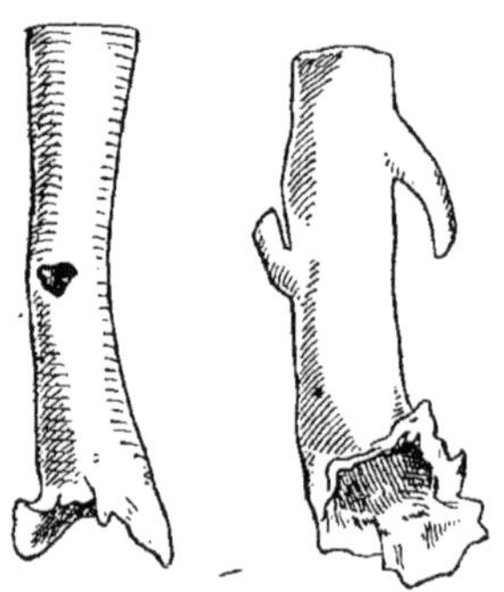

Fig. 8. — **Blessure des vaisseaux fémoraux au niveau
du canal crural par balle
de shrapnel.**
Artère et veine sont complètement déchirées. Sur l'artère, il existe une plaie
latérale en amont de la
section totale. (Pièce de
Latarjet, Musée du Val-de-
Grâce.

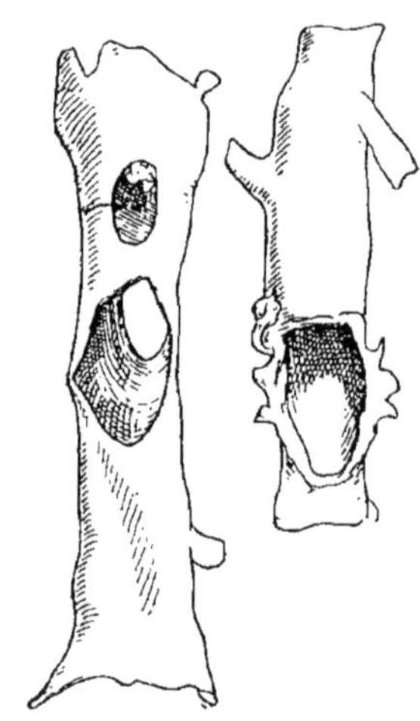

Fig. 9. — Déchirure latérale
de l'artère iliaque externe,
avec perforations multi-
ples de la veine par éclats
d'obus. Pièce de Latarjet,
Musée du Val-de-Grâce.

interosseuses coupé en même temps que l'humérale au pli du
coude. En opérant un hématome du triangle de Scarpa,
P. Duval a trouvé, outre une blessure de l'artère et de la
veine fémorale superficielle, une déchirure des vaisseaux
fémoraux profonds, etc. Cette multiplicité des lésions, qu'on
voit aussi bien d'ailleurs avec les éclats d'obus qu'avec les
balles, a une importance considérable au point de vue du
traitement. Disons tout de suite que c'est une des raisons pour
préférer toujours dans le traitement des plaies vasculaires la
ligature dans la plaie à la ligature à distance.

Les *éclats d'obus*, de *grenade*, de *torpille* produisent, eux aussi, des plaies vasculaires de types extrêmement variés.

J'ai vu de véritables *piqûres* produites par des éclats minuscules et acérés de grenade. Parfois l'éclat reste fixé dans la paroi du vaisseau. La figure 10 représente un petit éclat de

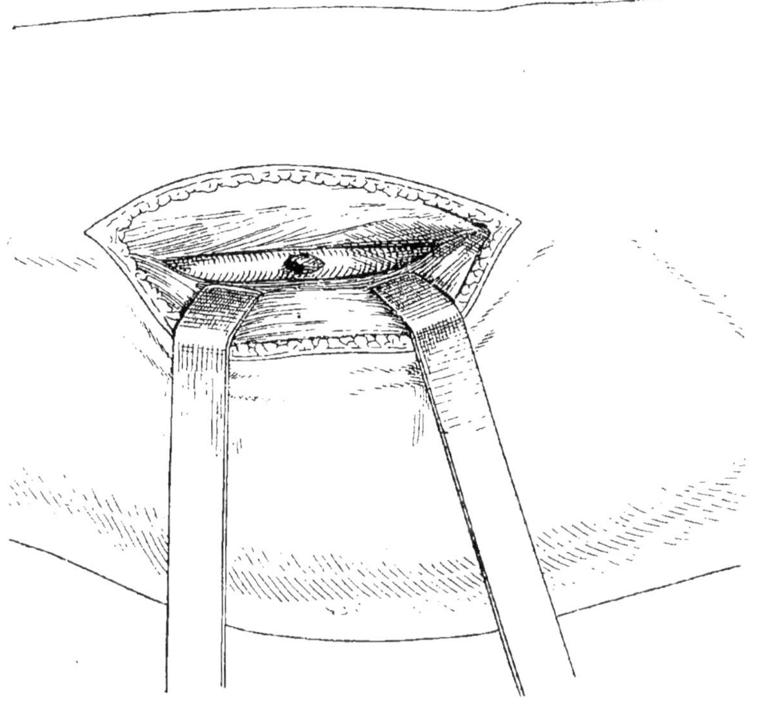

Fig. 10. — Plaie latérale de la tibiale postérieure par éclat de grenade. On voit l'éclat fixé dans la plaie qu'il obture. (Obs. personnelle.)

grenade fixé dans la lumière de l'artère tibiale postérieure. Rien n'avait décelé l'existence d'une plaie artérielle. En débridant la plaie, je fus conduit sur la tibiale postérieure, dans la paroi de laquelle était fixé l'éclat. Parfois il s'agit de *déchirures latérales*, plus ou moins étendues et pouvant aller jusqu'à la rupture totale; parfois enfin, on trouve de véritables *perforations*. C'est là évidemment une lésion rare, puisqu'il faut, pour qu'elle se produise, à la fois un très petit éclat, e

un gros tronc vasculaire. Je l'ai rencontrée (fig. 11) sur un
bulbe carotidien, perforé de part en part par un éclat d'obus
acéré, gros comme une lentille. L'éclat était resté accolé à la
perforation postérieure du vaisseau, d'où je l'enlevai. Enfin, il
s'agit parfois de *déchirures complètes, de broiements*. Produites

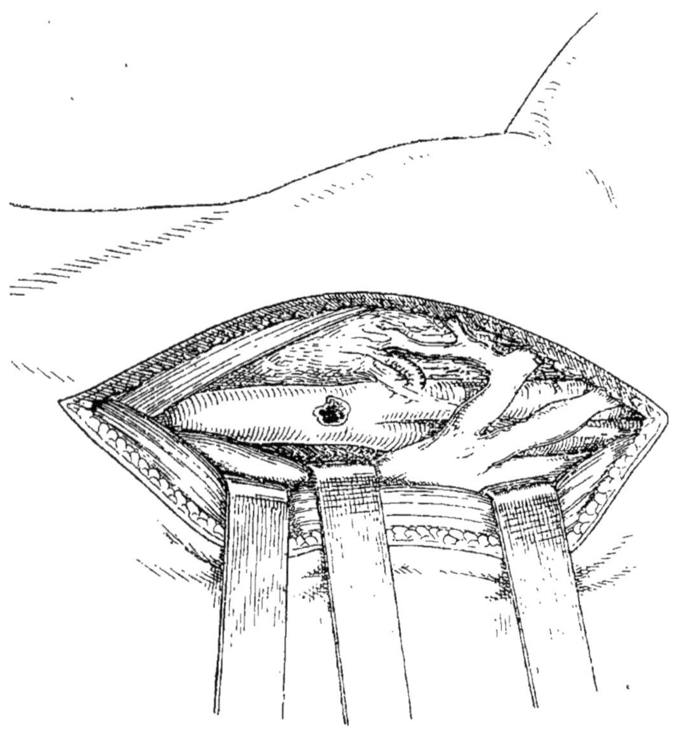

Fig. 11. — Perforation du bulbe carotidien par éclat d'obus.
(Obervation personnelle.)

par de gros éclats ou par des projectiles secondaires, ces
lésions se voient dans les grands traumatismes des membres,
dans les arrachements, dans les broiements. A la surface du
moignon, au fond de la vaste plaie nettoyée, on voit l'artère et
la veine parfois béantes, le plus souvent effilochées et aplaties,
ne saignant pas.

Telles sont, brièvement résumées, les lésions essentielles
que présentent communément les vaisseaux. Gardons-nous de

les envisager isolément; autant que les caractères mêmes de la blessure vasculaire, les caractères généraux de la plaie ont une importance décisive sur l'évolution de la blessure.

Les *plaies par balle*, est-il besoin de le redire? diffèrent du tout au tout des plaies par éclats d'obus. En général, et pourvu qu'elles soient tirées d'assez loin, les balles produisent de simples ponctions des tissus. L'orifice d'entrée et l'orifice de sortie sont punctiformes; le trajet sous-cutané, aponévrotique et musculaire est à peine marqué, à peine visible à l'opération. Les tissus, un instant écartés, reviennent, une fois la balle passée, à leurs positions et dans leurs rapports normaux. Il n'y a pas de corps étranger dans le trajet; la balle a traversé les vêtements en en dissociant la trame et n'entraîne aucun débris devant elle. Lésions insignifiantes et non infectées, voilà les caractères généraux de ces blessures.

Combien différentes sont les *plaies par éclats d'obus*! Anatomiquement, ce sont des plaies larges ou étroites, mais jamais punctiformes. Physiologiquement, ce sont des plaies contuses et infectées.

L'orifice cutané est irrégulier; ses bords sont contus et mâchés; il en sort un liquide sanguinolent, souvent très abondant. Sous la peau, le tissu cellulaire est déchiré; l'aponévrose, simplement perforée ou fendue, recouvre un foyer profond et anfractueux dans lequel le muscle est contus et broyé. Je le répète : la contusion et l'infection primitive sont les caractères dominants de ces plaies. La contusion est telle que les bords cutanés de la plaie, le tissu cellulaire, les aponévroses et les muscles, qui constituent les parois immédiates du trajet, sont *d'emblée* frappés de mort. Le degré de contusion va jusqu'à la mortification immédiate des tissus; l'étendue des lésions de contusion dépasse toujours de beaucoup les limites apparentes de la plaie. Elle comprend, sous une épaisseur variable, toute l'étendue du trajet, qu'il soit sous-cutané, transmusculaire ou transosseux.

Quant à l'infection, elle est apportée directement par le projectile et les débris qu'il entraîne. En traversant les vêtements, les cuirs des équipements, les livrets matricules, ces éclats irréguliers et dentelés entraînent devant eux mille débris septiques qu'ils sèment tout le long du trajet et dont ils enfouissent les plus volumineux au fond même du foyer. Admirable chambre d'incubation microbienne, excellent vase clos, où, à l'abri de l'air et de la lumière, vont pulluler les germes! Ces caractères généraux des plaies vont dominer l'évolution des lésions vasculaires.

2° *Évolution anatomo-physiologique*.

Cette évolution est différente suivant qu'il s'agit de plaies par balles ou de plaies par éclats d'obus.

A. *Plaies par balles*. — Sitôt la blessure artérielle produite, le sang tend à s'échapper par la plaie et à se répandre autour du vaisseau. Le premier obstacle qu'il rencontre est la gaine celluleuse périvasculaire, soutenue et maintenue rigide par les plans anatomiques voisins. La balle, en passant, n'a pas désorganisé cette barrière ; elle a dissocié, pour ainsi dire, quelques fibres musculaires qui se sont rapprochées après son passage. Il n'y a pas de trajet, pas de cavité traumatique. Le sang rencontre donc immédiatement de puissantes barrières qui l'empêchent de se répandre au loin. Bridé par ces barrières anatomiques intactes, le sang épanché au voisinage immédiat du vaisseau se coagule rapidement, et le caillot ainsi formé oblitère la plaie artérielle à la façon du *clou* ou du *bouchon* de J.-L. Petit.

Les dispositions anatomiques de la plaie favorisent infiniment plus cette hémostase spontanée dans le cas de section totale de l'artère que dans le cas de plaie latérale. La rétraction dans l'adventice des tuniques interne et moyenne et leur recroquevillement tendent à oblitérer d'emblée la lumière du vaisseau. Il n'en est pas de même dans les plaies latérales, que la rétraction des tuniques internes ne fait que rendre plus béantes.

L'hémostase provisoire réalisée, la cicatrisation de la plaie vasculaire peut se faire rapidement : l'endothélium prolifère et tapisse bientôt la petite cicatrice fibreuse pariétale ou les deux cicatrices terminales. La réalité de cette réparation anatomique spontanée est démontrée par un certain nombre de constatations cliniques et opératoires. On a vu des blessés présenter, pendant quelque temps, à la suite d'une plaie par balle passant par le trajet d'une artère, tous les signes stéthoscopiques d'une blessure artérielle ou artério-veineuse, et guérir complètement sans qu'on puisse, au bout d'un certain temps, retrouver trace des souffles disparus. Bien plus, on a vérifié opératoirement l'existence de cicatrices artérielles spontanées. *Le Jemlel* a rapporté un cas de cicatrisation des deux bouts de l'axillaire sectionnée par une balle qui avait, en même temps, atteint les troncs nerveux de l'aisselle. *Lexer*, opérant trois semaines après sa blessure un homme atteint de paralysie cubitale, trouva sur l'artère humérale une cicatrice latérale rétrécissant de moitié le calibre du vaisseau resté cependant perméable. Le même chirurgien trouva, dans un autre cas, l'humérale coupée en deux, chaque tronçon s'étant spontanément cicatrisé.

Le plus souvent, cependant, les choses ne se passent pas ainsi. Sous l'influence du coup de bélier systolique répété, le sang épanché hors du vaisseau tend de plus en plus à s'infiltrer hors de la gaine vasculaire, dans les espaces celluleux et les interstices musculaires voisins. Une fois le décollement cellulaire amorcé, l'infiltration se fait jusqu'à ce que la tension du liquide épanché devienne égale à la tension artérielle. A cause de l'absence de parallélisme entre les plaies des différentes couches de tissus, le sang n'arrive pas jusqu'à la plaie cutanée et ne peut s'écouler au dehors. Ainsi s'est formé un *hématome artériel diffus*. S'il s'agit d'un vaisseau sous-cutané ou au moins superficiel, comme la fémorale au triangle de Scarpa ou l'humérale au pli du coude, l'hématome est superficiel et forme, sous les téguments, une véritable tumeur appréciable à la vue. S'il s'agit d'un vaisseau profond, comme la poplitée ou la tibiale postérieure, l'hématome s'infiltre dans les interstices musculaires profonds: il distend le membre et le tuméfie, mais ne forme pas de tumeur appréciable à la vue. Il peut, dans certains cas, en suivant les gaines des vaisseaux collatéraux, passer d'une loge musculaire dans une autre : tel l'hématome diffus de la fémorale superficielle qui peut s'infiltrer dans la loge des adducteurs, et même gagner, de là, en suivant les interstices des perforantes, la loge postérieure de la cuisse. Il peut, dans d'autres cas, prendre l'aspect multiloculaire pour ainsi dire, avec une poche antérieure et une poche postérieure séparées par une cloison musculaire. On voit des hématomes de ce genre à la cuisse, quand la fémorale profonde est blessée en même temps que la fémorale superficielle.

C'est cet épanchement sanguin, péri-artériel, qu'on désigne sous le nom d'anévrisme diffus, de faux anévrisme, d'hématome anévrismal diffus, d'hématome pulsatile. Je crois toutes ces expressions inutiles. Il y a lieu, comme fit *Monod*, de conserver à cet épanchement le nom d'*hématome artériel* qui lui vient de *Cruveilhier*.

Peu à peu, au contact des tissus limitrophes, le sang se coagule à la périphérie de l'épanchement. Le sang coagulé se rétracte, les prolongements irréguliers de l'épanchement se réduisent ; l'ensemble prend une forme régulière à mesure que se stabilise l'hématome. Tel un fleuve sorti de ses rives et dont les flots, primitivement répandus au loin, se retirent peu à peu, pour se stabiliser à un moment donné dans un lit régulier et continu. L'irritation que produit le caillot sur les tissus voisins a pour conséquence une infiltration séreuse et leucocytaire qui aboutit d'abord à une sorte de gangue œdémateuse péri-hématique, puis à une véritable coque scléreuse et lardacée, qui, par une organisation conjonctive progressive, s'individualise peu à peu, à mesure que l'hématome vieillit. En même temps, les caillots déposent, sur la face interne de cette coque réactionnelle, des stratifications blanches qui la doublent. Ainsi est constituée une ébauche de paroi, qui fait, à tort, considérer l'hématome comme un véritable anévrisme. En réalité, il ne s'agit nullement d'une paroi anévrismale, isolable et extirpable ; jusqu'à la cinquième semaine au moins, cette coque réactionnelle se laisse enlever par la compresse qui évacue, à son intérieur, les caillots. Il ne faut pas parler d'anévrisme, mais seulement d'*hématome artériel enkysté*.

Que devient à la longue cet hématome artériel? Le plus souvent, tandis qu'à la périphérie du caillot la coque conjonctive réactionnelle s'isole et durcit, qu'à son contact les couches périphériques de caillots se stratifient et s'accolent à la membrane conjonctive qu'ils épaississent, le centre du caillot au contraire, celui qui est voisin de la plaie artérielle, soumis perpétuellement à la poussée sanguine systolique, se ramollit et se creuse peu à peu d'une cavité néoformée, régulière, dans laquelle pénètre l'ondée sanguine à chaque systole artérielle. Refoulée par le sang circulant, la paroi de cette poche s'amincit; des bords de la plaie artérielle part une néoformation endothéliale qui tapisse plus ou moins les parois de la cavité néoformée. Ainsi s'est constituée, autour du vaisseau, une poche à paroi organisée, tapissée en dedans d'endothélium vasculaire, limitée en dehors par une coque conjonctive de plus en plus individualisée, poche en relation directe avec l'intérieur du vaisseau et par conséquent animée de battements synchrones à la pulsation artérielle, tous caractères qui permettent de dire qu'à ce moment on a affaire à un *véritable anévrisme artériel.*

Dans quelques cas, malheureusement trop fréquents même dans les plaies par balle, cette heureuse évolution est troublée par l'apparition d'accidents de la plus haute importance. Ces accidents répondent à deux causes : l'augmentation progressive de l'hématome et l'infection de l'hématome. Nous reviendrons bientôt sur l'importance anatomique et clinique de ces faits.

L'évolution de la plaie artérielle par balle n'est pas tout à fait la même lorsqu'il existe en même temps une plaie de la veine satellite.

1° Dans un premier groupe de faits, la balle, passant entre l'artère et la veine, a produit une plaie latérale de l'artère et une plaie latérale de la veine. Les deux orifices vasculaires se correspondent exactement et se ventousent d'emblée l'un l'autre si exactement et si complètement qu'il n'y a pour ainsi dire point d'épanchement sanguin périvasculaire (fig. 12). Depuis le début de cette guerre, on a signalé dans les hôpitaux de l'arrière bien des cas de ces fistules artério-veineuses. Cette correspondance exacte des perforations artérielles et veineuses doit cependant être rare, à cause de la résistance différente des parois de ces vaisseaux à un même projectile et à cause de la rétractilité variable de leurs tuniques. Si

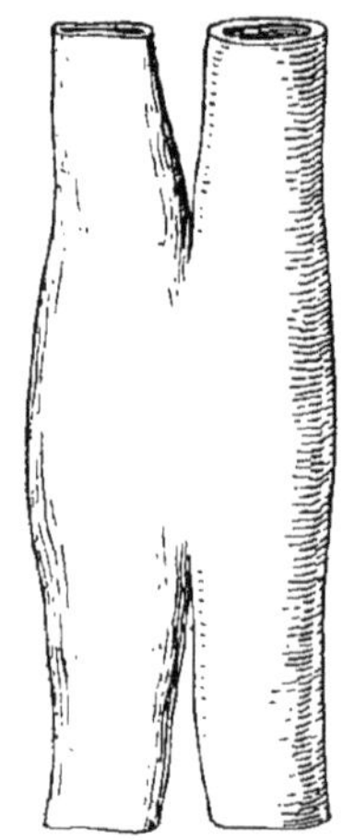

Fig. 12 (schématique). — Abouchement direct d'une plaie artério-veineuse.

les deux plaies ne se correspondent pas exactement, il se produit un commencement d'hématome artériel et veineux. Mais le sang épanché trouve dans le bout central de la veine une voie de dérivation si facile, qu'il est rapidement absorbé par lui. Il ne subsiste qu'un petit épanchement dans la gaine celluleuse périvasculaire.

La cicatrisation des deux plaies vasculaires se fait alors par une prolifération endothéliale qui ourle rapidement les bords de la fistule artério-veineuse. Toutefois, entre les deux vaisseaux, au-dessus et au-dessous de la fistule, le sang épanché dans la gaine celluleuse prend part à l'organisation du tissu fibreux qui unit, sur 2, 3 ou 4 centimètres, les parois artérielles et veineuses. Cette adhérence entre les deux vaisseaux a une grande importance. Elle met obstacle à la ligature opératoire de la fistule ou à la reconstitution par une double suture des deux vaisseaux. Une conséquence habituelle et rapide de cette fistule artério-veineuse, c'est la dilatation du bout central et du bout périphérique de la veine, au voisinage de la fistule. Violemment projeté dans la veine, vers le centre et vers la périphérie, le sang y augmente beaucoup la pression. La veine se dilate (fig. 13) et s'épaissit, méritant ainsi le nom de varice anévrismale. Cette dilatation reste régulière, en forme de fuseau, ou devient irrégulière, en forme de sac (fig. 14). Le bout central de l'artère subit lui aussi des modifications importantes. Il s'amincit, s'atrophie, perd sa résistance et se dilate à son tour. Tel est le degré le plus simple de ce qu'on est convenu d'appeler *anévrisme artério-veineux*.

2° Dans la majorité des cas, les lésions artérielles et veineuses sont plus complexes ; leur évolution reste cependant sensiblement la même.

Tantôt il s'agit d'une perforation double de l'artère et de

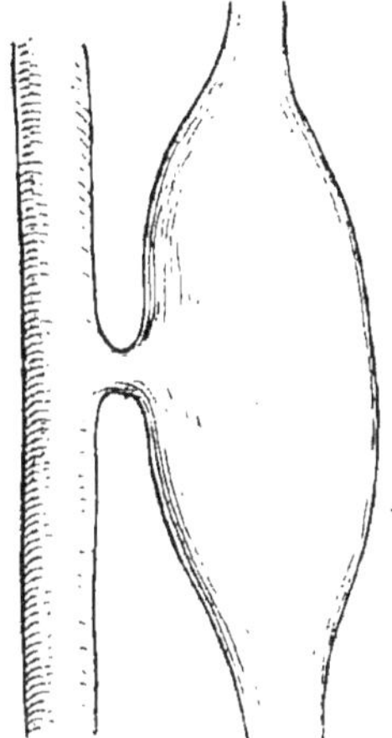

Fig. 13 (schématique). Varice anévrismale. La veine est régulièrement dilatée.

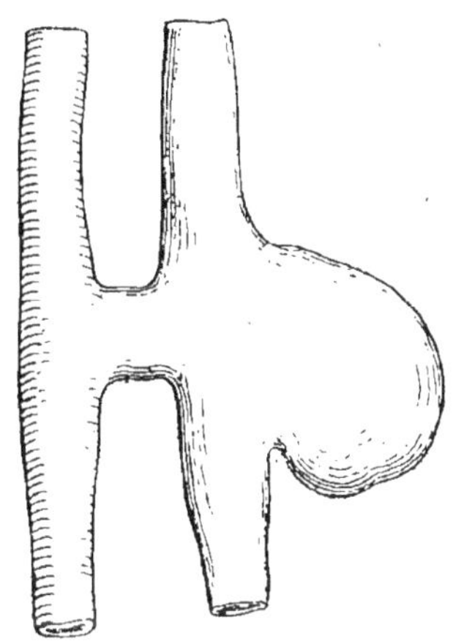

Fig. 14 (schématique). — Anévrisme artério - veineux. Le sac est purement veineux.

la veine ; tantôt d'une plaie latérale de l'artère avec section complète de la veine, ou réciproquement d'une section complète de l'artère avec plaie latérale de la veine ; tantôt enfin d'une section complète de l'artère et de la veine. Dans tous ces cas, il se produit, sitôt après le passage de la balle, un épanchement sanguin à la fois artériel et veineux, qui se répand autour des vaisseaux, dans la gaine celluleuse et en dehors d'elle, comme un hématome artériel diffus. Cet épanchement n'atteint jamais des proportions considérables, à cause de la facilité avec laquelle le sang s'écoule dans le bout central de la veine. Aussi voit-on rapidement l'hématome se limiter par une coque réactionnelle, dont l'organisation n'est pas contrariée par la poussée sanguine qui, dans l'hématome artériel, tend perpétuellement à la refouler. Ainsi, au stade très passager et très court d'hématome diffus, succède rapidement celui d'hématome enkysté, le centre de l'hématome constituant un véritable canal qui met en communication l'artère et la veine. Dans les cas les plus simples, l'hématome intermédiaire se rétracte de plus en plus et on ne trouve plus, en opérant, qu'un petit canal fibreux, de 1 centimètre de longueur, unis-

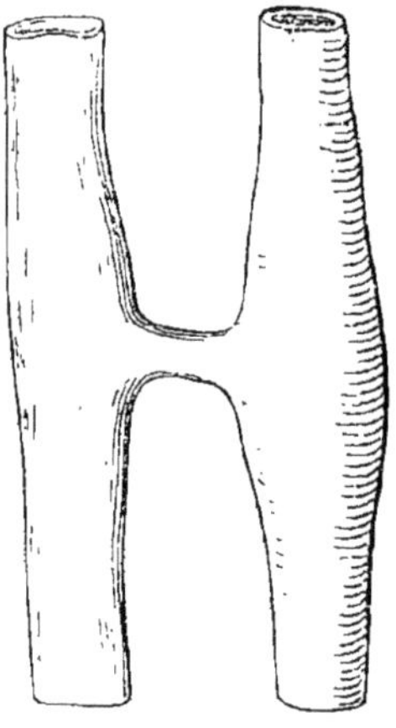

Fig. 15 (schématique). Anévrisme artério-veineux : les deux vaisseaux sont unis par un petit canal fibreux.

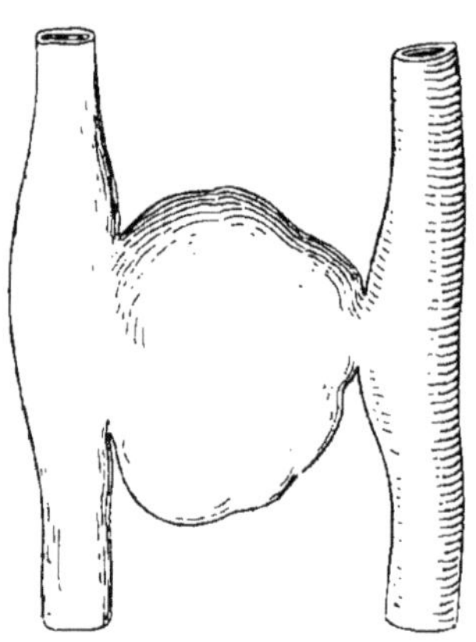

Fig. 16 (schématique). — Anévrisme artério-veineux avec sac intermédiaire.

sant les deux vaisseaux. C'est tout ce qui reste de l'hématome initial (fig. 15). Dans d'autres cas, il existe entre les deux vaisseaux une véritable poche, dont la paroi s'est peu à peu individualisée et isolée, au point de devenir complètement extirpable (fig. 16). Enfin les dispositions peuvent devenir très complexes du fait de la dilatation du bout central de la veine, et surtout du fait que souvent la communication se fait non loin d'un *confluent veineux*, apportant ainsi des modifications de forme et de dimension très considérables à tout le système vasculaire voisin. Il en résulte que l'anévrisme arté-

rio-veineux affecte les formes et les rapports les plus difficiles
à prévoir. Il existe ainsi tous les intermédiaires entre la *varice
anévrismale* la plus simple et l'*anévrisme variqueux* le plus
complexe.

B. *Plaies par éclats d'obus.* — Deux cas peuvent se
présenter : 1° *La plaie extérieure est largement béante*; 2° *Elle
est partiellement ou complètement oblitérée.*

1. **Plaies larges.** — La plaie est largement béante quand
elle répond à une large exérèse des téguments et des muscles
par un volumineux éclat, quand elle répond à une fracture
comminutive avec large déchirure cutanéo-musculaire, quand
elle répond à l'arrachement d'un membre ou d'un segment de
membre.

Sitôt le vaisseau ouvert, le sang s'écoule au dehors, et
l'*hémorragie externe* est souvent assez importante pour
entraîner la mort immédiate sur le champ de bataille. Parfois
le projectile a mis d'emblée la plaie vasculaire en rapport
avec une grande cavité splanchnique, plèvre ou péritoine. C'est
à une *hémorragie interne* que la mort rapide peut être due
dans ces cas. Nous reviendrons sur ces points.

Différents facteurs tendent cependant à arrêter cette hémorragie menaçante. La diminution de la pression artérielle due
à l'anémie aiguë, le ralentissement du cours du sang, la syncope sont des facteurs toujours signalés, peut-être secondaires.
Le degré intense de contusion du vaisseau, tout autour de la
région directement blessée, me paraît un facteur capital. J'ai
vu bien des fois apporter à mon ambulance des blessés
atteints de vastes plaies anfractueuses de la racine des
membres, de broiement ou d'arrachement de l'avant-bras, du
bras ou de la jambe, et dont les plaies étaient, le pansement
initial enlevé, absolument exsangues. Le nettoyage minutieux
de la plaie, l'ablation des caillots tapissant son fond me con-
duisirent bien des fois sur la fémorale, la poplitée, l'axillaire,
blessées latéralement ou rompues, déchirées, arrachées. Un
caillot déjà dur et adhérent oblitérait ces plaies, et, dans les
déchirures totales, on voyait la lumière de l'artère aveuglée

par la tunique externe étirée au-devant des tuniques internes rétractées dans leur gaine. En examinant attentivement des lésions de ce genre, on voit, le vaisseau enlevé, que les tuniques moyennes et internes sont déchiquetées, effilochées, laissant flotter des lambeaux qui s'accolent, favorisant ainsi. au-dessus de la solution de continuité. l'oblitération du vaisseau. C'est ainsi que le caillot protecteur se forme souvent au-dessus de la plaie, à 1, 2 ou 3 centimètres plus haut. J'ai eu l'occasion de voir deux fois l'artère axillaire en apparence béante au fond de l'aisselle sans qu'une goutte de sang s'en écoulât : en introduisant une sonde cannelée dans le bout central du vaisseau, j'ai pu constater son oblitération à plusieurs centimètres au-dessus. Tous ces faits s'expliquent facilement, quand on songe combien ces plaies par éclats d'obus sont contuses et mâchées. L'ébranlement produit à distance par le projectile, le choc direct et l'élongation rendent compte de l'étendue de la contusion artérielle. Il se passe sur les vaisseaux ce qui se passe dans tout le trajet, et il n'y a pas lieu de s'en étonner.

Cette hémostase est naturellement très fragile, et le moindre choc, le moindre mouvement, parfois le simple relèvement de la pression sanguine peuvent déplacer le caillot et provoquer, quelques heures après la blessure, une hémorragie nouvelle, dite *hémorragie retardée*.

Que devient cette plaie, largement béante. au fond de laquelle un gros vaisseau est blessé?

Neuf fois sur dix, un examen soigneux de la plaie aura révélé la blessure vasculaire, et un traitement approprié aura paré à tous accidents. Mais il arrive aussi que la plaie vasculaire soit méconnue, et le blessé considéré comme atteint d'une plaie simple des parties molles. Or on sait que toutes ces plaies sont des plaies contuses et infectées. On sait aussi que le degré de l'infection est uniquement déterminé par les conditions locales de la plaie. Une plaie en surface, largement ouverte et béante, exposée à l'air et à la lumière, comme celle que nous avons en vue pour le moment. ne sera jamais, si souillée de débris qu'elle paraisse, le siège de phénomènes infectieux graves et rapides. Elle ne constitue pas, comme la plaie étroite, un vase clos où peuvent pulluler les germes. Aussi n'y voit-on pas, sauf exception, apparaître, comme dans les plaies étroites et non débridées, la gangrène gazeuse et le phlegmon diffus.

C'est une simple infection localisée qu'on voit en général se produire, en même temps qu'on assiste à l'élimination progressive des parois contuses du foyer traumatique.

Ce qui n'est pas rare, c'est de voir se produire, dans ces conditions, au bout de huit, dix ou douze jours, une *hémorragie secondaire* qui peut être d'emblée formidable, ou se faire en plusieurs temps, par poussées successives qui finissent par entrainer la mort. Ces hémorragies secondaires relèvent de plusieurs mécanismes : la paroi vasculaire, fortement contuse à distance de la plaie du vaisseau. se mortifie peu à peu, et peut, à la chute de l'escarre, ouvrir le vaisseau au-dessus du caillot ; de son côté le caillot obturateur, baignant dans les liquides septiques qui stagnent dans la plaie, se ramollit peu à peu, son adhérence aux bords de la plaie vasculaire diminue, et il suffit d'un mouvement brusque, d'un déplacement du blessé pour détacher ce caillot et entr'ouvrir ou ouvrir largement le vaisseau.

Ainsi, l'évolution normale des plaies par éclats d'obus, quand elles sont d'emblée largement béantes, conduit soit à l'*hémorragie primitive*, soit à l'*hémorragie retardée*, soit à l'*hémorragie secondaire*.

2. **Plaies étroites**. — Les conditions sont tout autres quand la plaie est étroite. Si l'éclat d'obus a suivi un trajet très oblique, si, tout simplement, la plaie cutanée ne répond pas directement à la plaie vasculaire, ou si des débris de projectiles et de vêtements, des fragments de muscles et d'aponévroses déchirés oblitèrent le trajet, le sang qui s'échappe par la plaie vasculaire ne peut plus facilement s'écouler au dehors. Il y a bien un écoulement de sang par la plaie, mais ce n'est plus l'hémorragie externe des plaies larges.

Le sang se répand alors autour du vaisseau et de sa gaine. Ici sa progression est rapide. facilitée qu'elle est par l'existence d'un foyer traumatique réel, d'une cavité préformée, creusée aux dépens des muscles et des aponévroses déchirés. Et le voilà qui s'infiltre dans les gaines musculaires, sous les aponévroses qu'il soulève et distend, remplissant au loin, au-dessus et au-dessous de la blessure, tous les espaces libres et tous les espaces dilatables. Ainsi se constitue un *hématome artériel diffus* de dimensions parfois énormes.

Il serait cependant inexact de penser que l'hématome artériel atteint toujours d'emblée des proportions énormes. La contusion du vaisseau, les déchirures étendues de la tunique interne, à distance de la plaie, favorisent grandement ici aussi la thrombose artérielle et l'hémostase spontanée rapide. Le foyer traumatique est à peine rempli de caillots que l'épanchement cesse de progresser et la tuméfaction de croître. J'ai été plusieurs fois frappé de trouver, au fond d'un foyer traumatique du creux poplité ou de la face interne de la cuisse ne renfermant que quelques caillots peu tendus, une plaie de la fémorale ou de la poplitée momentanément oblitérée par une thrombose artérielle.

Néanmoins l'hématome artériel est, en général, volumineux et la coagulation ne se fait que quand l'épanchement a acquis un développement considérable. Plus d'ailleurs elle se fait tard, plus elle s'étend dans le bout central du vaisseau, jusqu'aux collatérales voisines qu'elle obture. Ainsi s'accumulent, ici, les causes de gangrène rapide du membre blessé. Le tronc principal étant oblitéré, la circulation ne peut plus se faire dans le membre que par les collatérales sus- et sous-jacentes à la perforation. Or le caillot oblitère souvent l'origine de ces voies collatérales, et la pression excentrique formidable qu'exerce l'épanchement en oblitère le trajet. Conditions éminemment défectueuses pour le rétablissement de la circulation !

Et il s'agit encore d'une plaie infectée! Contrairement à ce que je disais pour les plaies larges, l'infection trouve ici des conditions éminemment favorables à son développement rapide. Au fond de cette cavité anfractueuse et broyée, à l'abri de l'air et du jour, au milieu de caillots éminemment putrescibles, les germes anaérobies entraînés par le projectile et les débris de vêtement vont pulluler avec une rapidité extrême. Et c'est une infection d'emblée très sévère, souvent avec production de gaz, qui éclate dans la plaie. Le surcroît de distension apporté par les gaz achève de bloquer complètement les voies sanguines collatérales. Dès lors la gangrène est fatale, grangrène de cause à la fois directe et indirecte, mécanique et septique, qui met immédiatement la vie en danger.

Parfois, cependant, l'infection n'est pas d'emblée si sévère, et au lieu d'une infection anaérobie, conduisant à la gangrène gazeuse ou au phlegmon gazeux, on voit se développer une inflammation phlegmoneuse simple, plus lente, conduisant à la suppuration simple de l'hématome. C'est surtout lorsque l'hématome est relativement petit qu'on voit survenir cette suppuration du foyer. Les gros hématomes mettent, en effet, trop rapidement le membre et la vie en péril pour permettre, en l'absence de toute intervention, des complications aussi lentes. Les petits hématomes, qui, comme nous le verrons, sont souvent méconnus, donnent lieu, au contraire, à des infections locales, allant depuis la plus simple inflammation jusqu'au phlegmon diffusé ou d'emblée diffus. Et naturellement c'est à une *hémorragie secondaire* qu'aboutira finalement cette évolution. Le caillot extravasculaire et le caillot artériel, ramollis et dissociés par l'infection, laissent un beau jour la plaie vasculaire béante, et l'on assiste à une *hémorragie secondaire externe*, rapidement mortelle.

Ainsi l'évolution normale des plaies par éclat d'obus, quand elles sont étroites, aboutit à l'*hématome artériel infecté*, qui, quand il est considérable, conduit à la *gangrène* ischémique et septique, et, quand il est petit, à l'infection locale et à l'*hémorragie secondaire*.

CHAPITRE II

ÉTUDE CLINIQUE ET THÉRAPEUTIQUE

1° PLAIES LARGES

Il s'agit d'une *vaste exérèse* des parties molles produite par le passage d'une balle ricochée, d'un éclat d'obus ou d'un projectile secondaire, d'une *plaie perforante* par balle tirée à courte distance et ayant produit des effets explosifs, enfin d'un *broiement* avec ou sans *arrachement* d'un segment de membre.

Si, dans une telle plaie, un gros vaisseau est ouvert, il se produit instantanément une *hémorragie externe* considérable.

Hémorragie externe. — S'agit-il d'une artère, le sang, *rutilant* et *vermeil*, s'échappe par *saccades*, parfois en bouillonnant, à flots, hors de la plaie. Vient-on à comprimer le membre *au-dessus* de la plaie, l'hémorragie diminue ou s'arrête. Parfois, cependant, la compression entre la plaie et le cœur n'arrête pas l'hémorragie saccadée par la plaie. C'est le cas de certaines plaies de la main, de l'avant-bras, de la face ; le sang s'échappe également bien dans ces régions du bout périphérique et du bout central de l'artère.

S'agit-il d'une grosse veine, le sang *rouge foncé, presque noir*, s'échappe en « bavant » ou en formant un gros jet *continu*, parfois projeté à plusieurs décimètres. Les contractions musculaires, les efforts, l'expiration, renforcent le jet, lui donnant parfois un faux air saccadé. Vient-on à comprimer le membre *au-dessous* de la plaie, l'hémorragie diminue ou s'arrête. Parfois cependant, s'il s'agit d'un gros tronc veineux de la base du cou, la compression entre la périphérie et la plaie n'arrête pas l'hémorragie, le sang s'échappant également bien par le bout central de la veine.

S'agit-il, enfin, ce qui est très fréquent, de la blessure simultanée d'une grosse artère et de sa veine satellite, le jet artériel, saccadé, prédomine, mais le sang veineux suinte en nappe sur toute l'étendue de la plaie.

Bien souvent la mort survient très vite, parfois en quelques instants, par suite de l'abondance de l'hémorragie. Les voisins immédiats du blessé peuvent seuls être témoins de ces hémorragies cataclysmiques ; eux seuls pourraient agir contre elles.

Quelquefois, malgré l'ouverture large d'un gros vaisseau et en l'absence de tout secours immédiat, le blessé échappe à la mort. L'émotion, la frayeur, la douleur, jointes à la diminution rapide de la pression sanguine, ont provoqué une syncope : le blessé devient très pâle, ses yeux se renversent, il perd connaissance. L'écoulement du sang devient plus lent ; un caillot se forme dans la plaie ; l'hémorragie s'arrête.

Cette hémostase spontanée est naturellement favorisée par certains caractères de la plaie. Elle est plus facile dans les sections totales que dans les plaies latérales. Le degré de contusion des parois vasculaires est un facteur hémostatique important : plus une plaie artérielle est contuse, mâchée, broyée, plus les lésions des tuniques internes s'étendent à distance dans la lumière du bout central et plus, par conséquent, la thrombose rapide de ce segment a de chances de se produire

Ainsi les blessés atteints de plaies larges des gros troncs vasculaires et qui arrivent vivants à l'ambulance sont assez nombreux. On serait presque tenté de croire que cette hémostase spontanée est fréquente si on ne songeait à tous les blessés inconnus chez qui elle a fait défaut et qui sont morts sur le champ de bataille. J'ai vu, pour ma part, une vingtaine de fois les vaisseaux axillaires, fémoraux ou poplités largement déchirés au fond d'une plaie béante et ne saignant pas, malgré l'absence de tout lien ou de tout obstacle thérapeutique à l'hémorragie.

Anémie aiguë. — Lorsque, quelques heures après sa bles-sure, un homme arrive à l'ambulance, atteint d'une plaie large avec lésions vasculaires importantes, mais ne saignant plus, il présente des signes généraux qui ne trompent pas un chirurgien avisé : le visage est pâle et couvert de sueur, les lèvres et les conjonctives sont décolorées, le regard éteint, la voix cassée; le corps et les membres sont complètement immo-biles; le blessé ne se plaint pas, sa conscience est obtuse; le pouls est petit et rapide, battant à 120-130; la respiration est courte et superficielle, le nez et les extrémités sont froids. Parfois le blessé présente un peu d'agitation; il se plaint de ne pas voir, d'entendre des bourdonnements, il a des sensations d'étouffement, des vertiges, des éblouissements. Tous ces signes sont ceux de l'*anémie aiguë*. A la simple vue de ce blessé, saigné à blanc, on diagnostique, sans avoir ouvert le pansement, une blessure d'un gros tronc vasculaire.

La plaie mise à nu, le diagnostic s'impose. En dehors de ces cas d'arrachement ou de broiement de membres dont il est superflu de parler, on a sous les yeux une plaie large de l'aisselle, du triangle de Scarpa, du creux poplité, toute rem-plie de caillots rouges prêts à « couler » au dehors et de l'angle inférieur de laquelle suinte un petit filet de sang veineux. Je dirai tout de suite qu'il ne faut enlever le pansement et remuer le blessé que quand tout est prêt pour l'intervention chirurgicale, dont le premier temps sera de parfaire le dia-gnostic.

Abandonnés à eux-mêmes, ces blessés sont exposés à une mort rapide et presque certaine.

La mort peut survenir, sans nouvelle perte de sang, par affaiblissement progressif allant en s'accentuant jusqu'à la syncope terminale mortelle. Le blessé reste pâle et décoloré; sa vue se trouble de plus en plus; les bourdonnements d'oreilles s'accentuent, puis la respiration devient de plus en plus superficielle, la pupille se dilate, le pouls devient incomp-table et presque imperceptible. Peu à peu la conscience dis-paraît; il ne subsiste bientôt plus que le réflexe respiratoire. qui va, lui aussi, en s'affaiblissant, devient irrégulier. inégal, cesse de se produire pour reparaître une ou deux fois, et finalement disparaître d'une façon définitive.

J'insiste sur la gravité énorme des états anémiques, même quand ils ne semblent pas immédiatement menaçants. Un blessé qui a beaucoup saigné, mais qui ne saigne plus, est apporté à mon ambulance avec une vaste plaie du creux sous-claviculaire et blessure des vaisseaux axillaires. Je nettoie la plaie et saisis les deux bouts de l'artère déchirée sans que le blessé perde une goutte de sang; ligature des deux bouts, pansement. Le blessé ne se relève pas; il s'affaiblit de plus en plus et succombe trois heures après. Un vigoureux tirailleur a la tête humérale broyée avec toute la partie supérieure de l'humérus, et les vaisseaux axillaires déchirés. Il ne saigne plus, et son état d'anémie ne semble pas contre-indiquer l'exérèse qui s'impose. Je lui désarticule l'épaule et, deux heures après, il s'éteint sans avoir notablement saigné au cours de l'opération. Je pourrais citer ainsi de nombreux exemples vécus, qui prouvent l'importance considérable qu'il faut attacher à ces états anémiques dans le pronostic immédiat des blessures. On a trop de tendance à dire : le blessé ne saigne plus, l'artère blessée est liée et ne saignera plus; donc il est sauvé. On aura souvent la surprise de le voir succomber, sans nouvelle hémorragie, au bout de quelques heures. Il est un certain degré d'anémie au delà duquel le relèvement de l'organisme est impossible. On pourra, par les moyens thérapeutiques que nous allons passer en revue, relever un instant l'état général et atténuer les symptômes. Tout le terrain gagné en une demi-heure se perd en quelques minutes. Un de mes assistants, le Dr Joussemet, qui a étudié, à l'aide de l'appareil de Vaquès, la tension artérielle chez un grand nombre de blessés, a constaté, et je l'ai vérifié bien des fois, qu'il existe un minimum au-dessous duquel la tension artérielle ne peut pas descendre sans que la mort s'ensuive.

Hémorragie retardée. — A côté de ces blessés qui succombent, sans nouvelle hémorragie, des suites de l'hémorragie primitive, il en est d'autres qui meurent parce qu'après une hémostase spontanée de quelques heures l'hémorragie s'est reproduite. Il est évident que cette hémostase spontanée est d'une fragilité très grande. Le caillot obturateur est à la merci d'un mouvement brusque, d'un heurt, d'un effort, du simple relèvement de la pression sanguine, de la cessation de la syncope. Combien de blessés sont morts entre la tranchée ou le coin de terre où ils sont tombés et le poste de secours, ou entre celui-ci et l'ambulance, par suite de ces *hémorragies retardées !* Un jeune et vigoureux soldat est atteint, en septembre 1914, d'un éclat d'obus qui lui coupe la fémorale; il tombe, a une syncope. On le relève, ne saignant pas, et on l'emporte en voiture à mon ambulance. Pendant la route, il se remet peu à peu et, quand la voiture arrive, il se croit assez fort pour en descendre seul. Au moment où il fait le premier pas, une hémorragie formidable se produit à travers le pansement; on le porte à la salle d'opération; mais il meurt avant d'y être arrivé. Je pourrais citer maints exemples semblables qui prouvent combien fragile est l'hémostase spontanée. Elle conduit presque fatalement à l'hémorragie retardée.

Ainsi, la plupart des blessés atteints d'une plaie d'un gros tronc vasculaire largement béante à l'extérieur succombent sur le champ de bataille par hémorragie externe. Ceux qui échappent à la mort immédiate ou rapide sont exposés pendant le transport de la tranchée au poste de secours, ou du poste de secours à l'ambulance, ou à l'ambulance même, à mourir, soit d'une hémorragie retardée, soit simplement des suites de l'anémie-aiguë initiale.

Indications thérapeutiques et traitement.

Arrêter l'hémorragie externe immédiate, prévenir les hémorragies retardées et combattre l'anémie, voilà donc quelle doit être toute la thérapeutique de ces plaies. Comment la réaliser dans la pratique ?

A. **A la tranchée et au poste de secours.** — Les infirmiers régimentaires, constamment de service dans les tranchées d'infanterie, les brancardiers divisionnaires, relevant dans les actions offensives avec les brancardiers régimentaires les blessés qui viennent de tomber, les médecins auxiliaires qui suivent les vagues d'infanterie sont les seules personnes médicales appelées à voir les hémorragies externes immédiates et à les arrêter. Comment?

Si la plaie siège dans la continuité d'un membre, l'idée qui vient tout naturellement au blessé, à son camarade de tranchée, à quiconque assiste à une hémorragie en jet, laissant

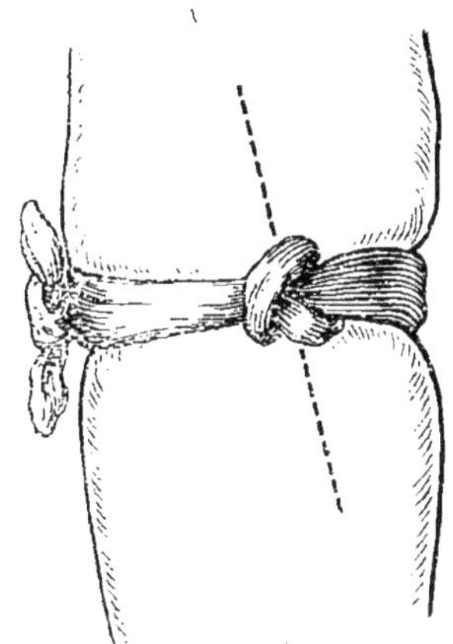

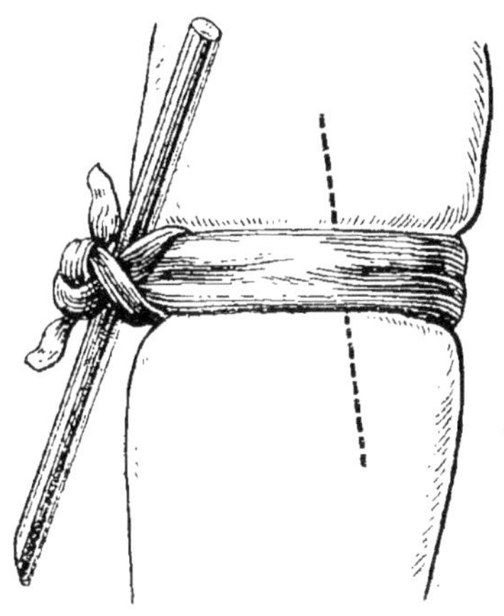

Fig. 17. — Garrot de Mayor. (D'après Toubert.)

Fig. 18. — Garrot improvisé de Morel. (D'après Toubert.)

s'écouler à la fois le sang et la vie, c'est d'appliquer un *lien constricteur* au-dessus, entre la plaie et le cœur. La bande élastique avec pelote que renferme le sac des brancardiers, une serviette, un mouchoir, la cravate du blessé, un cordon de soulier, sont les objets les plus habituellement employés. Un morceau de bois, une pierre, une motte de terre glissés entre le lien constricteur et la peau sont ordinairement employés pour transformer le lien simple en *garrot*. On ne peut qu'applaudir à l'ingéniosité de ceux qui, avec rien, savent créer une *pelote compressive*, un *garrot de Mayor* ou de *Morel* (fig. 17 et 18), et parer ainsi, souvent avec bonheur, au danger pressant d'une hémorragie externe formidable.

Oui, assurément, dans la tranchée, sur le champ de bataille, même au poste de secours tel qu'il est habituellement installé, il **ne** faut songer qu'à obtenir l'*hémostase provisoire*, et le meilleur moyen, pour les membres, de la réaliser est la compression du membre au-dessus de la plaie qui saigne. Mais j'ajoute immédiatement qu'il *ne faut appliquer le lien constricteur ou le garrot que quand la plaie d'un gros tronc artériel est certaine* ou très probable. Trop de personnes, infirmiers, brancardiers ou médecins auxiliaires, prennent pour une *hémorragie artérielle* ce qui n'est que l'*écoulement de sang* normal, commun à toute plaie. Toute plaie devient ainsi justiciable du garrot. Or, l'application du garrot constitue un gros danger pour le membre et pour la vie. Ce danger est relativement minime si le garrot est rapidement enlevé. Il devient considérable si son application se prolonge. La cessation de toute circulation artérielle et veineuse, la brusque interruption, par compression des nerfs, de toute incitation trophique, l'attrition directe des tissus par un lien constricteur trop serré, voilà autant de facteurs de gangrène pour le segment de membre isolé. Et si l'on songe qu'au niveau de la blessure le projectile a déposé des germes très nombreux qui vont trouver, dans ces éléments anatomiques anémiés et sans vie, un milieu de culture éminemment favorable, on ne s'étonnera pas de la fréquence avec laquelle la gangrène à la fois mécanique et septique suit l'application du garrot. On a signalé avec juste raison le garrot comme une des causes adjuvantes principales de l'éclosion de la gangrène gazeuse. Aussi ne doit-on l'appliquer qu'avec la plus extrême circonspection, et le réserver, je le répète, aux plaies larges, saignant en jet, dans lesquelles il est évident qu'un gros tronc artériel est blessé. On ne manquera pas, d'ailleurs, de signaler le blessé garrotté, par une fiche spéciale, à l'attention de ceux qui, à l'ambulance de tri, sont chargés de garder sur place les blessés inévacuables. Celui-là est inévacuable au premier chef. On doit le remettre le plus vite possible au chirurgien qui, nous allons voir comment, fera l'hémostase définitive de la plaie.

Si la plaie siège tout à fait à la racine d'un membre, base

du triangle de Scarpa, cavité axillaire, ou au cou, la compression à distance au-dessus de la plaie est impossible. Que doit faire le jeune médecin auxiliaire ou l'infirmier qui assiste à l'hémorragie? Deux choses : ou la compression directe dans la plaie, ou la fermeture provisoire de la plaie.

La compression directe dans la plaie se fait à l'aide d'un ou de plusieurs doigts qu'on enfonce dans la plaie pour aveugler le vaisseau. On arrête ainsi facilement de graves hémorragies. L'inconvénient du procédé est qu'il empêche tout transport ou à peu près; il est donc à recommander surtout au poste de secours, pendant qu'un chirurgien se prépare à lier dans la plaie. J'ai cependant le souvenir d'un homme qui, ayant reçu un coup de couteau dans le cou, tomba sur une place publique, perdant abondamment son sang par une plaie de la jugulaire interne. Un médecin qui passait mit un doigt dans la plaie et l'y maintint jusqu'à ce que le blessé eût été de là transporté à l'hôpital, où je lui fis, séance tenante, la ligature des deux bouts dans la plaie. Ce procédé n'en constitue pas moins un moyen d'exception, auquel on substitue souvent la compression directe à l'aide de compresses, d'un paquet de pansement individuel, ou de tout objet de pansement qu'on a sous la main et qu'on bourre dans la plaie. On fixe ce tampon compresseur par un tour de bande ou un lien quelconque, et on dirige rapidement le blessé vers le chirurgien. Les inconvénients de ce procédé sont les suivants : il n'est pas d'une efficacité constante, il peut augmenter la septicité de la plaie, il n'est pas applicable partout. C'est surtout dans certaines plaies de la base du cou qu'il est inapplicable. On ne peut en effet dans ces cas comprimer assez fortement la plaie pour obtenir l'hémostase, sans comprimer les voies aériennes. C'est pour ces plaies que je recommanderai de faire l'occlusion provisoire de la plaie.

Nous verrons dans un instant que bien des plaies étroites des gros vaisseaux sont parfaitement compatibles avec un transport à une certaine distance, jusqu'à l'ambulance chirurgicale par exemple. Le sang se répand autour du vaisseau et soulève la peau qu'il distend. Mais l'hémostase provisoire se fait spontanément, et le blessé peut arriver jusqu'au chirurgien. Pourquoi dès lors ne pas essayer de transformer une plaie large, à travers laquelle le sang s'écoule au dehors, en une plaie étroite où se fera spontanément l'hémostase provisoire? J'ai vu un jour arriver à l'hôpital un homme qui avait été frappé dans une usine, à 25 kilomètres de là, par un éclat de fer qui, à travers une brèche cutanée de 5 centimètres, avait coupé la carotide primitive. Le médecin, qui se trouvait là un instant après, avait fermé la plaie cutanée à l'aide d'une pince de Kocher. Le blessé put être amené, sans perdre une goutte de sang, jusqu'au chirurgien.

Ainsi donc, compression au-dessus, compression dans la plaie ou occlusion provisoire de la plaie cutanée, voilà ce qu'il faut faire. Aussitôt après et sans perdre un instant, le blessé sera dirigé vers l'ambulance chirurgicale.

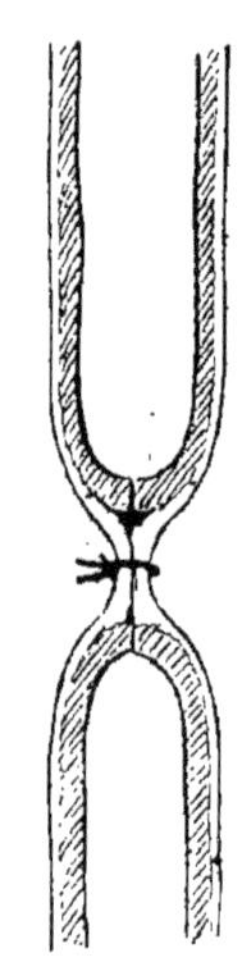

Fig. 19 (schématique). — Effet de la ligature fortement serrée sur une artère.

B. **A l'ambulance**. — A l'ambulance, le chirurgien a deux tâches à remplir : 1° assurer l'hémostase définitive; 2° combattre l'anémie aiguë.

I. — *Comment assurer l'hémostase définitive d'une plaie d'un gros tronc vasculaire?*

Ou par la *ligature du vaisseau*, ou par la *forcipressure à demeure*, ou par la *suture vasculaire*.

Ligature. — L'opération consiste à placer un fil fortement serré sur le bout central et sur le bout périphérique de l'artère sectionnée. Quoi qu'on en ait dit, je pense qu'un catgut n° 2 suffit à lier les plus grosses artères.

Le mécanisme de l'hémostase définitive est le suivant. Le fil fortement serré, et non modérément comme certains l'ont recommandé à tort, rompt les tuniques moyenne et interne, qui se rétractent légèrement à l'intérieur de la gaine adventice, leurs extrémités avivées venant s'accoler, suivant l'expression de *Forgue*, en un véritable dôme. Les tuniques avivées se réunissent par première intention sans qu'il soit besoin de la moindre coagulation (fig. 19).

Deux conditions peuvent s'opposer à cette réunion par première intention. C'est l'infection et la contusion vasculaire. Pour peu en effet qu'il y ait quelque infection au niveau de la plaie du vaisseau, pour peu qu'il y ait des lésions étendues de la tunique interne remontant dans sa lumière, le sang se coagule dans les deux bouts de l'artère. Le caillot remonte plus ou moins haut dans le bout central, jusqu'à oblitérer parfois l'origine d'une collatérale importante. Ce fait a une importance considérable pour le résultat de la ligature.

Pour obtenir une cicatrisation artérielle sans thrombose, ou avec un minimum de thrombose, il faut donc : 1° faire une ligature qui soit et qui reste aseptique; 2° placer le fil à ligature sur une portion saine du vaisseau.

Pour que la ligature soit et reste aseptique, il faut la faire en terrain *chirurgicalement préparé*. On sait que les parois de toute plaie de guerre sont primitivement contuses et frappées de mort ; on sait qu'elles sont d'emblée infectées, les germes pullulant non seulement à la surface des tissus, mais dans l'épaisseur même de la zone mortifiée. Sous l'influence des réactions de défense de l'organisme, les parois de la plaie, peau, tissu cellulaire, muscles et os, qui ont été d'emblée frappés de mort, vont se liquéfier, se séparer des parties voisines vivantes et progressivement s'éliminer. Cette élimination s'accompagne naturellement d'une réaction inflammatoire plus ou moins vive, allant de l'écoulement séreux le plus simple et le plus passager jusqu'à la suppuration la plus profuse et la plus persistante. Voyez dès lors les mauvaises conditions dans lesquelles va évoluer la ligature artérielle placée au fond de cette plaie !

Beaucoup ont pensé que, pour s'opposer à cette suppuration, il n'y avait qu'à irriguer ces plaies, bien étalées, avec des solutions bactéricides, comme l'eau oxygénée, l'eau de Javel, l'eau de Labarraque, l'acide phénique, les solutions d'hypochlorites, etc. Or, on n'a jamais vu, sous l'action de ces lavages antiseptiques, une plaie contuse se couvrir d'emblée de bourgeons charnus et aller droit à la réparation sans être passée par le stade d'élimination de toutes les parties mortifiées ; peut-être l'action *mécanique* des lavages hâte-t-elle, pendant cette période, l'élimination des escarres, mais c'est tout. Je suis pour ma part convaincu qu'une opération immédiate peut seule prévenir la suppuration des plaies de guerre. Cette opération, c'est l'*exérèse chirurgicale* immédiate des tissus contus et bourrés de germes, voués fatalement à la suppuration et à la mort. Excisons les bords cutanés de la plaie, le tissu cellulaire, les débris musculaires et aponévrotiques qui l'encombrent, enlevons, rugine en main, les esquilles libres ou adhérentes, et nous aurons finalement sous les yeux une vaste plaie fraîche, à parois saignantes et bien vivantes, au fond de laquelle est notre vaisseau blessé. Par cette exérèse chirurgicale nous avons fait d'une plaie contuse et infectée une plaie nette et aseptique. Voilà réalisée la première condition d'une bonne et heureuse ligature.

La seconde condition, c'est de ne placer le fil à ligature que sur une portion saine de l'artère. C'est encore le nettoyage de la plaie, l'exérèse minutieuse de ses parois, qui peuvent nous permettre d'apprécier *de visu* l'étendue sur l'artère des lésions de contusion. En arrosant de sérum la plaie vasculaire bien étalée sous nos yeux, nous pourrons voir jusqu'où vont les déchirures de la tunique moyenne, les ruptures de la tunique interne à l'intérieur même du vaisseau, toutes lésions au-dessus desquelles doit porter la ligature pour éviter la thrombose. On devra donc disséquer le vaisseau, comme on dissèque toutes les parties de la plaie, l'isoler de sa gaine, placer le fil en portion saine et réséquer le segment contus sous-jacent. Obéissant à son élasticité, l'artère liée fuit dans sa gaine loin de toute injure extérieure.

En agissant ainsi on fait une ligature aseptique, qui évolue aseptiquement, et aboutit à la cicatrisation de l'artère sans la moindre thrombose. C'est la condition d'une ligature *efficace et sans danger*. L'opération ainsi faite n'est qu'un cas particulier de la technique générale du traitement des plaies de guerre.

Forcipressure. — L'emploi de la forcipressure comme moyen d'hémostase définitive est un pis-aller, qu'on a rarement l'occasion d'utiliser dans les plaies vasculaires récentes. Nous verrons qu'il n'en est pas toujours de même lorsqu'on a affaire à des plaies anciennes et infectées, comme c'est le cas pour le traitement des hémorragies secondaires. Dans les plaies récentes on n'emploie la forcipressure que si la ligature est impossible. Cela peut arriver pour une artère largement déchirée et fortement rétractée au fond d'une plaie à paroi inextensible ne permettant pas de voir. J'ai eu une fois l'occasion de l'employer pour une section complète de la fessière, qui, fortement rétractée sous son arcade osseuse, ne se laissait nullement isoler. Je l'ai vu employer une fois aussi pour une plaie de l'artère et de la veine poplitées, qui furent pincées en masse transversalement. Dans les deux cas, l'hémostase définitive fut parfaite.

Suture. — La suture d'un vaisseau n'est pas une opération très difficile, à condition que le vaisseau à suturer ait été bien préparé, c'est-à-dire isolé, disséqué et mobilisé, et, bien entendu, rendu exsangue par un des nombreux moyens utilisés pour assurer l'hémostase préventive. On se sert d'aiguilles droites et courbes, très fines, à section ronde et non tranchante (modèle Kirby, nᵒˢ 15 et 16) et de fil de soie très fin, stérilisé dans la vaseline.

Pour faire une *suture latérale*, on opère de la façon suivante : la main droite conduit l'aiguille, une aiguille droite de préférence, surtout si la plaie, large et béante, donne du champ pour la manœuvre, vers l'angle de la plaie qui se trouve le plus près de l'opérateur, et y place le premier point. L'index gauche est appliqué contre le vaisseau, tout près de la plaie, qu'il présente d'une façon précise à l'aiguille (fig. 20); l'annulaire ou l'auriculaire gauches servent à tendre le surjet une fois le premier point placé. On place les points, qu'on peut faire perforants, à 2 millimètres l'un de l'autre, jusqu'à l'angle opposé de la plaie. Le surjet terminé, on vérifie, en supprimant l'hémostase préventive, si la suture est étanche, et, si une fine gouttelette de sang apparaît entre deux points, on met à ce niveau un point supplémentaire

Théoriquement, cette technique peut être appliquée aux plaies incomplètes des artères et aux perforations.

Pour faire une *suture circulaire*, on place d'abord, suivant la technique de *Carrel*, deux ou trois fils d'appui, passés à égale distance l'un de l'autre sur la circonférence du bout central et passés ensuite en des points correspondants du bout périphérique (fig. 21). Le rapprochement de ces trois fils affronte les deux bouts du vaisseau à suturer qui prend ainsi une forme pyramidale. L'aide, en tirant légèrement sur deux de ces fils, présente au chirurgien une plaie transversale, à laquelle celui-ci fait une suture par un surjet à points rapprochés; il fait de même pour chacun des trois côtés du triangle que forme la surface de section du vaisseau, et la suture est terminée (fig. 22 et 23). On s'assure de son étanchéité en supprimant l'hémostase préventive, et on la complète, le cas échéant, par un ou plusieurs points supplémentaires

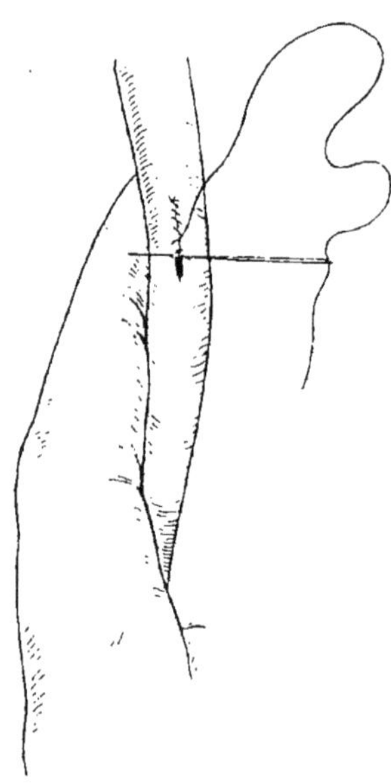

Fig. 20 (schématique). — Suture latérale d'une artère.

Théoriquement, cette technique est applicable aux sections totales et aux déchirures complètes des vaisseaux.

A la suture circulaire se rattache la *greffe vasculaire*. Bien qu'on ait proposé et même employé chez l'homme la greffe artério-artérielle et la greffe péritonéale, la greffe artério-veineuse est la seule vraiment pratique en chirurgie humaine.

Le transplant peut être pris soit au niveau de la veine satellite de l'artère, soit sur une veine du membre opposé. L'avantage de la première manière, c'est de prendre un segment veineux, qui, conservant toutes ses connexions avec sa gaine, avec ses collatérales, avec les tissus voisins, semble réunir toutes les conditions désirables de viabilité. Je pense que c'est là la meilleure technique parce que le danger résultant de la ligature de la veine est bien moins important que le désavantage résultant du transport à distance d'une greffe complète, prise, par une incision supplémentaire, sur le membre opposé.

Théoriquement, la transplantation vasculaire doit être appliquée aux pertes de substance vasculaires trop étendues pour être justiciables de la suture circulaire.

Ainsi, en dehors de la forcipressure, procédé de nécessité,

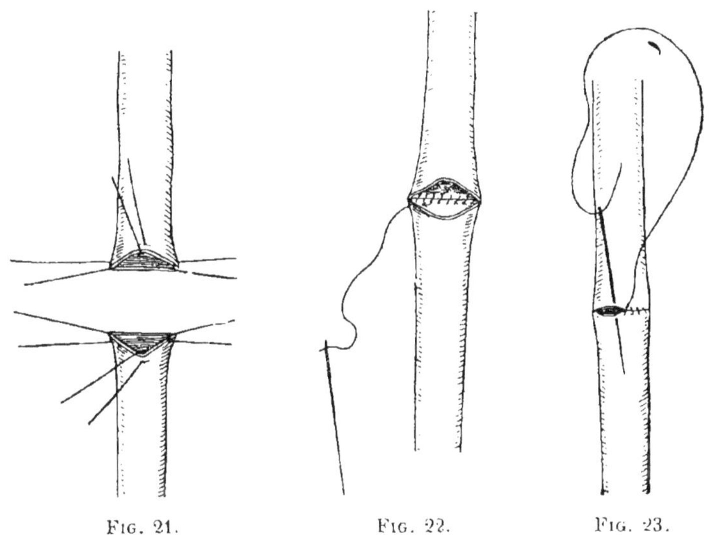

Fig. 21.   Fig. 22.   Fig. 23.

Fig. 21 (schématique). — Suture circulaire d'une artère. 1er temps : Les fils d'appui sont placés.

Fig. 22 (schématique). — Suture circulaire d'une artère. 2e temps : Le surjet circulaire est commencé.

Fig. 23 (schématique). — Suture circulaire d'une artère. 3e temps : Le surjet circulaire est presque terminé.

deux grandes méthodes, la ligature et la suture, s'offrent au chirurgien pour assurer l'hémostase définitive des blessures des vaisseaux. A laquelle faut-il avoir recours ?

Du choix du procédé d'hémostase. — La *ligature* d'un vaisseau blessé est connue depuis longtemps comme une bonne opération, simple, facile, efficace. Ses deux avantages primordiaux sont la *simplicité* et la *sécurité*.

Il n'est pas besoin de revenir sur la simplicité de cette opération. Sa sécurité est non moins certaine. La longue expérience de cette guerre n'a fait que confirmer ce que nous savions déjà sur ce point. Son danger, c'est la suppression brusque de la circulation dans le territoire du vaisseau lié et la *gangrène du membre blessé.*

Ce danger est-il vraiment si grand qu'on l'écrivait communément avant la guerre? Les statistiques publiées avant 1914 établissaient que, d'une façon générale, la gangrène survient : dans 5 p. 100 des cas après ligature de l'artère sous-clavière, dans 15 p. 100 après ligature de l'axillaire, dans 5 p. 100 après ligature de l'humérale, dans 50 p. 100 après ligature de l'iliaque primitive, dans 25 p. 100 après ligature de la fémorale commune et dans 15 p. 100 après ligature de la poplitée. En d'autres termes, relativement peu commune au membre supérieur, la gangrène serait très fréquente au membre inférieur. Ces chiffres, qui s'appliquent à la fois aux ligatures faites pour plaies fraîches des vaisseaux, pour hématomes artériels diffus et pour anévrismes, ne sauraient être acceptés en ce qui concerne uniquement les plaies fraîches des artères. Mais, dira-t-on, les plaies par projectiles de guerre doivent, plus que toutes autres, prédisposer à la gangrène. Ne sont-ce pas, en effet, des plaies contuses, avec déchirures étendues à distance de la plaie, avec contusion des collatérales, des veines voisines, des nerfs? L'anémie complète du membre qu'a maintenue le garrot jusqu'à l'arrivée à l'ambulance, les troubles vaso-moteurs qu'entretiennent dans les vaisseaux collatéraux l'irritation, la contusion des plexus sympathiques péri-artériels ne font-ils pas du membre blessé une proie toute prête pour la gangrène ischémique? Tout cela est vrai, et malgré tout cela, la gangrène est exceptionnelle après ligature pour plaie artérielle fraîche.

A vrai dire, malgré un grand nombre de ligatures faites, dans les premières heures, sur les vaisseaux axillaires, fémoraux ou poplités, je n'ai vu que deux cas de gangrène ischémique, l'un après ligature de la fémorale commune, l'autre après ligature de la poplitée. Ce qu'on voit, au contraire, c'est le rétablissement rapide de la circulation par les voies collatérales et la réapparition rapide du pouls radial ou pédieux au bout de trois ou quatre jours. Ceci prouve bien que, dans l'immense majorité des cas, la simple ligature d'un gros tronc artériel ne suffit pas pour provoquer la gangrène.

Les vraies causes de la gangrène, quand elle survient après la ligature, sont celles qui mettent obstacle à l'établissement de la circulation collatérale. C'est la thrombose vasculaire, remontant depuis la ligature jusqu'aux collatérales sus-jacentes ; c'est l'hématome péri-artériel, comprimant au-dessus et au-dessous de la blessure les voies collatérales descendantes. Or, dans les plaies larges que nous étudions en ce moment, il n'y a pas d'hématome artériel ; et si l'on suit, à l'égard de la plaie en général, et de la plaie vasculaire en particulier, la technique indiquée plus haut, on n'a pas à redouter non plus la thrombose vasculaire, fonction de contusion artérielle et d'infection. Il n'en sera pas toujours de même, je le dirai plus loin, de la ligature faite pour *hématome artériel diffus*, alors que les voies collatérales, fortement comprimées par le sang épanché, ont été définitivement paralysées et ne sont plus aptes, même après évacuation de l'hématome, à assurer l'irrigation du membre. J'ai conservé des notes sur 70 cas de ligatures de gros troncs vasculaires faites dans les premières heures qui suivirent la blessure, en dehors de tout hématome volumineux. Ces 70 ligatures portèrent :

1 sur la carotide primitive.	1 sur l'iliaque externe.
1 sur la carotide externe.	11 sur la fémorale.
2 sur la jugulaire interne.	2 sur la fessière.
10 sur l'axillaire.	6 sur la poplitée.
3 sur l'humérale.	2 sur la veine poplitée.
10 sur la radiale.	4 sur la tibiale antérieure.
7 sur la cubitale.	8 sur la tibiale postérieure.

Je n'ai vu que 2 cas de gangrène ischémique, l'un après ligature de la fémorale, l'autre après ligature de la poplitée.

J'ai, par contre, pratiqué 42 ligatures de gros troncs pour hématomes artériels diffus. En ne tenant compte que de ceux qui portaient sur des artères dangereuses, axillaire, fémorale et poplitée, j'ai observé 2 cas de gangrène sur 5 pour l'axillaire, 2 sur 10 pour la fémorale, et 2 sur 5 pour la poplitée.

Ainsi donc, dans les plaies larges traitées par l'exérèse chirurgicale, la ligature d'un gros tronc artériel, faite en partie saine, n'expose que très peu à la gangrène ischémique du membre. La ligature, opération simple, sans danger pour la vie du blessé, apparaît aussi presque sans danger pour le membre.

La suture vasculaire est théoriquement l'opération idéale, puisqu'elle assure l'hémostase, tout en laissant intacte la lumière du vaisseau.

La *restitutio ad integrum*, après suture d'une plaie vasculaire, exige deux conditions : 1° une évolution aseptique de la suture; 2° l'absence au voisinage de la plaie suturée de lésions de l'endartère susceptibles de provoquer une thrombose.

L'évolution aseptique de la suture est nécessaire, comme était nécessaire l'évolution aseptique de la ligature. J'ai dit plus haut qu'on réalisait d'emblée la désinfection chirurgicale de la plaie par une exérèse minutieuse et complète de ses parois. Rien n'empêche de préparer le champ de la suture comme on a préparé le champ de la ligature. Je ne comprends pas pourquoi des chirurgiens ont proscrit la suture vasculaire, simplement parce que les plaies de guerre sont des plaies septiques. Quand une suture est bien faite, qu'elle est bien étanche, je ne vois pas pourquoi elle serait plus exposée à l'infection qu'une ligature, ou même une artère normale isolée et dénudée dans la plaie. La désinfection de la plaie est entre les mains du chirurgien; une intervention large l'obtiendra toujours.

L'existence de lésions contuses de l'endartère est un obstacle autrement sérieux à l'évolution normale de la suture vasculaire. Suturer une plaie latérale ou réunir circulairement les deux bouts d'une artère sectionnée sans tenir compte de ces lésions, c'est vouer la suture à l'insuccès. Il se formera une thrombose; tout le bénéfice de la suture sera perdu, puisque l'artère sera oblitérée. On aura même parfois à la regretter, si des embolies parties du thrombus vont provoquer quelque part une gangrène limitée.

En présence d'une plaie latérale, il faudra donc aviver les bords de la plaie externe jusqu'à ce qu'on ne voie plus trace de déchirures sur la tunique interne. Or, on arrivera vite ainsi à une plaie dépassant la moitié du diamètre du vaisseau, c'est-à-dire à une plaie qui n'est plus justiciable de la suture latérale, mais de la résection suivie de suture circulaire. Voilà considérablement réduites les indications de la suture latérale.

En présence d'une section complète, il faudra, ici encore, aviver les deux bouts du vaisseau jusqu'à ce qu'on ait dépassé les déchirures externes et internes, jusqu'à ce qu'on ait deux sections absolument nettes. On arrivera vite aussi à dépasser les limites au delà desquelles une perte de substance artérielle n'est plus réparable par la suture circulaire. On admet, en général, que des pertes de substance de 4 centimètres sont l'extrême limite de réparabilité circulaire des vaisseaux. On peut, sans doute, par une attitude spéciale du membre, favoriser le rapprochement des vaisseaux; on peut les rendre plus mobiles par une libération à distance avec ligature et section des premières collatérales. Tout cela n'est qu'expédient; dès qu'il existe une perte de substance de 3 à 4 centimètres, la suture circulaire devient pratiquement impossible.

Faut-il, en pareil cas, avoir recours à une transplantation vasculaire? Cette opération ne peut avoir quelque chance de succès que si la greffe peut être mise d'emblée à l'abri de toute injure extérieure, si ses parois peuvent rapidement contracter des adhérences avec les tissus qui l'entourent et la préservent. C'est dire qu'elle n'est pas applicable dans les plaies qu'on laisse ouvertes. Il n'y a pas lieu de s'y arrêter plus longuement.

Ainsi, à cause des dispositions anatomiques particulières aux plaies vasculaires par armes à feu, la suture artérielle apparaît comme devant être, en général, une opération complexe, longue, ne donnant de garanties de succès qu'à la condition d'être précédée d'un large avivement des plaies. Ceci explique que le nombre de sutures pratiquées depuis le commencement de cette guerre soit resté très petit.

D'un côté, en effet, une opération simple et facile, sûre et presque sans danger, la ligature; de l'autre, une opération longue et minutieuse, destinée à obtenir, à grands frais, les mêmes résultats que la première, la suture; rien d'étonnant qu'entre les deux on choisisse la première.

Est-ce à dire qu'il faille proscrire la suture d'une façon absolue? Non. Voici comment, en pratique, on doit se comporter :

La plaie, une fois largement exposée, excisée et nettoyée, on examine soigneusement, à la faveur de l'hémostase réalisée par la compression au-dessus, les dispositions de la plaie artérielle. S'il s'agit d'une large déchirure, d'une section totale avec ou sans perte de substance, il faut faire la ligature des deux bouts dans la plaie. S'il s'agit d'une petite plaie latérale, telle qu'en peut produire un petit éclat d'obus ou de grenade, on peut hésiter entre la ligature des deux bouts, après section du vaisseau, et la suture latérale. N'est-ce pas un sacrifice trop important que de couper et de lier cette artère, si peu atteinte, surtout s'il s'agit d'une artère dangereuse? Je conseille, dans ce cas, de saisir les bords de la plaie avec de fines pinces, et de l'entr'ouvrir pour l'examiner; en y injectant, à l'aide d'une seringue, quelques centimètres cubes de sérum, on vide bien le segment de vaisseau blessé, et on peut l'examiner à loisir. Si les lésions sont très limitées, s'il n'y a pas de déchirures de l'endartère, on pourra faire une suture latérale. Dans le cas contraire, on acceptera la section du vaisseau et la ligature des deux bouts. En résumé, le procédé d'hémostase de choix dans les plaies vasculaires fraîches est la ligature; la suture n'est qu'un procédé d'exception.

II. *Traitement de l'anémie aiguë.* — En même temps que, par une opération rapide, on a assuré l'hémostase définitive de la plaie, il faut remplir la deuxième indication du traitement, c'est-à-dire combattre l'*anémie aiguë* du blessé.

Dans ce but, nous avons, à notre disposition, en dehors du groupe des petits moyens que nous allons rapidement énumérer, deux moyens d'une importance capitale : *les injections de sérum artificiel et la transfusion du sang.*

Les petits moyens, tous utiles et tous recommandables, comprennent principalement le réchauffement du blessé, la compression ouatée des membres, l'inclinaison du corps, tête en bas, les inhalations d'oxygène, les injections hypodermiques d'éther, d'huile camphrée, de strychnine. J'insiste sur le réchauffement du blessé, si nécessaire, même en été, quand il

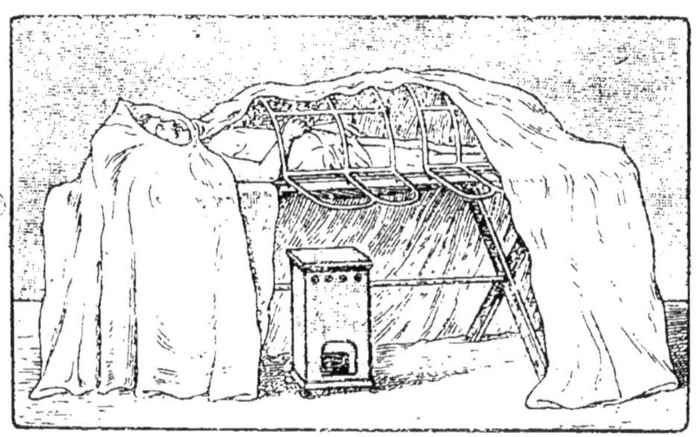

Fig. 24. — Le brancard chauffant de J. Poucel.

arrive la nuit, vers le lever du jour, après être resté sur le sol pendant les premières heures de la nuit. Le chauffage constant des salles d'opération des ambulances automobiles fut à cet égard un grand progrès. On peut y adjoindre le réchauffement local du blessé par un des nombreux procédés qui ont été proposés depuis deux ans, et dont le plus simple consiste à enfermer le blessé, moins la tête, dans une sorte de cage sous laquelle est placé un réchaud (fig. 24).

Injections de sérum physiologique. — Elles constituent le moyen le plus simple, le plus répandu et, après la transfusion du sang, le plus efficace de combattre l'anémie aiguë des grands blessés de guerre.

Le sérum le plus communément employé est le sérum de

Hayem, solution à 7 p. 1.000 de sel marin. Se basant sur de nombreuses expériences physiologiques, *J. Gautrelet* a tenté de lui substituer le *sérum de Locke*, seul vraiment physiologique, c'est-à-dire « susceptible de remplir intégralement les fonctions du sang circulant, d'assurer à lui seul et de rétablir le fonctionnement des organes, du cœur notamment ». La composition du sérum de Locke est la suivante :

Chlorure de sodium	8 gr.
Chlorure de calcium	0 gr. 20
Chlorure de potassium.	0 gr. 20
Bicarbonate de sodium	0 gr. 20
Glucose.	1 gr.
Eau distillée	1.000 cm³

Sa préparation se fait par simple dissolution des éléments qui le composent et filtration consécutive. Il se stérilise par ébullition ou à l'autoclave. Toutes les ambulances en peuvent donc préparer. Je ne veux pas parler ici des avantages qu'il présente, au point de vue purement physiologique, sur le sérum de Hayem. Gautrelet nous les a très judicieusement exposés. Pour ma part, j'en ai utilisé, en campagne, une vingtaine de litres, et, bien que je n'aie pas de tracés sphygmographiques permettant de comparer l'intensité ou la rapidité de son action avec celle du sérum de Hayem, j'ai gardé l'impression qu'il m'avait rendu de très grands services, et je n'hésite pas à en recommander l'emploi.

L'injection est faite par la *voie hypodermique* ou par la *voie veineuse*. Dans les cas de grandes hémorragies qui nous occupent, on devra toujours donner la préférence à la *voie veineuse*.

L'injection est faite soit dans une des veines superficielles du pli du coude, soit dans la saphène interne, immédiatement en avant de la malléole interne. C'est cette dernière que j'utilise de préférence lorsque je fais faire l'injection au cours même d'une opération. C'est la meilleure façon de n'être pas gêné par un aide.

La technique classique de l'injection intraveineuse consiste à piquer la peau directement sur la veine et à ponctionner d'emblée la veine. Cette pratique est inapplicable ici. Par suite de l'abondance de l'hémorragie, les veines, vides et flasques, sont à peine visibles. A vouloir ponctionner une telle veine, on fait une ponction blanche; on recommence, on finit par piquer la veine, souvent par la traverser; on n'arrive presque jamais à placer d'emblée correctement son aiguille. On a prétendu que, pour piquer sûrement la veine, il suffisait de piquer la peau à côté d'elle, en dehors ou en dedans d'elle et de la refouler latéralement du bout de l'aiguille jusqu'à ce que celle-ci la pénètre. Tous les artifices employés réussissent. Je pense néanmoins que pour faire vite, sans hésitation et à

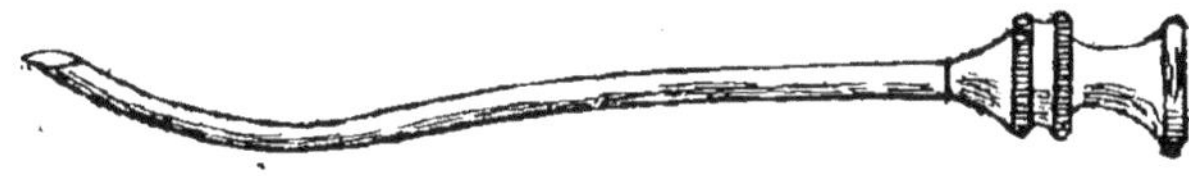

Fig. 25. — Canule pour sérum intra-veineux (Willems).

coup sûr, le plus simple est de faire sur la veine une incision cutanée de 1 ou 2 centimètres, d'isoler la veine d'un coup de sonde cannelée et d'y placer tranquillement l'aiguille en voyant ce que l'on fait. Les uns se servent d'une aiguille à biseau court, les autres d'une aiguille à biseau long. Il est fort difficile d'avoir de bonnes aiguilles, grosses, et s'adaptant sans pertes à l'ajutage. Les chirurgiens anglais se servent, dit *Willems*, d'une canule courbe (fig. 25) de 2 millimètres de diamètre, à extrémité mousse et biseautée, qu'ils introduisent dans la veine dénudée et ponctionnée au bistouri. Le calibre de cette canule permet d'injecter en quelques minutes 1 litre, 1 litre 1/2 de sérum. C'est là, sans aucun doute, un excellent instrument.

L'injection intraveineuse de sérum artificiel a pour résultat immédiat d'atténuer ou de faire disparaître les grands symptômes de l'anémie aiguë. Les lèvres et les conjonctives se recolorent; la pâleur générale s'atténue; la pupille se contracte; une sensation de bien-être apparaît. Si nous avons pris la tension artérielle à l'arrivée du blessé, et que nous la reprenions, après injection intraveineuse de 1.000 ou 1.500 grammes de sérum, nous constatons qu'elle s'est considérablement relevée. J'ai sous les yeux les tracés, pris à mon ambulance par mon collaborateur Joussemet. J'y vois que la pression maxima, mesurée au Vaquès, est passée de 8 à 12, de 10 à 15, de 4 à 15, de 9 à 15, de 0 à 8, etc., tandis que la pression minima passait respectivement de 6 à 8, de 6 à 10, de 0 à 10, de 6 à 9, etc. Chose essentielle, chaque fois que la tension artérielle se relève franchement et reste relevée, c'est que l'hémorragie était bien le grand facteur, sinon le seul facteur de l'hypotension; le pronostic est favorable. Mais, si la tension ne se relève pas, ou se relève peu, ou retombe tout de suite, malgré l'injection de sérum, c'est que l'hémorragie n'est pas le facteur essentiel de l'hypotension et des symptômes cliniques qui l'accompagnent. C'est ici qu'interviennent les réactions sympathiques qui caractérisent le shock traumatique. J'y reviendrai plus loin. Retenons seulement que si, après l'injection de sérum, la tension artérielle remonte vite et bien, le pronostic est favorable; le blessé guérira.

La transfusion du sang consiste à faire passer dans le système circulatoire du blessé saigné à blanc, une quantité plus ou moins considérable de sang provenant du système circulatoire d'un homme sain. Je ne mentionnerai pas les divers procédés utilisés jusqu'ici. Je ne parlerai que des deux méthodes dont j'ai personnellement l'expérience, la *transfusion directe avec la canule d'Elsberg*, et la transfusion *indirecte avec les tubes paraffinés*.

1. *Transfusion directe avec la canule d'Elsberg. Procédé de Guillot et Dehelly.* — Le blessé, *récepteur*, étant couché horizontalement sur une table d'opération, l'homme sain, *donneur*, est couché sur une table horizontale, parallèle à la table d'opération et de même hauteur. Les deux tables sont placées de telle manière qu'en mettant dans l'abduction le bras droit du donneur et le bras gauche du récepteur, ces deux bras viennent se placer l'un à côté de l'autre, bien parallèles, sur une petite table placée entre les deux tables d'opé-

ration. L'opération va consister à anastomoser *l'artère radiale droite* du donneur avec la *veine basilique* ou *la veine céphalique* du récepteur, par l'intermédiaire d'une canule d'Elsberg.

Les deux membres sont allongés; on les badigeonne de teinture d'iode, on les enferme dans des tubes de jersey stérilisés qui servent de champs opératoires. Pour le donneur comme

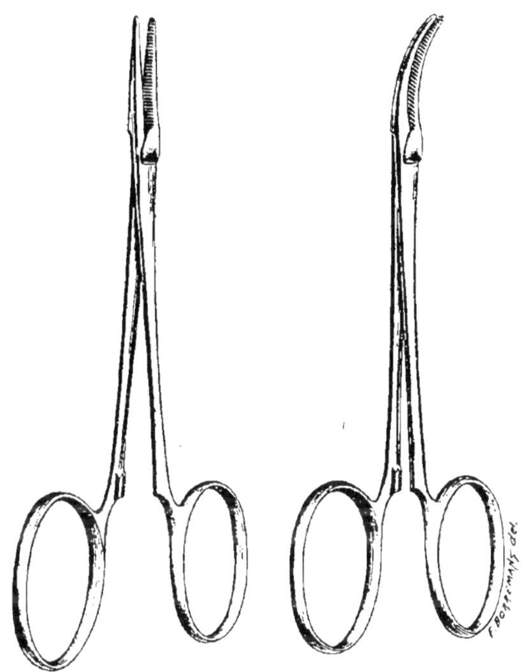

Fig. 26. — Pinces de Halsted pour la dissection fine et la ligature des petits vaisseaux.

pour le récepteur, on emploie l'*anesthésie locale* à la novocaïne. La région radiale du donneur est anesthésiée la première à l'aide de 10 centimètres cubes environ d'une solution de novocaïne à 1 p. 100. On injecte la même solution au niveau de la veine du bras récepteur, après avoir eu soin de disposer à la racine de ce membre un lien qu'on serrera quand on voudra dénuder la veine.

On incise la peau dans la gouttière du pouls sur une distance de 5 ou 6 centimètres. La radiale est tout de suite visible dans la plaie. On la dénude à la sonde cannelée, ce qui entraîne la ligature de trois ou quatre collatérales très fines que l'artère émet à ce niveau. On se sert, pour pincer ces artérioles, des fines pinces de *Halsted* (fig. 26) ; on les lie avec du catgut très fin. A la partie supérieure de l'incision, on place sur le tronc de la radiale une pince clamp spéciale, à mors parallèles et à pression douce, et, après avoir lié le vaisseau tout à fait en bas de l'incision, on le coupe immédiatement au-dessus de

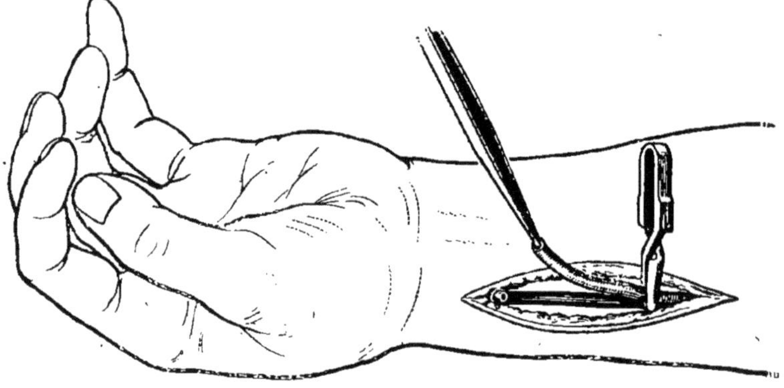

Fɪɢ. 27. — Transfusion du sang. Préparation de la radiale du donneur.
(Guillot et Dehelly.)

cette ligature. On dispose ainsi d'un segment de radiale mobile de 5 centimètres environ (fig. 27).

La canule d'Elsberg (fig. 28) est alors placée sur la radiale. La canule d'Elsberg est formée de deux demi-cylindres métalliques, se regardant par leur concavité et pouvant être, par l'intermédiaire d'une vis située sur le manche de l'instrument, éloignés l'un de l'autre ou rapprochés de façon à constituer un seul cylindre. Sur la face externe de chaque demi-cylindre se trouvent deux petits crochets recourbés, dont la pointe est dirigée du côté opposé à l'extrémité libre du cylindre On place l'artère, libre et mobile, entre les deux demi-cylindres de la canule, de telle façon qu'elle dépasse le bout de la canule de 7 ou 8 millimètres, et on serre la vis de façon que les deux demi-cylindres s'appliquent juste contre les parois du vaisseau. On saisit alors avec une pince fine le bord libre du vaisseau et, à l'aide d'un bistouri fin introduit dans sa lumière, on fend l'artère sur une longueur de 4 à 5 millimètres (fig. 29). Alors, tandis qu'un aide maintient la canule bien immobile, on saisit avec deux pinces fines, celles par exemple qu'on trouve dans la boîte d'ophtalmologie de toutes les ambulances, les bords de la fente artérielle, on les retourne (fig. 30) et on entraîne le segment artériel ainsi retourné jusqu'au delà des petits crochets de retenue. Dehelly fait remarquer, et c'est

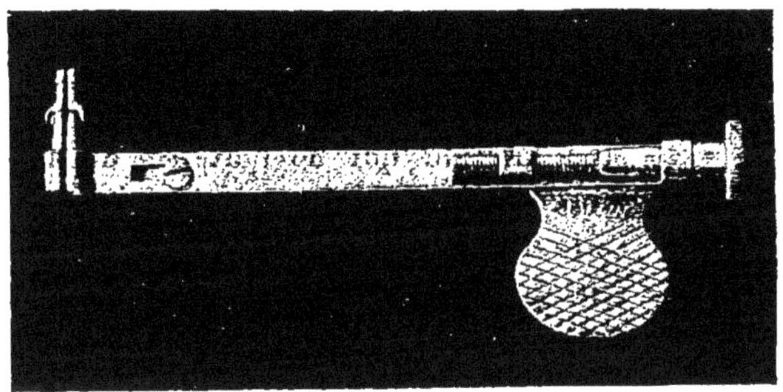

Fig. 28. — Canule d'Elsberg.

bien exact, que le retournement est difficile si on l'amorce trop loin du bout de la canule. Il faut et il suffit qu'on ait 3 à 4 millimètres d'artère intacte au bout de la canule.

À ce moment on met à nu la veine rendue plus apparente par le lien, on la dissèque et on l'isole sur une étendue de 6 ou 8 centimètres. On pose une ligature au point périphérique extrême de la veine et on la coupe. L'aide saisit alors les bords de la section veineuse avec deux pinces fines et l'opérateur s'efforce, en agissant à la façon d'un coin, de glisser la canule d'Elsberg, chargée de l'artère retournée, dans la lumière de la veine. On accroche la veine par-dessus l'artère, sur les petits crochets de retenue, et on rend les deux vaisseaux plus étroitement solidaires encore à l'aide d'un fil placé à la base des crochets (fig. 31).

Il n'y a plus qu'à enlever les pinces clamps qui ont assuré

l'hémostase provisoire du bout central de l'artère et du bout central de la veine, à écarter légèrement, à l'aide de la vis, les deux demi-cylindres de la canule pour rendre la lumière artérielle béante, et l'opération est terminée. Le sang passe directement de l'artère dans la veine qu'on voit battre ; il suffit désormais que l'aide maintienne les deux membres bien au contact l'un de l'autre, tandis que le chirurgien maintiendra les vaisseaux humides en les humectant de sérum tiède.

2. *Transfusion indirecte avec les tubes paraffinés. Méthode de Carrel modifiée par Bérard.* — Lorsque l'artère est bien isolée dans la gouttière du pouls, le chirurgien y fait à l'aide de très petits ciseaux une incision latérale qui ne doit pas dépasser la moitié de la circonférence du vaisseau. Dans cette incision il introduit un tube de Carrel. Les tubes de Carrel sont de minces tubes d'argent de 2/10 de millimètre d'épaisseur, courbés en forme d'S très allongé et terminés par de petits renflements olivaires destinés à retenir les ligatures. Ces tubes canules sont stérilisés dans un mélange paraffiné et conservés dans des tubes de verre analogues aux tubes de catgut (procédé *Daufresne*). Le tube est saisi à l'aide d'une pince spéciale et introduit dans l'orifice artériel. Un fil placé autour de l'artère et du tube, au-dessous de son renflement olivaire, fixe solidement la canule en place. L'artère est préparée (fig. 32).

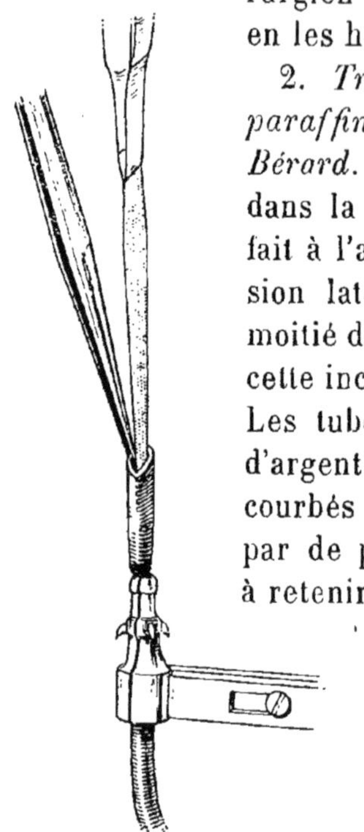

Fig. 29. — Le segment d'artère qui dépasse la canule est fendu au bistouri. (Guillot et Dehelly.)

On passe au récepteur, dont on prépare la veine ; on rapproche le bras du donneur de façon à mettre le bout de la canule tout contre le segment veineux destiné à le recevoir, puis on fait sur la veine une hémisection analogue à celle qu'on a faite sur l'artère. Avant de placer la canule dans la veine, on desserre le clamp artériel afin de purger le segment

artériel sous-jacent et la canule de l'air qu'ils renferment, et rapidement on la glisse dans la petite plaie veineuse. Un fil à ligature la fixe solidement à la veine, et, les deux pinces clamps enlevées, voilà la transfusion installée.

Qu'on emploie l'une ou l'autre méthode, on arrêtera la transfusion

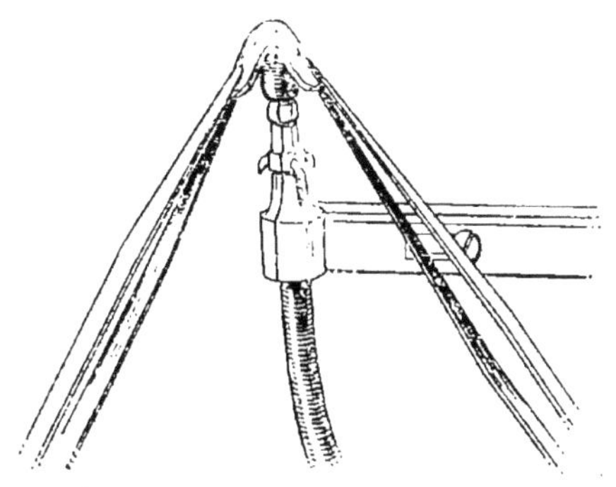

Fig. 30. — L'artère fendue est retournée sur la canule. (Guillot et Dehelly.)

quand le donneur présentera les premiers signes d'anémie (vertiges, soif, sueurs, etc.), ou plutôt quand on observera chez le récepteur la disparition des grands signes de l'anémie aiguë (recoloration des muqueuses, réchauffement des membres, réapparition du pouls).

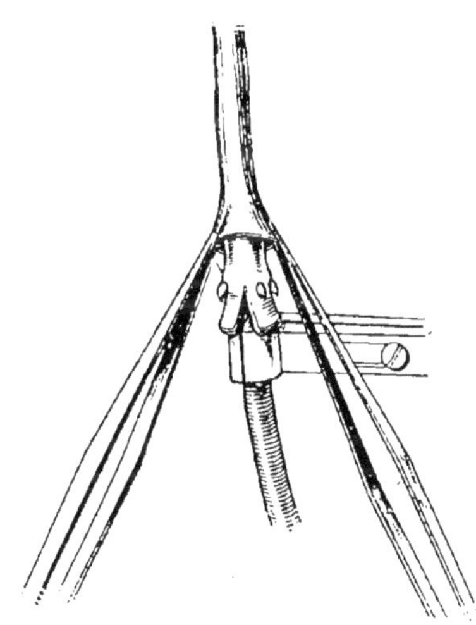

Fig. 31. — La canule coiffée de l'artère est introduite dans la veine. (Guillot et Dehelly.)

La transfusion du sang est une opération d'une incontestable efficacité. Tous ceux qui l'ont employée lui doivent des succès inespérés, et, pour ma part, j'ai vu, grâce à elle, une résurrection vraiment surprenante. Elle a cependant ses détracteurs, dont certains la déclarent inutile, sinon dangereuse. Je n'ai pas l'intention de reprendre cette discussion et de rechercher quelle est la valeur respective de l'injection intraveineuse de sérum et de la transfusion du sang. L'injection intraveineuse de sérum physiologique, qui remplit le système vasculaire et relève la pression sanguine, est une méthode excellente dans le traitement de l'anémie aiguë. Sa simplicité, sa rapidité, son efficacité en font la méthode de tout le monde et de tous les jours. La transfusion du sang, qui, en même temps qu'elle

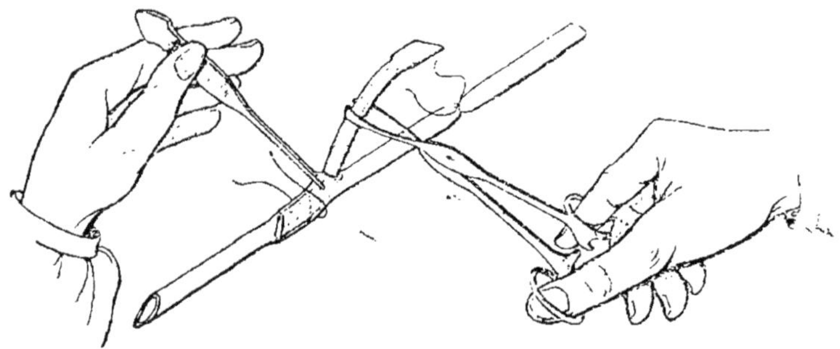

Fig. 32. — Comment on introduit la canule à transfusion dans l'artère.
(Bérard et Lumière.)

la relève pression sanguine et remplit le système vasculaire, greffe des hématies et surtout fait passer dans les veines du blessé un sérum vivant, pourvu de toutes ses sécrétions internes indispensables, constitue la méthode théoriquement idéale de traitement de l'anémie aiguë. La lenteur forcée de son exécution en fera toujours, surtout en chirurgie de guerre, la méthode d'exception.

2° PLAIES ÉTROITES

SYMPTOMES ET DIAGNOSTIC. ÉVOLUTION CLINIQUE.

Il s'agit d'une plaie perforante par balle à orifices punctiformes, ou d'une plaie pénétrante ou perforante par balle ronde, par éclat d'obus, de grenade ou de torpille, à orifices non punctiformes, mais étroits et en grande partie fermés soit par le projectile, soit par des débris de toute sorte, soit simplement par l'absence de parallélisme entre les lésions des plans anatomiques sous-jacents.

Si dans une telle plaie un gros vaisseau est ouvert, il peut se produire trois choses :

1° Les rapports du foyer traumatique sont tels que la plaie vasculaire est en communication large avec une cavité splanchnique, plèvre ou péritoine ; le sang se répand d'emblée dans la cavité séreuse ; il se produit *une hémorragie interne*.

2° Les rapports du foyer traumatique sont tels que la plaie vasculaire béante est également séparée de l'extérieur et de toute cavité interne ; le sang se répand dans le foyer traumatique et tout autour de lui ; il se produit un *hématome diffus*.

3° Les dispositions de la plaie vasculaire et les rapports de cette plaie avec les tissus voisins sont tels qu'il ne se produit qu'une hémorragie interstitielle insignifiante. On a affaire à une *plaie vasculaire sans hémorragie*.

I. — *Hémorragie interne.*

Il s'agit de blessés atteints de plaie pénétrante du thorax ou de l'abdomen. La balle ou l'éclat d'obus a ouvert dans la plèvre ou le péritoine un gros vaisseau pariétal ou splanchnique; le sang se répand dans la cavité séreuse sans obstacle.

Bien souvent la mort survient avec une grande rapidité. Elle ne manque jamais s'il s'agit d'un gros vaisseau du médiastin, aorte ou veine cave, veines pulmonaires, ou d'un gros vaisseau abdominal, aorte abdominale ou veine cave, vaisseaux rénaux, tronc cœliaque. Le blessé meurt sur place en quelques minutes. Aucune personne médicale ne peut être appelée à lui donner des soins.

J'ai eu cependant l'occasion d'opérer deux heures après sa blessure un homme atteint d'une plaie par balle de revolver entrée dans la région précordiale. Le blessé présentait tous les signes d'une plaie du cœur, et de fait je trouvai une plaie d'entrée sur la paroi antérieure du ventricule gauche. Cette plaie suturée, je trouvai une plaie de sortie sur la paroi postérieure du même ventricule, dans le sillon auriculo-ventriculaire. Je la suturai et refermai le péricarde sans avoir trouvé le projectile. Le blessé vécut de huit heures du matin à cinq heures du soir. A l'autopsie, je constatai que la balle avait traversé la portion descendante de la crosse aortique, autour de laquelle existait un hémo-médiastin énorme.

D'autres fois la mort se fait attendre plusieurs heures, voire plusieurs jours. Elle n'est pas fatale, et un traitement approprié peut la conjurer. C'est le cas des plaies pénétrantes du thorax avec blessures des vaisseaux pariétaux ou des vaisseaux pulmonaires de second ordre; c'est aussi et bien plus souvent le cas des plaies pénétrantes de l'abdomen avec blessures de vaisseaux pariétaux ou splanchniques, artère stomachique, gastro-épiploïque, splénique, mésentérique ou colique.

Comme dans le cas d'hémorragie externe, l'émotion, la frayeur, la douleur, jointes à la diminution rapide de la tension artérielle, ont provoqué une syncope. Le blessé perd connaissance; l'écoulement sanguin se ralentit et s'arrête. J'ai déjà dit que cette hémostase spontanée est plus facile dans les sections totales que dans les plaies partielles des artères; dans les plaies contuses et mâchées que dans les sections nettes. D'autres facteurs viennent faciliter ici l'hémostase spontanée, surtout dans les hémorragies pleurales : c'est, d'une part, l'augmentation de la pression pleurale qui finit par être égale à la pression dans le vaisseau blessé et, d'autre part, la rétraction du parenchyme pulmonaire qui, en revenant sur lui-même, finit par oblitérer le vaisseau pulmonaire atteint.

Lorsque, quelques heures après sa blessure, arrive à l'ambulance un homme atteint de plaie thoracique ou abdominale avec hémorragie interne, il présente un ensemble de *signes généraux et locaux*, qui permettent de faire le diagnostic.

Les signes généraux sont ceux de l'*anémie aiguë*. Le blessé est pâle, le visage cireux et couvert de sueur, les muqueuses décolorées, la voix faible et entrecoupée. Le pouls, petit, presque imperceptible, est très rapide. Les membres sont pâles et froids. Pendant qu'on le réchauffe, le blessé présente une angoisse inexprimable; parfois il s'agite, fait de grandes inspirations, s'assied sans cesse pour retomber épuisé sur son lit. En présence de symptômes généraux si frappants, peut-on affirmer qu'on est en présence d'une grave hémorragie interne?

Le tableau symptomatique dont je viens de résumer les grandes lignes se rencontre sur un grand nombre de blessés et ne répond pas toujours aux mêmes causes.

Dans certains cas, on trouve, en découvrant le blessé, un nombre considérable de plaies; les bras, les jambes, le tronc sont labourés, criblés de blessures; en examinant les membres de plus près, on trouve qu'une jambe, un avant-bras, parfois plusieurs segments de membres sont fracturés, sans que leur mobilisation éveille chez le blessé le moindre gémissement, ou même la moindre douleur.

Dans d'autres cas, on trouve deux ou trois plaies très volumineuses du tronc ou des membres, de vastes délabrements du dos, des fesses ou de la racine des cuisses, tels qu'en produisent les volomineux éclats ou les projectiles secondaires, morceaux de bois ou de fer arrachés aux objets voisins du blessé. La peau largement déchirée laisse voir les muscles rompus, déchiquetés, imprégnés de terre, de vêtements et de boue; en écartant les lèvres de ce foyer traumatique formidable, on voit que tout y est mort.

Dans l'un comme dans l'autre cas, il n'y a ni viscère important blessé, ni grande hémorragie externe, ni aucune hémorragie interne, rien qui explique *a priori* la gravité des symptômes généraux. Et pourtant l'organisme est profondément atteint! Ce sont ces états qu'on désigne communément sous le nom de *shock traumatique*.

Vu de haut, le *shock traumatique* est essentiellement caractérisé par un abaissement anormal et profond de la pression sanguine. Les grandes hémorragies, externes ou internes, provoquent naturellement de graves et rapides hypotensions. Mais il faut bien croire qu'il y a d'autres causes à cette hypotension profonde, puisqu'on la rencontre, comme dans les cas que je viens de citer, en dehors de toute hémorragie importante. Je pense que ces causes sont complexes. Je ne citerai que l'ébranlement nerveux général dû aux multiples excitations nerveuses périphériques, les réactions sympathiques vaso-motrices provoquées par la multiplicité des blessures, et d'autre part l'intoxication générale, due à la mortification rapide des tissus contus et broyés, et à la résorption par de vastes surfaces des produits de désorganisation anatomique de la plaie.

Quoi qu'il en soit, peut-on distinguer le shock traumatique de l'anémie aiguë? ou plutôt peut-on, en présence des graves symptômes que j'ai décrits, faire la part de l'hémorragie et la part des autres facteurs, intoxication ou ébranlement nerveux? On a bien dit que dans l'anémie aiguë pure la pâleur est plus grande, le teint plus cireux, les ongles plus blancs que dans le shock qui, à cause de la réplétion veineuse, s'accompagne de cyanose, visible sur la face, sur les mains, sur les ongles. Dans l'anémie, dit-on, la « soif d'air », l'agitation sont plus marquées; dans le shock l'insensibilité générale, l'anesthésie plus profondes. En réalité, ce ne sont là que des nuances, et il est souvent très difficile de dire *a priori* si le blessé est en état d'anémie aiguë ou de shock traumatique. Cela est d'autant plus difficile que, bien souvent d'ailleurs, dans les cas de plaie thoracique ou abdominale, il y a à la fois hémorragie interne et shock nerveux intense.

L'examen de la pression artérielle fournit à cet égard

d'utiles renseignements. Un blessé arrive à l'ambulance, pâle, sans pouls, avec une ou plusieurs plaies de l'abdomen. La tension artérielle maxima, mesurée au Vaquès, est de 8, la tension minima de 4. Tout de suite et avant tout, faites-lui, tandis qu'on prépare le matériel d'une laparatomie, une injection intraveineuse de 1.500 centimètres cubes de sérum physiologique adrénaliné. Si la pression artérielle, prise quelques minutes après, se relève vite et bien, tandis que les muqueuses et le visage se colorent imperceptiblement, c'est que l'anémie aiguë est surtout en cause; si la pression reste basse, ou se relève peu, ou retombe tout de suite à son taux primitif, c'est qu'il y a autre chose que de l'anémie aiguë. Le pronostic est favorable dans le premier cas, il est mauvais dans le second.

Les signes locaux d'une hémorragie interne sont ceux des épanchements thoraciques ou abdominaux. La matité thoracique avec abolition du murmure vésiculaire qui survient tout de suite après une blessure du thorax ne peut être due qu'à un hémothorax; la matité anormale qu'on trouve dans les flancs, deux ou trois heures après une blessure de l'abdomen, ne peut provenir que d'une hémorragie interne, les épanchements d'origine gastro-intestinale se faisant beaucoup plus lentement et avec une abondance beaucoup moindre.

Abandonnés à eux-mêmes ces blessés sont exposés à une mort rapide et presque certaine, par continuation ou reprise de l'hémorragie. Sans doute, on voit tous les jours des plaies du thorax avec hémorragie pleurale évoluer vers la guérison. Tout de suite après la blessure il s'est produit un hémothorax parfois très abondant, allant jusqu'à déplacer le cœur ou abaisser le foie, puis l'hémorragie s'arrête, l'épanchement n'augmente plus; le blessé se relève; il va guérir. C'est qu'il s'est agi d'une plaie du poumon avec blessures d'artérioles ou de veinules, mais à coup sûr sans blessure d'un gros tronc hilaire, dont l'hémostase ne se serait pas aussi facilement réalisée. Il ne s'agissait pas, à plus forte raison, d'un gros tronc juxta-thoracique comme la veine ou l'artère sous-clavière. J'ai eu l'occasion d'opérer un jeune soldat atteint d'une plaie par éclat d'obus siégeant au voisinage de la clavicule, avec blessure de la veine sous-clavière et du dôme pleural. Bien que la plèvre fût remplie de sang, la veine continuait à saigner et, à chaque mouvement respiratoire, du sang refluait au dehors par la plaie extérieure.

Les hémorragies intra-péritonéales ont beaucoup moins de chances encore que les hémorragies pleurales de s'arrêter spontanément. Rien ne s'oppose ici à l'écoulement du sang qui, en l'absence d'intervention chirurgicale, se poursuit jusqu'à la mort.

II. — *Hématome diffus.*

Il s'agit de blessés atteints de plaies perforantes ou pénétrantes des membres par balles ou par éclats. Par une plaie artérielle béante, le sang s'échappe dans la gaine vasculaire, autour d'elle, dans le tissu cellulaire voisin, dans les interstices musculaires et, ne pouvant s'écouler au dehors, constitue ce que j'ai décrit plus haut sous le nom d'*hématome artériel diffus*.

J'ai montré que, suivant qu'il s'agit d'une plaie par balle à orifices punctiformes et à trajet insignifiant, ou d'une plaie par éclat d'obus à orifice non punctiforme et à trajet bien marqué, l'hématome se produit lentement, progressivement, n'atteignant que rarement des dimensions considérables, ou se produit rapidement, atteignant d'emblée un volume énorme. J'étudierai successivement ces deux types schématiques, entre lesquels peuvent naturellement prendre place tous les intermédiaires.

Hématome volumineux, à développement rapide. — Lorsque, quelques heures après sa blessure, arrive à l'ambulance un homme atteint d'un *volumineux hématome diffus*, il présente un ensemble de symptômes locaux qui permettent immédiatement d'en faire le diagnostic.

On constate d'emblée un *gonflement considérable* du membre blessé. Ce gonflement n'est pas le même si l'on a affaire à un hématome superficiel ou à un hématome profond. S'il s'agit d'un hématome superficiel, comme celui qui suit une blessure des vaisseaux axillaires ou fémoraux superficiels, on voit une tuméfaction volumineuse soulever les téguments de la région blessée et dessiner une tumeur de dimensions plus ou moins considérables et de limites plus ou moins imprécises, mais enfin une tumeur isolable, que l'œil et la main circonscrivent. Tel l'hématome axillaire qui soulève la paroi antérieure de l'aisselle (fig. 33). Tel l'hématome de la fémorale commune qui efface le triangle de Scarpa (fig. 34).

Parfois la tuméfaction semble bilobée, comme s'il existait une masse principale dans la loge antérieure de la cuisse, par exemple, et une masse postérieure derrière les adducteurs.

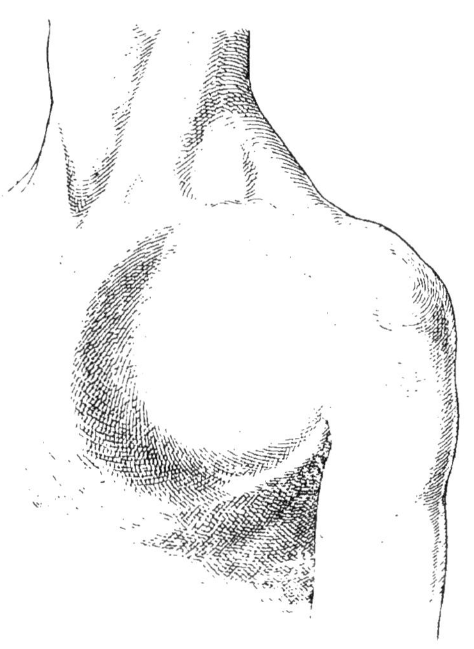

Fig. 33. — Hématome artériel de l'aisselle.
(Observation personnelle).

S'il s'agit d'un hématome profond, comme celui qui suit une blessure de la poplitée ou de la tibiale postérieure, le gonflement du membre est généralisé; il n'y a pas de tuméfaction locale; le membre est gros, distendu dans tous les sens; on a le sentiment que les tissus profonds sont à plein dans la gaine tégumentaire. Dans le cas d'hématome superficiel, il existe très rapidement une ecchymose très étendue, gagnant, pour un hématome axillaire par exemple, la face latérale du thorax, le dos, la région lombaire jusqu'à la crête iliaque. Il n'existe pas d'ecchymose dans le cas d'hématome profond.

Qu'il s'agisse d'un hématome superficiel ou profond, le membre tout entier est *modifié dans sa forme, dans son aspect général, dans sa couleur.* Il est plus ou moins gonflé et œdémateux; la peau en est pâle, jaune. tendue et froide. On n'y perçoit pas le pouls périphérique dans sa zone habituelle de recherche.

Au niveau de la tuméfaction superficielle, ou au niveau de la partie la plus gonflée du membre, la palpation décèle un empâtement diffus, fait penser à une infiltration liquide, mais ne laisse percevoir nulle fluctuation. La main appliquée à plat

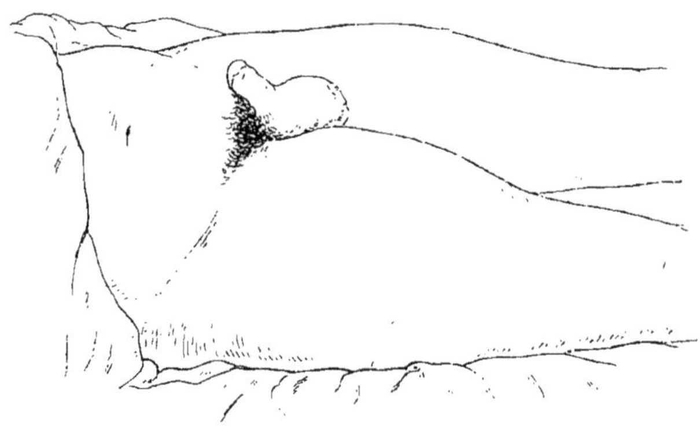

Fig. 34. — Hématome diffus du triangle de Scarpa. (Obs. personnelle.)

sur la tumeur peut percevoir un *mouvement d'expansion* synchrone aux pulsations du cœur. Ce mouvement d'expansion est absolument pathognomonique. Il n'est malheureusement pas constant; il est du moins souvent très difficile de le percevoir.

L'auscultation de la tumeur fait en général percevoir un *souffle discontinu,* synchrone aux pulsations artérielles. Ce bruit de souffle est dû au passage du sang lancé par l'ondée systolique à travers la plaie artérielle dont les bords vibrent à son passage. C'est dire qu'il n'existe guère que dans les plaies latérales, dans les sections incomplètes des vaisseaux. Mais nous savons que ce sont précisément ces plaies artérielles incomplètes, dont l'hémostase spontanée se fait si difficilement, qui sont à l'origine des gros hématomes diffus. Dans les premières heures et les premiers jours qui suivent la blessure, le souffle est fort, rude, aigu. Au bout de quelques jours, quand les lèvres de la plaie artérielle se sont peu à peu émoussées, il devient plus doux et plus grave. Le souffle se propage le long du bout central du vaisseau, mais à faible distance. Ces caractères stéthoscopiques ont une valeur séméiologique considérable. Dans certaines circonstances, par exemple dans le cas de blessure de la tibiale postérieure, la constatation d'un souffle discontinu peut être le seul symptôme susceptible de faire attribuer à sa véritable cause la tuméfaction diffuse du mollet.

Ainsi donc, tuméfaction localisée ou gonflement diffus du membre, avec mouvement d'expansion et souffle discontinu, pâleur et refroidissement du membre avec suppression du pouls périphérique, voilà des symptômes qui ne laissent aucun doute sur l'existence d'un hématome artériel diffus.

Hématome moyen ou petit, à développement plus lent — L'hématome péri-artériel ne se présente pas toujours avec des caractères aussi nets. Au lieu d'envahir brusquement et rapidement le tissu cellulaire péri-artériel, de former en quelques minutes, en quelques heures au plus, une volumineuse tuméfaction qui soulève et tend les téguments, au lieu de produire en quelques instants un gonflement diffus considérable du membre, le sang peut rencontrer des obstacles qui s'opposent bientôt à la continuation de l'hémorragie et à l'accroissement de l'hématome. Les plaies par balles à trajet très étroit sont favorables à cette limitation rapide de l'épanchement; certaines plaies par éclats d'obus, violemment contuses, entraînent une thrombose artérielle rapide, qui met obstacle, elle aussi, à la continuation de l'hémorragie. Il en résulte qu'au lieu de l'hématome énorme et formé rapidement que je viens de décrire, il se forme un hématome plus petit, plus insidieux, et dont le diagnostic n'est pas *a priori* évident.

Il y a bien une tuméfaction localisée ou un certain gonflement du membre. Mais que de fois on peut voir ces symptômes sans qu'il y ait de blessure artérielle !

Un *hématome veineux*, le simple épanchement sanguin qui accompagne toute blessure peut, si l'écoulement du sang à l'extérieur est tant soit peu gêné, donner lieu à une tuméfaction de la région blessée. Cet hématome peut être abondant, même en l'absence de toute lésion vasculaire importante, surtout si au poste de secours on a appliqué un garrot mal serré, favorisant les petites hémorragies veineuses. Au-dessous de la tuméfaction le membre est pâle; il n'est pas rare qu'il soit froid et qu'on n'y perçoive pas le pouls périphérique. J'attire l'attention sur ce point que dans bien des cas les blessés arrivent à l'ambulance complètement refroidis, les deux membres inférieurs absolument « glacés », et le membre blessé, nu sous un pansement local, plus froid encore que le membre sain. Il faut, avant d'admettre que ce refroidissement vient d'un arrêt circulatoire, avoir réchauffé le blessé lentement, progressivement, par des moyens généraux et locaux. La suppression du pouls périphérique n'est pas non plus pathognomonique, puisqu'on peut voir un hématome veineux comprimer suffisamment le vaisseau principal pour rendre imperceptible le pouls déjà faible d'un blessé hypotendu. On sait d'autre part que des lésions nerveuses pures peuvent retentir sur le pouls et le supprimer.

La constatation de battements isochrones au pouls fait immédiatement penser à un hématome artériel; il ne faut pas oublier cependant qu'un hématome veineux transmet, parfois avec une grande netteté, les battements d'une artère voisine. D'ailleurs l'absence de battements et de mouvements d'expansion ne saurait à son tour faire rejeter l'idée d'un hématome artériel. Si, dans les hématomes volumineux et rapides que j'ai décrits tout à l'heure, le mouvement d'expansion de la tumeur « crève les yeux », il est, dans les hématomes moyens et petits, infiniment difficile à percevoir.

La constatation d'un souffle systolique est pathognomonique, et je ne saurais trop recommander, dans les cas douteux, l'usage du stéthoscope. N'attendons pas de lui cependant qu'il tranche le diagnostic dans tous les cas. Si on perçoit un souffle, la blessure artérielle est certaine. Mais, si l'on n'en perçoit pas, aucune conclusion positive n'est permise.

Le gonflement inflammatoire, en rapport avec le début

d'une infection locale, peut également, dans les jours qui suivent la blessure, donner lieu à un gonflement localisé ou diffus du membre blessé. On pense à une lésion vasculaire possible à cause du siège de la plaie au voisinage d'un gros tronc; mais on a sous les yeux tous les signes d'un phlegmon circonscrit en voie de développement : la peau est chaude, rouge, tendue et lisse. Il y a même une élévation de la température axillaire. Tous ces signes sont ceux d'un phlegmon circonscrit; ils peuvent exister tous avec un hématome artériel.

De même le gonflement diffus d'un membre, du mollet par exemple, peut aussi bien témoigner d'un hématome artériel diffus que d'une infection profonde, gazeuse, du mollet. Battements et souffle lèveraient tous les doutes. Je viens de dire qu'ils sont loin d'être perçus dans tous les cas. Ici encore le diagnostic peut rester en suspens.

Ainsi, malgré un examen approfondi, le chirurgien peut méconnaître à l'avant un hématome artériel qu'il prend pour un simple hématome veineux sans importance ou pour un phlegmon circonscrit, un abcès, une infection profonde. L'erreur peut avoir de graves conséquences. Y a-t-il, dans les cas douteux, d'autres éléments de diagnostic? Je voudrais signaler deux symptômes qui ne manquent pour ainsi dire jamais dans les plaies artérielles : c'est *l'impotence du membre* et *la douleur*.

On voit, en l'absence de graves lésions vasculaires ou nerveuses, d'énormes plaies des parties molles ne déterminer qu'une gêne et une impotence fonctionnelle relativement peu marquées. A plus forte raison, s'il s'agit d'une plaie étroite sans fracture, le blessé remue en général le bras ou la jambe atteints sans grande difficulté. Rien de pareil si un gros tronc vasculaire est lésé. S'agit-il d'une blessure du creux poplité? la jambe est immobile, fléchie sur la cuisse elle-même en abduction et rotation externe. Le blessé, la main appuyée sur la face externe du genou, s'efforce de maintenir le membre immobile. Veut-on étendre la jambe pour examiner la plaie, on provoque une contracture réflexe qui s'oppose au mouvement, et le blessé accuse de très vives douleurs. J'ai été plusieurs fois frappé par cette impotence fonctionnelle considérable, qui ne paraissait pas en rapport avec une blessure en apparence bénigne et sans lésions osseuses. Pensez, en pareil cas, à une lésion vasculaire ou nerveuse. S'il existe une tuméfaction, un hématome, nul doute : l'artère principale est blessée.

Une douleur profonde, intense, persistante, accusée par un blessé qu'on vient d'apporter à l'ambulance et qui ne présente, avec une plaie du mollet ou de la cuisse, qu'un gonflement diffus, mal défini et difficile à percevoir, est aussi un symptôme capital. Une douleur profonde que la pression extérieure n'augmente pas ne peut être due qu'à une distension profonde des tissus. Dans les premières heures qui suivent la blessure, cette distension ne peut être due qu'à une infiltration sanguine profonde, à un hématome diffus.

Enfin je veux signaler la fréquence avec laquelle les blessures vasculaires déterminent l'apparition rapide de *graves symptômes généraux*. Non seulement la blessure d'un gros tronc artériel peut retentir d'emblée sur le cœur et provoquer rapidement de la tachycardie avec dilatation du cœur, mais elle retentit souvent, et avec une intensité toute particulière, sur l'état général. J'ai décrit plus haut l'ensemble des symptômes qui caractérisent le shock traumatique. Aucune blessure plus que celle des gros vaisseaux n'en détermine l'apparition rapide. Est-ce parce qu'il y a autour des vaisseaux des plexus sympathiques particulièrement sensibles? Je ne sais. En tout cas il m'est arrivé bien des fois, en présence de plaies en apparence assez simples, de prévoir, sinon de diagnostiquer avec assurance, par les symptômes généraux, l'existence d'une blessure vasculaire profonde.

Ainsi donc, dans les cas douteux, en l'absence de symptômes locaux pathognomoniques, on distinguera l'hématome artériel de l'hématome veineux, du phlegmon circonscrit, ou du début d'une infection profonde, par un ensemble de symptômes fonctionnels et de symptômes généraux qui suffiront, en pratique, pour conduire au diagnostic.

Nous voici en présence d'un hématome artériel. Que va devenir le blessé?

Évolution clinique de l'hématome diffus. — 1° **Hématome volumineux et rapide.** — On va voir se produire, d'une façon fatale, des accidents très graves.

A. — **Gangrène ischémique.** — Dans un premier groupe de faits, on voit se produire d'emblée ou très rapidement la *mortification du membre blessé*, ou du segment de membre sous-jacent à la plaie. Cette mortification est due non pas simplement à la section du tronc vasculaire principal du membre, mais surtout à la compression progressive, par le sang épanché, des vaisseaux collatéraux habituels. Je l'ai déjà dit : la simple ligature d'un gros tronc vasculaire ne produit pas à elle seule, sauf exception, la nécrobiose du segment de membre irrigué par ce tronc; il faut, pour que la mortification se produise, que la circulation collatérale ne puisse pas se rétablir. Les volumineux hématomes diffus constituent un obstacle quasi infranchissable au rétablissement de cette circulation suppléante.

Malgré tous les soins, le membre reste froid, pâle, insensible. La peau « gèle » la main qui palpe. Rapidement apparaissent des lividités à l'extrémité du membre; des plaques roses plus ou moins confluentes couvrent les doigts, la main, le dos du pied. La peau se dessèche, se ride, devient noire. C'est la forme sèche de la gangrène. Elle est rare. La figure 35 représente un cas de gangrène sèche des doigts et d'une partie de la main gauche chez un blessé atteint d'hématome de l'aisselle. Le plus souvent, on voit l'épiderme se soulever, et apparaître des vésicules remplies d'une sérosité rougeâtre; puis la peau devient noire, verdâtre, déliquescente. C'est la forme humide de la gangrène. En pratique, c'est elle qu'on observe à peu près exclusivement. Nous en verrons dans un instant les raisons.

L'apparition de la gangrène s'accompagne de phénomènes généraux extrêmement marqués. Ces phénomènes sont en rapport avec une intoxication formidable et d'une rapidité foudroyante, qui part du foyer. En quelques heures d'énormes quantités de toxines ont empoisonné l'économie, et le blessé succombe rapidement, sans que même l'amputation du membre ait toujours réussi à le sauver.

B. — **Gangrène ischémique et septique.** — Dans un deuxième groupe de faits, on va voir éclater une infection rapide et très grave. Je n'ai pas besoin de redire que les plaies par éclats d'obus, à trajet anfractueux et broyé, à contenu éminemment septique, prédisposent tout particulièrement à l'apparition de ces grandes infections. Il ne faudrait pas croire cependant que les plaies par balles y échappent toujours. Ici, en effet, l'épanchement sanguin a distendu le trajet, en a

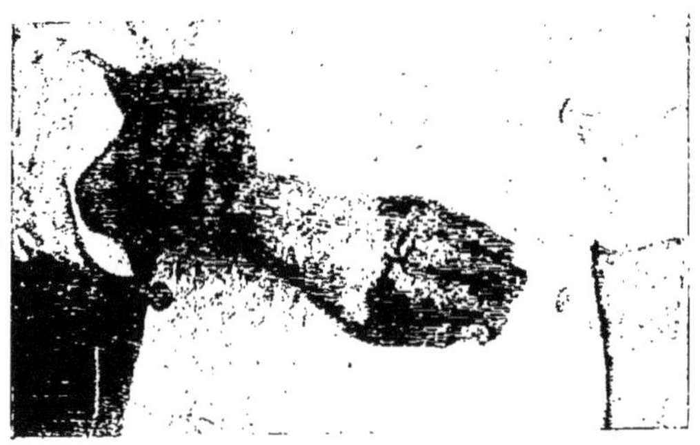

Fig. 35. — Gangrène sèche de la main consécutive à une blessure de l'artère axillaire. (Lefort.)

violemment dissocié les parois et réalisé, tout comme dans les plaies par éclats d'obus, une chambre d'incubation profonde où les quelques colonies microbiennes laissées par la balle pourront pulluler à leur aise.

Trouvant dans ce trajet anfractueux et contus, loin de la lumière et de l'air, un vase clos étrangement favorable à leur développement, les germes anaérobies apportés par le projectile et les débris qu'il entraîne vont se développer avec une incroyable rapidité et provoquer, en quelques heures, une infection locale extrêmement grave, avec, le plus souvent, production de gaz dans la plaie. On assiste ainsi à l'apparition de la forme la plus grave de la *gangrène gazeuse*, celle qui naît et se développe dans la profondeur des membres, sous les aponévroses et les muscles, en apparence hors de toute atteinte. L'anémie aiguë des tissus, les lésions trophiques immédiates qui résultent de l'absence d'irrigation sanguine, la compression intense et continue exercée sur ces tissus à peine vivants par le sang épanché prédisposaient le foyer traumatique à la mort ; le voilà livré sans défense à des anaérobies dont les excellentes conditions biologiques du milieu exaltent la virulence : rien d'étonnant à ce qu'apparaissent d'emblée les plus graves complications septiques. Bien plus, ces microbes anaérobies, si souvent gazogènes, amènent, dans ce foyer de mortification imminente, la production de gaz qui envahissent les interstices voisins, s'infiltrent à distance entre les muscles et les compriment, achevant de bloquer hermétiquement, par une nouvelle compression excentrique, les dernières voies de la circulation collatérale. Et voilà qu'en quelques heures apparaît la gangrène, gangrène à la fois ischémique et septique, qui rapidement empoisonne le blessé et le tue. Je ne saurais trop insister sur l'importance énorme qu'ont les lésions artérielles, surtout les hématomes diffus, dans l'étiologie de la plus redoutable des complications des plaies, la gangrène gazeuse.

2° Hématome plus petit et plus lent. — S'il s'agit d'un *hématome moyen ou petit*, l'évolution en peut être très différente suivant les cas. Bien qu'il y ait des exceptions à cette règle, on peut admettre, en général, que l'évolution de la plaie est dominée par la nature de l'agent vulnérant. Si c'est un éclat d'obus, la plaie doit être considérée comme primitivement infectée. Si c'est une balle, la plaie peut être considérée comme primitivement aseptique. La notion d'infection domine l'évolution de l'hématome.

A. — **Il s'agit d'une plaie par éclat d'obus.** — Toute plaie par éclat d'obus est une plaie *contuse* et *infectée*. L'infection qui s'y développe peut aller de l'infection gazeuse la plus diffuse jusqu'à l'inflammation phlegmoneuse la plus circonscrite.

α. — **Gangrène gazeuse.** — Dans certains cas, *l'infection primitive* affecte d'emblée la forme de la gangrène gazeuse.

Nous venons de voir les conditions éminemment favorables que présente le foyer traumatique à son éclosion. Même les hématomes de dimensions moyennes y prédisposent singulièrement. Entre bien d'autres, j'ai le souvenir d'un capitaine d'infanterie, d'une taille et d'une force peu communes, qui m'est apporté en mai 1915, atteint d'une plaie perforante de la cuisse par éclat d'obus. La cuisse était volumineuse et tendue, mais la tuméfaction siégeait surtout en arrière et en dehors. Pensant à un hématome profond consécutif à une plaie de la fémorale profonde, j'ouvre l'hématome et le vide ; il était dû à une plaie de la 2ᵉ ou 3ᵉ perforante, que je lie. J'eus beau laisser la plaie largement ouverte, dissocier les muscles voisins, inciser les tissus dans tous les sens, je ne pus vaincre la septicémie qui avait d'emblée pris naissance dans le foyer hématique. Le blessé mourut en quatre jours. On ne saurait trop le redire : les hématomes, même moyens, prédisposent formidablement à la septicémie gazeuse.

β. — **Phlegmon diffus et phlegmon circonscrit.** — Souvent aussi l'infection primitive n'a pas d'emblée cette redoutable intensité. Quelques heures après la blessure, le lendemain, exceptionnellement plus tard, on voit, au voisinage de la plaie et sur toute la portion de membre tuméfiée, la peau devenir rouge et œdémateuse. Par la plaie s'écoule un liquide séro-sanguinolent, puis purulent, parfois sanieux. Tout autour d'elle, la peau est chaude et tendue, sensible à la pression. La douleur, qui n'a pas cessé depuis le moment de la blessure, s'accentue, devient plus aiguë ; le moindre mouvement, la moindre pression l'exagèrent. En même temps, la température s'élève, atteint 38°5, 39° ; le pouls est fréquent, la langue sèche, les urines rares ; bref, apparaissent tous les symptômes d'un phlegmon commençant.

Ce phlegmon peut conduire à des accidents locaux rapidement redoutables. La tuméfaction s'étend, le gonflement remonte, au-dessus de la blessure, jusqu'à la racine du membre ; c'est un véritable phlegmon diffus qui met en péril le membre et la vie. D'autres fois, soit que la plaie, relativement large, ait assuré d'emblée un facile écoulement des liquides septiques, soit qu'on l'ait chirurgicalement agrandie, les accidents sont moins graves; l'infection se localise; c'est un phlegmon circonscrit.

Mais la complication la plus grave et la plus fréquente est l'*hémorragie secondaire*.

Hémorragies secondaires. — Les hémorragies secondaires passent à juste titre pour une des plus redoutables complications des plaies. Elles proviennent soit de *vaisseaux capillaires néoformés*, soit d'*artérioles*, soit de *volumineuses artères*.

Les premières surviennent au cours de l'évolution de plaies septiques, de fractures ouvertes, de moignons d'amputation béants, chez des blessés septicémiques et affaiblis. La plaie est pâle et atone; les bourgeons charnus clairs, vitreux, remplissent les drains de petits cylindres fongueux. Un jour, sans raison apparente, survient dans la plaie un suintement sanguin qui, sans être abondant, met le malade affaibli en danger immédiat. Ce sont des *hémorragies tardives, peu abondantes, répétées*.

Les secondes surviennent au cours de l'évolution de plaies contuses et infectées de l'avant-bras, de la main, de la fesse, du mollet ou du pied. La plaie, largement débridée, a échappé aux grandes complications immédiates. Mais ses parois se sphacèlent et s'éliminent peu à peu, par lambeaux, à mesure que la plaie se déterge. Cette paroi contuse, d'emblée frappée de mort par le projectile, comprend souvent un vaisseau, dont les parois se sphacèlent elles aussi, et qui brusquement, le sixième, le huitième, le dixième jour, s'ouvre à l'extérieur. Tantôt c'est au moment même du pansement qu'on voit survenir l'hémorragie; tantôt c'est en dehors de tout pansement, la nuit, sans cause apparente, que le sang commence à couler. Le blessé se sent mouillé; il appelle; son pansement est complètement traversé, son lit est tout souillé de sang. Vite, on ouvre le pansement, on tamponne la plaie et on attend. On n'attend en général pas longtemps; le lendemain ou les jours suivants, une nouvelle hémorragie se produit; nouveau tamponnement, nouvel arrêt de l'hémorragie. Mais le blessé qui est sorti de la première déjà fort affaibli est, cette fois, très fortement touché. S'il en a une troisième que ne sauraient prévenir l'antipyrine, l'adrénaline, le sérum gélatiné, il est mort. Ces hémorragies, provenant d'artérioles ou de petites artères comme la radiale, la fessière, la péronière, etc., sont *précoces, très abondantes, se répètent coup sur coup.*

Les troisièmes enfin, surviennent très rapidement, dans les premiers jours qui suivent la blessure, à l'occasion de l'ouverture, spontanée ou chirurgicale, d'un phlegmon circonscrit. Ce sont les plus graves. Atteint d'une plaie pénétrante de l'aisselle ou de la racine de la cuisse, avec gonflement moyen, le blessé a été gardé à l'ambulance en observation, ou évacué sans qu'on ait diagnostiqué l'hématome artériel. Des phénomènes phlegmoneux apparaissent et, soit spontanément, soit après ouverture chirurgicale, des caillots putrides s'écoulent par la plaie, puis du sang rouge dont l'abondance peut être d'emblée formidable. Le plus souvent, l'accident se produit en l'absence du chirurgien; brusquement, un blessé jusque-là fiévreux, et dont la plaie mal drainée laissait s'écouler un liquide sanieux abondant, se sent mouillé dans son pansement; effrayé par le sang, il appelle, tombe en syncope; quand on arrive, il baigne dans son sang, pâle, les muqueuses décolorées, les pupilles dilatées. Souvent il meurt en quelques minutes avant toute intervention. D'autres fois, l'accident survient sous les yeux mêmes du chirurgien qui croit ouvrir un phlegmon et qui, la peau incisée, tombe sur des caillots putrides. La plaie détergée, une hémorragie formidable se produit. En général, c'est là une circonstance heureuse, puisque l'opérateur peut, séance tenante, faire l'hémostase définitive. On a vu cependant la mort survenir, presque instantanée, après ouverture par la bouche d'une tuméfaction amygdalienne qu'on avait prise pour un abcès et qui n'était autre qu'un hématome carotidien infecté. Ces hémorragies secondaires, provenant de gros troncs artériels, comme la carotide, la sous-clavière, la fémorale commune, sont *précoces, uniques, très abondantes.*

Ainsi, l'hématome artériel consécutif à une plaie vasculaire par éclat d'obus conduit, soit à des complications primitives très graves, gangrène gazeuse ou phlegmon diffus, soit à des complications secondaires, également très graves, phlegmon circonscrit ou diffus, infection rapide ou lente, avec toujours pour conséquence une grave hémorragie secondaire.

B. — **Il s'agit d'une plaie par balle**. — D'une façon générale, les caractères dominants de la plaie sont l'insignifiance des lésions et leur asepsie pratique.

J'ai montré plus haut qu'en raison de son volume relativement faible, et en l'absence d'infection, l'hématome artériel subit en pareil cas une évolution anatomique qui le conduit peu à peu à la formation d'un *anévrisme artériel* ou *artério-veineux*. J'ai montré comment se constitue peu à peu une paroi anévrismale, isolable et extirpable, limitant une poche plus ou moins large dont le centre est en rapport direct avec la lumière artérielle. C'est un *anévrisme artériel traumatique*. On voit la différence considérable qui existe entre un hématome artériel et un anévrisme artériel. Ouvrez un hématome; il se vide de son contenu, les caillots trop à l'étroit s'en échappent, et les tissus voisins, dont l'écartement a créé une cavité virtuelle, reviennent instantanément sur eux-mêmes en comblant tout l'espace qu'occupaient les caillots. Ouvrez au contraire un anévrisme traumatique ancien; du sang liquide s'en échappe en abondance, et la poche reste béante sans s'affaisser. Voilà deux dispositions anatomiques bien diffférentes. Mais, puisque l'une fait suite à l'autre, peut-on dire au bout de combien de temps un hématome enkysté est devenu un anévrisme artériel? Cela est naturellement variable avec le vaisseau, avec son calibre, avec l'abondance de l'épanchement primitif. L'expérience a montré qu'en général, jusqu'à cinq ou six semaines après la blessure, l'hématome enkysté n'a pas de paroi propre. J'ajoute que des signes cliniques assez nets permettent en général à l'observateur d'établir à quel stade anatomique en est arrivée l'affection.

On voit en effet la tuméfaction diffuse et mal limitée du début se localiser, se limiter peu à peu, en même temps que, dans son ensemble, le membre reprend peu à peu, par la disparition des œdèmes et du gonflement, une forme plus voisine de la normale. Les symptômes fonctionnels du début, douleur et impotence du membre, se sont peu à peu atténués. L'état se stabilise et demeure momentanément stationnaire. On est arrivé au stade d'anévrisme traumatique.

Anévrisme artériel. — L'anévrisme artériel traumatique présente les caractères suivants : Par le trajet connu d'une artère, et en un point qui répond à une plaie ancienne par balle, on voit une *tumeur* de forme ordinairement régulière,

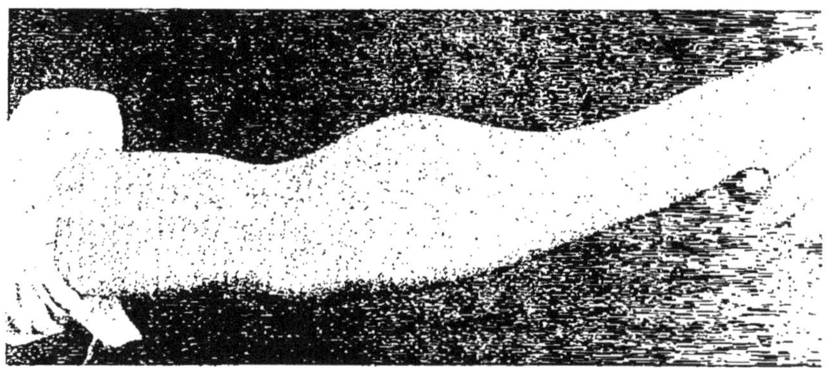

Fig. 36. — Anévrisme artériel de l'artère cubitale gauche consécutif à un coup de feu (Tanton.)

arrondie, ovoïde, de dimensions très variables, allant depuis le volume d'un œuf de pigeon jusqu'au volume du poing (fig. 36). Sa surface est régulière et lisse. Sa consistance varie avec l'ancienneté de la tumeur. Plus la tumeur est récente, plus elle est molle, dépressible, fluctuante; plus elle est ancienne, plus elle devient dure et résistante. Elle est généralement immobilisée; ni transversalement, ni dans le sens de l'axe du membre, la main qui palpe ne lui imprime de mouvements.

En examinant la tumeur au jour frisant, on voit qu'elle est animée de *battements* et d'un *mouvement régulier d'expansion*. La palpation fait percevoir ces mouvements avec une grande netteté et montre que les battements de la tumeur sont isochrones au pouls.

A l'auscultation, on constate qu'il existe un *souffle* synchrone à la systole artérielle. Ce souffle est plus ou moins rude. On admet qu'il est dû, non pas aux vibrations de l'orifice de communication entre l'artère et l'anévrisme, lequel est, en effet, bien ourlé et bien tapissé d'endothélium, mais à la vibration des ondées sanguines successives qui se rencontrent et tourbillonnent dans l'intérieur du sac. Ce souffle est localisé au centre de la tumeur. Il diminue et s'éteint à mesure qu'on éloigne le stéthoscope de ce point.

L'exploration du pouls au-dessous de l'anévrisme fournit des renseignements précieux. Il est plus faible que celui du côté opposé, et surtout il est en retard sur lui. Ce retard de la pulsation artérielle est pathognomonique de l'existence d'un anévrisme artériel.

La compression du bout périphérique de l'artère intéressée augmente l'intensité des battements, de l'expansion et du souffle. La compression du bout central amène l'affaiblissement de la tumeur, la cessation des battements, la disparition du souffle.

A côté de ces symptômes physiques, il existe des symptômes fonctionnels dont l'intensité est extrêmement variable suivant les cas. Tantôt il n'existe pour ainsi dire aucune douleur ni aucune gêne. Le plus souvent, il existe un ensemble de symptômes fonctionnels en rapport avec les lésions des organes voisins. L'hématome péri-artériel, nous l'avons vu, provoque de la douleur par suite de la tension des tissus profonds, et de l'impotence fonctionnelle par suite de la contracture musculaire due à l'infiltration sanguine diffuse. La rétraction de l'hématome et sa limitation atténuent, en général, ou au moins modifient ces troubles. Il est rare qu'elles les fassent disparaître. Au contraire, sous l'influence de la rétraction conjonctive périphérique qui se produit sur le pourtour de la poche, on peut voir tous les organes péri-artériels comprimés par ce tissu de sclérose, entraînés dans son intérieur, fusionnés par lui. Il en résulte *des œdèmes* du membre dus à la compression veineuse, *des névralgies, des paralysies, des atrophies* dues à la compression des nerfs, *des paralysies ischémiques* dues à la sclérose des muscles. Ces troubles fonctionnels, d'intensité variable suivant les cas, entrent pour une bonne part, nous y reviendrons, dans les indications de l'action chirurgicale.

Anévrisme artério-veineux. — L'anévrisme artério-veineux n'atteint pas, en général, les dimensions de l'anévrisme artériel. J'ai dit plus haut l'action de dérivation exercée dans les blessures simultanées d'une artère et d'une veine, par le bout central de la veine sur l'hématome artériel, et insisté sur la limitation plus rapide de l'hématome artério-veineux et sa transformation plus facile en anévrisme artério-veineux à poche isolable.

Lorsqu'il a conservé un volume suffisant, l'anévrisme artério-veineux se présente sous la forme d'une tuméfaction limitée, de consistance molle, et plus ou moins réductible. Cette tumeur est animée de battements isochrones au pouls et présente des mouvements d'expansion. Son symptôme dominant est le *thrill*. On désigne sous ce nom une sorte de frémissement semblable à celui que produit une plaque métallique en vibration. Cette sensation est absolument caractéristique. Quand on l'a perçue une fois, on ne l'oublie jamais.

A l'auscultation de la tumeur, on perçoit un *souffle, souffle continu à renforcement systolique*. Ce renforcement systolique peut être doux et musical; il est parfois éclatant, rappelant le claquement des valvules qu'on perçoit dans les maladies de l'aorte. Il existe en un point un maximum des bruits. Ce point répond à la communication artério-veineuse. Une compression limitée en ce point précis peut faire disparaître tous les symptômes, le thrill, les battements et le souffle. Le thrill se transmet au-dessus et au-dessous de l'anévrisme. Dans un cas d'anévrisme artério-veineux des vaisseaux hypogastriques que j'ai opéré avec Cotte, un thrill formidable était perçu depuis la malléole interne jusqu'à la pointe du cœur. Le souffle systolique se propage également vers la périphérie. A mesure qu'on s'éloigne de l'anévrisme, le souffle continu diminue d'intensité; on n'entend bientôt plus que son renforcement systolique.

Au-dessus et au-dessous de la tumeur, les vaisseaux sanguins présentent les caractères suivants : en amont, le pouls artériel est plein et fort, plus marqué que du côté sain; en aval, il est plus faible, parfois imperceptible. Comme pour l'anévrisme artériel la compression au-dessus exagère tous les symptômes; la compression au-dessous les atténue.

A côté de ces symptômes physiques, il existe des symptômes fonctionnels d'une intensité variable; ces symptômes sont en rapport avec la diminution de pression dans les artères périphériques et l'augmentation de pression dans les veines périphériques et centrales. Ils se traduisent du côté périphérique par des œdèmes et de la cyanose du membre, par des fourmillements, des crampes, des douleurs à forme névralgique, parfois une sensation de froid aux extrémités, du côté central par des palpitations, de l'essoufflement, de la dilatation du cœur droit.

Ainsi, dans un grand nombre de cas, les hématomes artériels consécutifs à une plaie vasculaire par balle conduisent à la formation d'un anévrisme artériel ou artério-veineux.

Accidents. — Dans un petit nombre de cas, cette évolution est troublée par l'apparition d'accidents qui peuvent se grouper sous deux chefs :

1° Accroissement brusque et rapide de l'hématome.

2° Infection de l'hématome.

1. *Accroissement brusque et rapide de l'hématome.* — Cet accroissement se produit en général dans les jours qui suivent la blessure. Le caillot qui avait momentanément oblitéré la plaie artérielle se ramollit ou se déplace, et sous l'influence de la poussée systolique, redevenue vigoureuse chez le blessé remis des accidents initiaux, il se produit une nouvelle infiltration sanguine qui peut acquérir rapidement des proportions énormes. Dans certains cas, l'accroissement brusque est dû à ce qu'un caillot vient oblitérer l'orifice veineux, qui, dans le cas d'hématome artério-veineux, aspirait jusque-là le sang artériel et prévenait l'augmentation de l'hémorragie intersti-

tielle. *Morestin* a signalé un beau cas de ce genre. Il observait un hématome artério-veineux des vaisseaux axillaires avec thrill et souffle continu, mais sans grosse tumeur et sans grands troubles fonctionnels. Un jour, la tuméfaction augmente brusquement, l'ecchymose s'étend, des douleurs apparaissent extrêmement vives en même temps que disparaissent le thrill et le souffle continu. Un caillot avait fermé la veine et supprimé la voie de dérivation sanguine.

Quelle qu'en soit la cause, l'accroissement brusque de l'hématome va déterminer des accidents d'une haute gravité : la gangrène du membre ou le sphacèle de la peau au niveau de la tumeur.

La *gangrène par ischémie du membre* est due à la compression excentrique, à l'écrasement, par le sang épanché, des voies artérielles collatérales. Le *sphacèle de la peau* par compression excentrique se produit quand l'épanchement sanguin, fortement bridé dans la profondeur par des plans anatomiques résistants, se développe surtout vers l'extérieur. Les téguments pâlissent, s'amincissent de plus en plus; une plaque de sphacèle apparaît au sommet de la tumeur. La chute rapide de l'escarre a pour conséquence l'irruption au dehors de l'hématome, à coup sûr son infection.

Sans aller jusqu'à provoquer la gangrène ou la rupture, l'accroissement rapide de l'hématome peut déterminer des accidents de compression redoutables.

La compression des veines a pour conséquence un œdème rapide et considérable du membre qui peut en imposer pour une phlegmatia. La persistance de cet œdème entraîne une impotence fonctionnelle complète et, à la longue, des désorganisations musculaires et nerveuses qui rendent le membre complètement impotent. La compression des nerfs a pour conséquence des paralysies, des anesthésies, des troubles trophiques et vaso-moteurs, des douleurs parfois intolérables. Ainsi apparaissent et s'accentuent des paralysies du médian, du cubital, du sciatique poplité externe, ou des paralysies de tous les nerfs de la racine d'un membre. Enfin, la compression des muscles détermine des troubles ischémiques, pouvant entraîner plus ou moins vite des dégénérescences musculaires et des paralysies ischémiques.

L'infection de l'hématome n'est pas si rare qu'on serait tenté de le croire en raison des caractères insignifiants de la plaie extérieure. L'épanchement de sang fait en effet un' trajet réel du trajet virtuel de la balle ; il remplit ce trajet de caillots éminemment aptes à l'infection ; ces caillots s'insinuent de proche en proche, à travers les aponévroses et les muscles et, par un trajet irrégulier et brisé, arrivent presque au voisinage de la plaie cutanée. A défaut d'une infection primitive laissée par le passage de la balle, une infection secondaire partie de la petite plaie cutanée peut ainsi gagner la profondeur. De là, l'apparition d'une infection profonde, phlegmon circonscrit ou rapidement diffusé, conduisant dans les deux cas à l'hémorragie secondaire.

Si nous jetons maintenant un coup d'œil d'ensemble sur l'évolution anatomo-clinique des hématomes artériels, nous voyons que les hématomes volumineux et rapides conduisent rapidement soit à la gangrène ischémique, soit à la gangrène ischémique et septique du membre blessé ; que les hématomes moyens et lents conduisent, s'ils sont primitivement infectés, comme c'est le cas dans les plaies par éclats d'obus, à l'infection rapide et à l'hémorragie secondaire ; s'ils sont primitivement aseptiques, comme c'est le cas habituel dans les plaies par balle à orifices punctiformes, à la formation lente et régulière d'anévrismes artériels ou artério-veineux, à moins que des complications, comme l'accroissement brusque, la rupture ou l'infection, ne ramènent, au cours de cette évolution favorable, les graves dangers des gros hématomes infectés.

III. — *Plaies vasculaires sans hémorragie.*

Ce n'a pas été une des moindres surprises de cette guerre que la constatation des « plaies sèches des artères » (Fiolle). Tous les chirurgiens de l'avant en ont observé. On en connaît bien maintenant le mécanisme.

Tantôt il s'agit de plaies par balles : la balle a sectionné complètement l'artère ; les deux bouts du vaisseau se rétractent, l'hémostase spontanée est réalisée par le recroquevillement des tuniques internes ; rien ne saigne. D'autres fois la balle atteint à la fois une artère et une veine ; elle passe entre les deux, faisant deux plaies latérales opposées et se ventousant d'emblée. A peine s'écoule-t-il quelques gouttes de sang dans la gaine vasculaire ; l'aspiration veineuse dirige rapidement le sang artériel vers cette voie de moindre résistance. Il ne se produit pas d'hématome.

Tantôt il s'agit de plaies par éclat d'obus ; le projectile atteint une artère au milieu d'un membre, la déchire, mais reste fixé dans la plaie vasculaire qu'il oblitère. La figure 10 représente une plaie de la tibiale postérieure par un éclat d'obus resté fixé dans la paroi artérielle ; la plaie était absolument sèche. D'autres fois, c'est un débris de vêtement, un tronçon d'équipement, un fragment de cuir qui bouche l'orifice vasculaire et provisoirement empêche l'hémorragie. Enfin, dans un grand nombre de cas, c'est la contusion du vaisseau étendue bien au delà des limites de la plaie qui amène une thrombose artérielle rapide ; à 1 ou plusieurs centimètres en amont de la déchirure artérielle, des lambeaux flottants des tuniques interne et moyenne viennent oblitérer la lumière du vaisseau et favoriser la formation rapide d'un caillot. C'est là encore une plaie artérielle sèche. Elle n'est, comme toutes les précédentes, qu'une découverte fortuite au cours du débridement préventif.

Cliniquement, ces plaies artérielles sans hématomes sont souvent méconnues. Rien ne fait penser à une plaie artérielle : il n'y a pas d'hémorragie externe, pas d'hémorragie interne, pas d'hématome. Le seul fait que la plaie cutanée siège sur le trajet d'un gros vaisseau peut retenir l'attention. Mais même avertis par ce fait, nous ne saurions par l'examen clinique le plus approfondi découvrir sûrement la lésion vasculaire. Aussi les plaies sèches des artères ne sont-elles pas souvent diagnostiquées primitivement. Seules les complications auxquelles elles donnent lieu viennent les révéler.

S'agit-il d'une plaie par éclat d'obus? si cette plaie est convenablement traitée par le débridement large, la mise à nu complète du foyer et l'exérèse du trajet, la plaie vasculaire ne saurait passer inaperçue. Le siège même de la plaie cutanée, la direction du trajet dans une région où passent de gros vaisseaux vous obligent à une opération minutieuse et prudente; avant de débrider, vous placez un aide à la racine du membre, prêt à comprimer le tronc artériel principal, puis vous incisez prudemment, disséquez avec soin les lèvres de la plaie et les parois du trajet. Une plaie artérielle ne saurait dans ces conditions vous échapper.

Si l'on s'est contenté d'un petit débridement superficiel, si l'on n'a pas exploré à fond le foyer traumatique, la blessure artérielle passe inaperçue. Qu'en résulte-t-il? La plaie, contuse et infectée, va suppurer; un phlegmon circonscrit éclate, sinon une infection plus grave. Il a bientôt pour conséquence, soit une *hémorragie externe secondaire*, soit un *hématome diffus secondaire*, suivant que le foyer traumatique communique ou non facilement avec l'extérieur. C'est dans les hôpitaux du territoire qu'on assiste en général à cette grave complication. Le blessé est arrivé à l'arrière avec une plaie suppurante et à peine débridée. On ouvre largement le foyer, tout entier tapissé de bourgeons charnus, ou on se contente de le drainer au point déclive. La suppuration semble diminuer quand survient soit d'un coup, soit en plusieurs fois, une hémorragie secondaire qui peut entraîner la mort.

S'agit-il d'une plaie par balle? la plaie vasculaire est presque sûrement méconnue. On n'a pas de raison apparente d'intervenir à l'avant, on évacue le blessé, et ce n'est que plus tard, souvent par hasard, qu'on reconnaîtra la blessure vasculaire. Ce sera parfois une découverte opératoire; j'en ai cité des cas. Ce sera plus souvent une découverte clinique, généralement fortuite, quelquefois amenée par l'apparition de symptômes fonctionnels légers en rapport avec un petit anévrisme artériel ou avec une varice anévrismale.

La *varice anévrismale* ou *phlébartérie*, type le plus simple des anévrismes artério-veineux, est caractérisée, nous l'avons vu, par l'anastomose d'une artère et d'une veine, avec dilatation plus ou moins considérable du bout central de la veine. Cliniquement, la phlébartérie est, en général, une découverte fortuite. C'est en passant par hasard la main sur le cou d'un blessé qu'on perçoit un thrill auquel rien ne faisait songer. Le thrill est en effet le symptôme essentiel, capital, caractéristique de la phlébartérie, avec le souffle continu à renforcement systolique des anévrismes artério-veineux. Sauf la tumeur, la phlébartérie est un anévrisme artério-veineux. Je ne reviens pas sur ce que j'en ai dit plus haut.

En résumé : les plaies sèches des artères conduisent, en cas de plaies par éclats d'obus, à l'hémorragie secondaire précoce ou tardive ; en cas de plaies par balle, exceptionnellement à la guérison spontanée, plus souvent à la formation d'un petit anévrisme artériel ou d'une phlébartérie.

INDICATIONS THÉRAPEUTIQUES ET TRAITEMENT

I. — *Hémorragie interne.*

Arrêter l'hémorragie interne persistante, prévenir la reprise d'une hémorragie momentanément arrêtée et combattre l'anémie, voilà quel doit être le traitement.

Je n'insisterai pas ici sur sa réalisation pratique. Le traitement des hémorragies thoraciques et abdominales constitue l'un des points les plus intéressants du traitement des plaies du thorax et de l'abdomen et comporterait des développements qui ne peuvent trouver place ici. Qu'il me suffise de dire que l'hémorragie péritonéale constitue l'une des indications les plus impérieuses de la laparotomie immédiate; l'hémorragie pleurale au contraire, en l'absence d'un diagnostic précis du vaisseau blessé, n'indique qu'exceptionnellement la thoracotomie exploratrice. Si l'hémorragie pleurale est d'origine pariétale, elle est évidemment justiciable de l'hémostase chirurgicale directe. Si elle est d'origine hilaire, elle peut théoriquement bénéficier de l'intervention chirurgicale, mais reste pratiquement presque toujours au-dessus des ressources de la thérapeutique.

II. — *Hématome artériel.*

1. Hématome volumineux à développement rapide. — Mettre le blessé à l'abri de la gangrène ischémique menaçante et de la gangrène à la fois ischémique et septique presque certaine, telle doit être la thérapeutique.

Pour prévenir la gangrène ischémique, il faut évacuer l'hématome dont la pression excentrique oblitère les voies collatérales, et, par l'hémostase définitive de la plaie artérielle, en empêcher le retour; pour prévenir la gangrène à la fois ischémique et septique, il faut ouvrir largement la plaie, en mettre à nu toutes les anfractuosités, en enlever tous les caillots si infectables, le projectile et les débris de vêtements si infectants, transformer la plaie borgne et contuse en une plaie étalée et nette. La même opération remplit ces deux objectifs. En voici les différents temps :

1. *Hémostase préventive.* — L'expérience a montré que l'ouverture large d'un volumineux hématome ne doit être entreprise qu'après qu'on s'est assuré d'une hémostase provisoire aussi parfaite que possible pour la durée de l'opération. On a dit qu'on pouvait se passer de toute hémostase préventive, et, de fait, il n'est pas impossible d'ouvrir un volumineux hématome, de l'évacuer rapidement des caillots qu'il renferme et, la plaie vasculaire découverte, de saisir l'artère et de la lier. Gardez-vous de le tenter. Vous pouvez être d'emblée débordé par l'hémorragie; la poche est à peine ouverte que le sang bouillonne en abondance au fond de la plaie; vous ne voyez plus rien; vous êtes réduits à placer au hasard une pince, qui peut déchirer le vaisseau et augmenter l'hémorragie, ou saisir avec le vaisseau blessé un nerf important, dont

la ligature peut entraîner les pires accidents. On ne se figure pas ce qu'est, sans hémostase préventive, l'ouverture d'un volumineux hématome carotidien, sous-clavier, axillaire. J'ai le souvenir d'un blessé atteint d'un gros hématome artériel de la base du cou qui fut opéré par un de mes maîtres, sans hémostase préventive. A peine la poche fut-elle ouverte qu'une hémorragie formidable nous inonda de la tête aux pieds ; la main dans la plaie, je pince le tronc carotidien ; l'hémorragie ne s'arrête pas, et le blessé meurt sur la table en moins de deux minutes. La vertébrale était coupée derrière la carotide commune. Il n'y a pour moi aucun doute : l'hémostase préventive est le premier temps indispensable de l'opération.

Le moyen le plus simple de la réaliser est d'enrouler sur le membre, en amont de la blessure, un *lien élastique* comme le tube d'Esmarch. Ce procédé n'est pas applicable aux hématomes du cou, ni à ceux de la racine des membres. Je lui reproche en outre d'être dangereux. Pour peu, en effet, que son application se prolonge, le tube d'Esmarch provoque sur les artérioles et les veinules, qui vont avoir à assurer la circulation collatérale, une paralysie vaso-motrice qui va constituer un gros obstacle au rétablissement de la circulation. J'en dirai autant, et bien plus, du procédé de Momburg, procédé barbare qui consiste à appliquer un lien élastique fortement serré autour de la taille, entre les fausses côtes et le bassin, afin de suspendre la circulation dans la moitié inférieure du corps.

La *compression digitale* du vaisseau en amont de la tumeur est beaucoup plus simple, beaucoup moins dangereuse et tout aussi efficace. Elle ne peut malheureusement s'appliquer qu'aux hématomes de la continuité des membres. Ceux de la base du cou ou de la racine des membres n'en sont pas justiciables.

Pour ces derniers, il faut mettre le vaisseau à nu par une incision appropriée, et en faire provisoirement l'hémostase directe. S'agit-il d'un hématome carotidien, il faut chercher le tronc vasculaire à la base du cou ; s'agit-il d'un hématome axillaire, mettez à nu la sous-clavière dans sa troisième portion ; s'agit-il d'un hématome de la racine de la cuisse, allez droit à l'iliaque externe. Le vaisseau mis à nu, inutile de le lier au catgut; vous vous exposeriez à sectionner ainsi la tunique interne, voire la tunique moyenne, et quand, l'opération finie, vous enlèverez votre fil, il se sera fait là une thrombose artérielle fort préjudiciable au rétablissement de la circulation. Il suffit en général, je l'ai constaté bien des fois, de soulever l'artère sur un gros catgut qui l'oblitère en la coudant. Ce procédé a un autre avantage que son innocuité; si, une fois l'hématome ouvert, on a quelque peine à découvrir la blessure artérielle, il suffit de relâcher un instant la suspension du vaisseau pour la rendre évidente. J'ai opéré ainsi avec succès sur la carotide primitive, sur la sous-clavière, sur l'iliaque externe.

2. *Mise à nu de la blessure vasculaire.* — L'hémostase préventive une fois assurée, il faut mettre à nu l'hématome. Un point sur lequel je veux immédiatement attirer l'attention, c'est la nécessité, avant d'ouvrir l'hématome, de le mettre largement à nu, en se donnant un très large jour. S'il s'agit d'un vaisseau de la continuité d'un membre, incisez longuement d'un bout à l'autre de la tuméfaction; s'il s'agit d'un vaisseau de la racine d'un membre ou de la base du cou, il n'est pas d'incision longitudinale suffisante; il faut tracer un lambeau cutanéo-musculaire, ou même ostéo-cutanéo-musculaire. Je montrerai plus loin que la section des pectoraux peut seule mettre l'aisselle bien à nu; que l'ablation temporaire des 2/3 internes de la clavicule permet seule un accès facile sur les vaisseaux sous-claviers ou axillaires supérieurs. Je le répète à dessein, une voie d'accès très large est indispensable à la bonne conduite de l'opération.

L'hématome ainsi exposé, on l'ouvre d'un coup, largement. Pendant qu'un aide, avec deux forts écarteurs, en maintient les parois écartées, on enlève rapidement à la compresse tous les caillots qui le remplissent, et on tasse une ou deux compresses dans la plaie. Grâce à l'hémostase préventive, on n'a pas à redouter de grave hémorragie; souvent les compresses s'imbibent à peine; on peut en retirer une, puis l'autre, et examiner à loisir le champ de la plaie vasculaire. Il n'en est pas ordinairement ainsi. Malgré l'hémostase préalable, du sang continue à venir du fond de la plaie, imbibe les compresses et s'écoule au dehors. Ce sang provient soit d'une plaie veineuse concomitante, soit du tronc artériel lui-même, dans le cas, fréquent d'ailleurs, où une branche collatérale importante s'ouvre dans le segment artériel blessé au-dessous de la ligature, soit enfin d'un autre tronc artériel ou d'une collatérale situés plus profondément. J'ai vu maints exemples de ces plaies artérielles multiples.

Quelle que soit la source de l'hémorragie persistante, il faut la découvrir. Une compresse à la main, on comprime dans l'angle supérieur de la plaie le bout supérieur du vaisseau ; puis on découvre peu à peu l'artère et ses branches en faisant glisser la compresse vers le bas et en mettant peu à peu complètement à nu tout le territoire de l'hématome. On découvre ainsi la plaie artérielle principale ; si elle saigne, c'est qu'une collatérale s'ouvre à son voisinage ; il suffit de soulever le vaisseau, si sa continuité n'est pas interrompue, pour voir cette collatérale se tendre comme une corde et pour pouvoir la pincer ; ou bien c'est le bout inférieur qui saigne ; rien de plus facile que de le pincer. Si la plaie artérielle est étanche, le sang vient d'une veine voisine ; sa couleur, la façon dont il s'écoule indique sa provenance. Il peut enfin provenir d'un tronc plus profond ou d'une collatérale qu'il n'est pas toujours facile de trouver. J'ai parlé plus haut de ces hématomes en bissac dus à la blessure concomitante de la fémorale superficielle et de la fémorale profonde, et dont *P. Duval et Mauclaire* ont rapporté des exemples. La découverte du vaisseau profond à travers le goulot qui sépare les deux poches peut être très difficile ; il faut agrandir ce détroit, étaler la poche profonde comme la poche superficielle et y chercher le vaisseau blessé : opération toujours minutieuse et délicate, souvent extrêmement difficile.

3. *Hémostase définitive.* — Lorsqu'on a sous les yeux, bien exposée, une blessure d'un gros tronc vasculaire, on peut en

faire l'hémostase par la ligature ou la forcipressure d'une part, la suture d'autre part.

La *forcipressure* est un procédé d'exception, qui ne sera utilisé bien entendu qu'en cas de nécessité absolue, lorsqu'il est absolument impossible de faire autrement. Cette éventualité est fort rare quand l'opération est précoce. Elle peut se présenter, lorsqu'il s'agit d'une artère très profonde, comme la fessière par exemple, blessée à la sortie d'un défilé osseux au niveau duquel la ligature artérielle est quasi impossible. Une forcipressure de quarante-huit heures assure en pareil cas l'hémostase définitive.

La *ligature* se fait après pincement des deux bouts du vaisseau s'il s'agit d'une section complète; après pincement au-dessus et au-dessous de la plaie artérielle et section entre ces pinces du pont vasculaire qui reste, s'il s'agit d'une section incomplète.

La ligature dans la plaie est une opération simple, facile et sûre. Est-elle aussi sans dangers?

J'ai dit à propos du traitement des plaies larges que la ligature d'un gros tronc artériel ne présente par elle-même que des dangers insignifiants pour la vitalité du membre. Il n'en est plus de même lorsqu'elle est faite pour hématome diffus.

A lire les statistiques antérieures à cette guerre, il ne semble pas que la gangrène soit fréquente après l'incision des hématomes suivie de double ligature dans la plaie. Sur 157 observations qu'ils ont réunies en 1911, *Monod et Vanverts* n'avaient trouvé que 10 cas de gangrène, soit 6,3 p. 100. A consulter en particulier chaque chirurgien qui depuis la guerre a eu, sur le front, l'occasion de traiter quelques gros hématomes diffus, on se fait une autre opinion de la haute gravité de ces lésions. Je parle bien entendu des gros hématomes portant sur des artères dangereuses : partie inférieure de l'axillaire, iliaque externe ou fémorale commune, tiers inférieur de la poplitée. J'ai vu pour ma part 2 cas de gangrène de la main et de l'avant-bras après incision d'hématomes axillaires sur 5 cas que j'ai opérés; 2 cas de gangrène sur 9 après incision de volumineux hématomes de la racine de la cuisse, 2 cas de gangrène sur 5 après incision de volumineux hématomes poplités.

Comment s'étonner de cette haute gravité quand on songe à l'intensité et à l'étendue des lésions de contusion produites par les éclats d'obus, à la multiplicité des rameaux vasculaires, artères et veines, simultanément atteints, à la complexité des lésions nerveuses concomitantes, enfin à l'importance parfois énorme de l'hématome diffus qui trouve dans la cavité traumatique un terrain tout préparé à sa rapide extension? Fortement comprimées par un épanchement sanguin très tendu, les voies collatérales échappées au projectile ne vont-elles pas subir une paralysie vaso-motrice, telle que, même l'hématome vidé, elles seront incapables d'assurer le rétablissement de la circulation? On ne connaît guère dans les hôpitaux du territoire ces rapides et volumineux hématomes diffus. De tels blessés n'arrivent pas à l'intérieur ou y arrivent guéris.

Ainsi la double ligature dans la plaie après évacuation d'un volumineux hématome diffus est une opération qui, en ce qui concerne les artères dangereuses, est suivie, dans près d'un tiers des cas, de nécrobiose partielle ou totale du segment de membre sous-jacent.

Il y aurait, dans ces conditions, grand intérêt à savoir à l'avance si la circulation collatérale a des chances de se rétablir normalement ou non. Car ce n'est pas d'après des statistiques que le chirurgien qui vient d'ouvrir un hématome de l'aisselle peut légitimement choisir entre la double ligature, simple, facile et sûre, et un essai de suture vasculaire, complexe, difficile, et peut-être moins sûre. Ne peut-on dans chaque cas particulier prévoir ce que sera la circulation du membre après ligature du tronc blessé? On peut au moins le tenter.

Si, après qu'on a depuis quelques instants supprimé par l'hémostase provisoire le cours du sang dans le tronc artériel, on ne constate pas à l'extrémité du membre les signes d'un arrêt circulatoire complet, si le membre ne devient pas livide et glacé, on peut espérer voir la circulation se rétablir. On peut préciser cette donnée trop vague en faisant faire une petite incision à l'extrémité d'un orteil ou d'un doigt, ou même en faisant, comme l'a proposé *Quénu*, mettre à nu une petite artériole terminale, ou même une artère comme la pédieuse par exemple. Si, en pinçant la veine collatérale, on voit son bout inférieur se gonfler rapidement malgré le pincement des deux bouts de l'artère blessée, on peut aussi en conclure que du sang continue à irriguer le membre et à remonter dans les veines. Si enfin on voit, au moment où on va pincer le bout inférieur du vaisseau blessé, du sang s'échapper par ce bout inférieur, comme cela se voit si bien au niveau de la carotide externe par exemple, on peut être tranquille : la circulation collatérale est prête et suffisante. Si cette triple recherche est négative, le résultat de la ligature est désormais impossible à prévoir.

La *suture vasculaire* apparaît alors comme une précieuse ressource. J'ai fait à propos du traitement des plaies larges des artères un parallèle entre la ligature simple, sûre et sans danger, et la suture aussi sûre, également sans danger, mais plus complexe et d'une efficacité incertaine. La bénignité de la ligature nous l'a fait considérer comme l'opération de choix dans ces cas.

La gravité plus grande de la ligature dans le cas d'hématome volumineux récent étend certainement, dans ces cas, les indications de la suture artérielle. Malheureusement, pour être suturées avec chances de succès, j'entends de succès complet comportant le maintien de la perméabilité artérielle, les plaies vasculaires plus ou moins contuses que nous avons sous les yeux doivent être largement avivées. Cet avivement complique l'exécution de la suture ; d'une plaie latérale il fait, sinon une section totale, du moins une plaie tellement étendue que la suture latérale ne lui est plus applicable ; de même il peut faire d'une plaie totale, plus ou moins frangée, une perte de substance de plusieurs centimètres. C'est la suture circulaire qui se trouvera ainsi le plus souvent indiquée. Il n'y a pas lieu de s'étonner dans ces conditions que le nombre des sutures vasculaires pratiquées *primitivement*, dans les formations de l'avant, soit extrêmement réduit. *Monod et Vanverts* ne connaissaient, en 1911, que 9 cas d'hématomes artériels diffus, consécutifs à des plaies par armes à feux et traités par l'incision et la suture artérielle. De ces 9 cas, 3 seulement répondent aux volumineux hématomes primitifs que nous étudions. Depuis la guerre, *Sébileau* a rapporté le cas d'une suture de la poplitée qui n'empêcha pas l'amputation du membre. *Couteaud* a vu une artère dont une plaie latérale avait été suturée sans succès. Par contre, *Pauchet*, *Lemaitre* ont suturé deux fois avec succès la fémorale blessée. *Soubbotitch* a fait 13 sutures artérielles dont 8 latérales, avec 5 succès et 3 échecs, et 5 circulaires avec 5 succès. Pour ma part, j'ai fait avant la guerre quatre sutures de l'artère fémorale pour hématome diffus, consécutif deux fois à une plaie par instrument tranchant, une fois à une plaie par balle de revolver, une fois à une plaie par un pétard. J'étais donc préparé à la suture vasculaire quand se sont présentées à moi les plaies vasculaires de la pratique de guerre. J'en ai plusieurs fois entrepris la suture. L'étendue des lésions vasculaires, l'intensité de la contusion pariétale m'ont toujours obligé d'y renoncer. Néanmoins je suis convaincu qu'il faut persévérer dans ce sens. De beaux succès ont été obtenus dans le traitement des anévrismes. On doit en obtenir du même genre, quoique plus difficilement, dans le traitement des hématomes diffus. Avant de se décider pour la ligature définitive, je recommande donc de tenter, dans les cas dans lesquels il y a lieu de redouter la gangrène, la suture latérale artérielle si elle est possible, la suture circulaire si elle est nécessaire. Il sera temps si elle apparaît impossible de faire la ligature.

Quant à la suture veineuse, elle est parfaitement inutile. Je ne conseillerai à personne de suturer une veine fémorale, axillaire ou même jugulaire, la ligature de ces troncs étant sans danger.

4. *Traitement général de la plaie.* — Lorsque l'hémostase est définitivement assurée, il reste à transformer la plaie contuse, broyée qu'on a sous les yeux, en une plaie nette, sèche et apte à la réparation spontanée. J'ai dit plus haut comment il convient de le faire. Je n'y reviens pas ici.

2. Hématome moyen ou petit, à développement peu rapide. — A. — *Il s'agit d'une plaie par éclat d'obus :* Le danger d'une grande infection immédiate comme la gangrène gazeuse ou le phlegmon diffus, le danger d'une infection phlegmoneuse plus lente, mais conduisant presque à coup sûr à l'hémorragie secondaire, indiquent l'intervention primitive, immédiate. Le traitement de la plaie vasculaire n'est, ici encore, qu'un cas particulier du traitement des plaies de guerre par éclat d'obus. Toute plaie par éclat d'obus doit être primitivement opérée ; elle doit l'être, à plus forte raison, si elle se complique d'une blessure d'un vaisseau. Il peut cependant arriver que, par suite de ses faibles dimensions et de la lenteur de son développement, ou par suite d'un examen trop rapide ou incomplet, un hématome artériel soit méconnu à l'arrivée du blessé, celui-ci à peine débridé, pansé et évacué sans plus. La plaie vasculaire ne manifestera sa présence que quelques jours plus tard, par un accroissement brusque de la tuméfaction, plus souvent par une hémorragie secondaire. Ainsi, le problème thérapeutique se pose ici dans deux conditions différentes :

1. *On est en présence d'un hématome moyen, récent et diagnostiqué.*

2. *On est en présence d'une plaie phlegmoneuse avec hématome diffus secondaire ou hémorragie secondaire.*

Dans le premier cas, la conduite du chirurgien est exactement celle que je viens de décrire. Le volume de la tuméfaction ne fait rien à l'affaire. Il faut opérer le moyen ou le petit hématome avec les mêmes précautions et avec la même technique que le gros : hémostase préventive, large mise à nu de l'hématome, incision et traitement de la plaie vasculaire suivant les règles établies plus haut. Je ferai observer que, moins l'hématome est volumineux, moins les phénomènes de compression sont menaçants, moins, par conséquent, la circulation collatérale est compromise, et moins la double ligature est dangereuse.

Dans le deuxième cas, la conduite du chirurgien est souvent

difficile. Le problème le plus délicat est soulevé par la question des hémorragies secondaires.

Traitement des hémorragies secondaires. — J'avais l'intention de ne pas m'arrêter au traitement des hémorragies secondaires. Elles n'existeraient pas, en effet, si on faisait toujours, et comme il convient, le traitement prophylactique de l'infection des plaies de guerre; elles n'existent plus dans les formations du front où on applique d'emblée à toutes les plaies par gros projectile le traitement chirurgical large dont j'ai maintes fois parlé; elles n'existent plus dans les formations de l'arrière dans lesquelles on complète tout de suite, le cas échéant, l'action chirurgicale imparfaitement ou insuffisamment conduite sur le front. On a beaucoup parlé des hémorragies secondaires au début de la guerre; personne n'en parle plus aujourd'hui. Chacun sait que l'hémorragie secondaire est la signature d'un traitement insuffisant; c'est un vivant reproche au chirurgien traitant.

Il existe cependant encore des hémorragies secondaires, et il faut bien les traiter. Je l'ai dit plus haut : ce sont ou bien, cas exceptionnel, des hémorragies en nappe survenant sur des plaies atones chez des septicémiques; ou bien, cas de beaucoup le plus fréquent, des hémorragies survenant chez des blessés porteurs de plaies infectées, au niveau d'artères de petit et de moyen calibre dont la blessure est passée inaperçue, ou bien enfin, des hémorragies secondaires survenant par suite de l'infection d'hématomes artériels non diagnostiqués ou non primitivement traités. A ces hémorragies de diverses origines, je rattacherai les hémorragies secondaires survenant à la suite de l'*ulcération secondaire* de gros troncs artériels; cette ulcération secondaire peut résulter du frottement répété du vaisseau contre un corps étranger, projectile ou esquille, arrêté à son contact. *Grégoire* en a signalé des cas. Elle peut encore résulter du contact prolongé d'un vaisseau avec un drain de caoutchouc rigide; elle peut enfin se produire à la suite de la dénudation étendue d'un vaisseau, surtout lorsque ce vaisseau est exposé à des contacts particulièrement septiques, comme dans les plaies du cou ou de l'angle de la mâchoire en communication avec la cavité bucco-pharyngée.

Les *hémorragies capillaires* des plaies atones et des septicémiques sont justiciables de l'exérèse complète des bourgeons charnus, du curettage minutieux et complet de la plaie. C'est ici encore la forme idéale de la désinfection. Ce n'est pas, en effet, en saupoudrant les bourgeons charnus avec les topiques les plus variés, ce n'est pas en épuisant la série des médicaments hémostatiques qu'on arrêtera ces hémorragies. Il faut curetter toute l'étendue de la plaie et, pour cela, en étaler toute la surface par une ou plusieurs incisions si cela est nécessaire, aller partout jusqu'aux tissus franchement reconnaissables, aponévroses, muscles ou os. Quand tous les bourgeons pathologiques et infectés seront enlevés, l'hémorragie s'arrêtera d'elle-même. Le traitement post-opératoire comprend, à l'exclusion des antiseptiques chimiques, l'emploi des agents physiques, lumière et chaleur, héliothérapie et air chaud.

Les *hémorragies secondaires d'origine artérielle*, de beaucoup les plus fréquentes, sont justiciables d'un traitement chirurgical immédiat. D'après ce que nous savons de leur origine, il y a le plus grand danger à s'arrêter à des moyens timides et imparfaits comme la compression dans la plaie. La compression dans la plaie est inefficace et dangereuse. Elle est inefficace, car à chaque suppression du tamponnement l'hémorragie se reproduit ; souvent même elle réapparaît malgré le tamponnement ; elle est dangereuse, car l'obturation complète d'une plaie septique par un tamponnement serré y exalte l'infection, compromet la vitalité de ses parois et expose finalement à une grave et rapide extension de l'infection.

Le seul traitement est le traitement opératoire immédiat.

Le premier temps de l'opération comporte l'ouverture large du foyer traumatique ; le deuxième temps, l'isolement du vaisseau qui saigne et la ligature définitive au-dessus et au-dessous de la lésion vasculaire.

Cette opération en tissus infectés présente des difficultés considérables. Tout d'abord il n'est pas toujours possible d'étaler largement la plaie; les parois du foyer traumatique, rendues rigides par l'infiltration et l'œdème, ne s'affaissent pas; la plaie reste profonde, anfractueuse, surtout s'il existe des plans osseux voisins : région trochantérienne, creux poplité, région fessière. On est forcé d'opérer au fond d'une cavité rigide dans laquelle il est difficile de voir. De plus, cette cavité est tapissée de bourgeons charnus, de fongosités recouvrant une couche de tissus lardacés et durs dans laquelle est précisément perdue l'artère blessée. Vous voyez au fond de la plaie le point qui saigne; vous tentez d'y placer une pince; les mors déchirent les tissus et ne prennent pas; on n'arrive qu'à grand'peine et non toujours à placer une pince qui enfin arrête l'hémorragie. Remplacer cette pince par un fil est aussi très difficile; on ne peut pédiculiser l'extrémité de la pince, ou le fil coupe, et tout est sans cesse à recommencer. Aussi est-on bien souvent obligé de laisser une ou plusieurs pinces à demeure. La forcipressure à demeure conserve ici une de ses plus précieuses indications.

Devant ces difficultés, on a songé à remplacer la ligature dans la plaie par la *ligature à distance*. Puisqu'il est si difficile de trouver et d'obturer la source même de l'hémorragie, ne convient-il pas de lier le tronc artériel au-dessus de la plaie, en tissus sains où les repères anatomiques le font découvrir à coup sûr? Théoriquement la ligature à distance est très inférieure à la ligature dans la plaie. Elle peut être inutile, elle peut être inefficace, elle peut être dangereuse : inutile quand elle s'adresse par exemple à l'axillaire sous la clavicule pour une hémorragie de l'aisselle dont la source est une plaie de la scapulaire inférieure, qui continue de saigner; inefficace, quand il existe entre le point du vaisseau blessé et le point où on la place une collatérale qui ramène le sang dans la plaie: dangereuse enfin, quand elle n'arrête l'hémorragie qu'en supprimant les collatérales qui seules rétablissaient la circulation dans le membre. Malgré ces inconvénients très certains, la ligature à distance reste l'ultime ressource dans les cas difficiles.

Où et comment faut-il la faire? Faut-il faire une première

incision à distance de la plaie, y chercher le tronc artériel et y placer une ligature provisoire, ou faut-il simplement agrandir la plaie par en haut jusqu'à ce qu'on arrive, en tissus sains, à reconnaître le vaisseau? Je pense que c'est là une question d'espèces.

Si la plaie peut être facilement agrandie vers le haut jusqu'à ce qu'on trouve l'artère, il faut l'agrandir directement, sans nouvelle incision, et, l'artère une fois reconnue, la lier le plus près possible de l'endroit qui saigne. C'est le cas, en général, pour les plaies du mollet, de l'avant-bras ou du bras. Mais si la plaie est d'un accès difficile, si les parois en sont rigides, si surtout, comme c'est le cas pour la poplitée par exemple ou la fessière, le vaisseau change de direction au-dessus de la plaie, il vaut mieux aller d'emblée faire à distance une ligature provisoire en tissus sains. Ainsi, on se trouvera bien de la ligature de la carotide externe dans les hémorragies de certaines plaies du cou, de la face, des cavités bucco-pharyngées; de même de la ligature de la fémorale à l'anneau des adducteurs dans certaines plaies du creux poplité; de même encore de la ligature de l'hypogastrique dans certaines plaies profondes de la fesse. Mais cette ligature à distance ne doit être que le premier temps de l'opération; le deuxième temps, indispensable, consiste dans l'ouverture large de la plaie, exécutée maintenant à l'abri de toute hémorragie, le curettage de ses parois, et, autant qu'il est possible, la mise à nu de la blessure vasculaire, l'isolement du vaisseau et sa double ligature dans la plaie.

B. — *Il s'agit d'un plaie par balle* : Le trajet est insignifiant et pratiquement aseptique. Faut-il opérer primitivement, dès qu'on voit le blessé et qu'on diagnostique l'hématome, ou faut-il attendre longtemps, patiemment, en surveillant le blessé, pour laisser se constituer l'anévrisme?

De bons chirurgiens se déclarent pour l'opération tardive : ses avantages, disent-ils, sont nombreux : à mesure que l'hématome vieillit et se rétracte, il diminue de volume et l'anévrisme artériel ou artério-veineux auquel il aboutit a des dimensions beaucoup moindres que l'hématome primitif; il sera donc plus facilement accessible; de plus, à mesure que la cicatrisation s'achève, la plaie s'assainit et surtout la circulation collatérale se prépare, s'installe, arrivant finalement à la constitution d'un réseau de suppléance qui rendra la suppression du tronc principal complètement inoffensive.

D'autres, au contraire, sont pour l'opération primitive; ses avantages sont les suivants : seule elle met à coup sûr à l'abri des accidents qui peuvent survenir pendant l'évolution de la blessure : accroissement brusque ou infection de l'hématome; contrairement à ce qu'on pourrait croire, elle est beaucoup moins difficile que l'opération tardive; contrairement encore à ce qu'on pourrait croire, elle est moins dangereuse pour la circulation du membre, car elle lie le vaisseau blessé juste au-dessus et au-dessous de la blessure, et ne supprime aucune collatérale, tandis que l'opération tardive entraîne, avec l'extirpation de l'anévrisme, la suppression d'un segment vasculaire dans lequel il peut y avoir une ou plusieurs collatérales importantes; enfin, l'opération immédiate, en évacuant l'hématome, en prévenant la formation du tissu fibreux péri-hématique qui aboutit en dernière analyse à la formation d'un sac anévrismal, constitue le meilleur traitement prophylactique des compressions veineuses et surtout des lésions nerveuses secondaires qui compromettent tant, comme on le sait, le pronostic opératoire des anévrismes constitués.

Je suis convaincu, pour ma part, qu'il faut opérer primitivement, aussitôt qu'on les voit, les petits hématomes comme les gros. Ce n'est plus ici, comme lorsqu'il s'agissait d'hématomes volumineux ou infectés, pour prévenir la gangrène ischémique, la gangrène septique, ou les infections hématiques et les hémorragies secondaires, c'est pour se prémunir d'emblée contre tous accidents *possibles*, et surtout c'est parce qu'il est plus facile, plus sûr et moins dangereux d'opérer tout de suite un petit hématome artériel que plus tard un anévrisme artériel ou artério-veineux.

Pratiquement le problème thérapeutique se présente de la façon suivante :

1. *Opération primitive.* — A l'ambulance, à l'hôpital d'évacuation ou dans telle formation sanitaire de l'avant qu'on voudra, arrive un blessé atteint d'une plaie perforante d'un membre par balle. L'orifice d'entrée et l'orifice de sortie sont dans une situation respective telle que le trajet de la balle rencontre presque à coup sûr la ligne des gros vaisseaux du membre. L'examen du blessé montre qu'il existe un hématome artériel de dimensions moyennes ou petites. Faut-il, malgré l'insignifiance et l'asepsie des plaies, malgré l'absence de toute menace de gangrène, aller d'emblée, par une incision spéciale, mettre à nu les vaisseaux et traiter directement la blessure vasculaire? Oui, sans aucun doute.

L'opération est entièrement superposable à celle que j'ai décrite plus haut. Assurer l'hémostase préventive par la compression digitale au-dessus de la blessure ou par la mise à nu du tronc artériel et sa ligature provisoire, mettre à nu l'hématome par une incision appropriée, l'ouvrir largement et mettre à nu les vaisseaux blessés, voilà les premiers temps de l'opération. Découvrir soigneusement la blessure vasculaire et en faire l'hémostase définitive complètent l'opération. En ce qui concerne particulièrement les plaies par balles que nous avons en vue pour le moment, je dirai que la ligature présente ici son minimum de risques. En effet, la lésion artérielle est en général nette, peu contuse, et ne provoque qu'une thrombose peu étendue dans le bout supérieur du vaisseau : peu de chances, par conséquent, d'oblitération intra-vasculaire des branches collatérales; de plus, l'hématome est peu important et les voies collatérales à peine comprimées; grandes chances par conséquent d'un rétablissement complet de la circulation; enfin la plaie est aseptique; on pourra la fermer; peu de chances, par conséquent, de gonflement inflammatoire secondaire susceptible de gêner le rétablissement de la circulation.

On s'efforcera néanmoins, en utilisant les artifices que j'ai décrits plus haut, de prévoir quel serait le résultat de la ligature et, si finalement on a quelque présomption de la possibilité d'une nécrose sous-jacente, on tentera une suture latérale ou circulaire du vaisseau blessé.

Une suture de la peau avec un petit drainage au point déclive terminera l'opération.

2. *Opération secondaire.* — Ce n'est plus un blessé frais, dont la blessure date de quelques heures ou d'un jour ou deux, en présence duquel on se trouve. C'est un homme dont la blessure vasculaire a été méconnue ou dont l'hématome ne s'est produit que lentement, progressivement, qui se présente à vous, dans un hôpital **du** territoire, deux ou trois semaines ou plus après sa blessure. Les plaies sont cicatrisées, mais il existe sur le trajet de la balle une tuméfaction plus ou moins volumineuse, présentant tous les signes d'un hématome artériel. Je répète à dessein l'expression : hématome artériel, car rien n'est plus faux que de parler déjà d'anévrisme. La poche sanguine que vous avez sous les yeux n'a aucune paroi propre ; il n'y a rien à extirper dans cette soi-disant tumeur ; la thérapeutique des anévrismes constitués ne lui est pas applicable. L'hématome que vous avez sous les yeux est entièrement justiciable de l'opération que nous venons de décrire : incision de la poche suivie d'hémostase directe dans la plaie.

Ici encore le premier temps comporte, après l'établissement de l'hémostase préventive, l'ouverture large de la poche par une incision appropriée et la mise à nu du vaisseau blessé. J'attire toutefois l'attention sur quelques particularités notables. La poche ici ne renferme que très peu de sang liquide ; elle est remplie de caillots noirâtres analogues à du raisiné, qu'il faut enlever soigneusement à la compresse, presque à la curette. Les caillots enlevés, il n'y a plus de poche ; il n'y a qu'une cavité virtuelle, un interstice musculaire dont les parois se rapprochent l'une de l'autre et au fond duquel se trouve le vaisseau blessé. Il est parfois difficile de le découvrir sur le fond noirâtre des tissus voisins depuis longtemps imbibés par la matière colorante du sang. On finira cependant par découvrir une petite plage blanc bleuâtre, limitée, tranchant bien sur la couleur noire des tissus voisins. C'est de l'endothélium artériel. On reconnaît vite ainsi la plaie du vaisseau ; on isole l'artère, on la lie ou on la suture, et l'opération est terminée. En général, on la découvrira plus vite encore parce que le bout inférieur ramenant le sang des collatérales continue de saigner ; le relâchement momentané du fil de suspension placé au-dessus accentuerait, s'il le fallait, cette hémorragie indicatrice.

Ainsi donc, en présence d'un hématome artériel consécutif à une plaie par balle, on doit intervenir par l'incision de l'hématome et l'hémostase directe de la plaie vasculaire. Cette opération doit être faite aussitôt qu'on a diagnostiqué l'hématome : à l'ambulance chirurgicale, le lendemain de la blessure ou le jour même, si on le voit primitivement ; à l'hôpital du territoire, deux, trois, quatre ou cinq semaines après, si on ne le reconnaît qu'à ce moment.

Pendant combien de temps l'hématome artériel peut-il être abordé par l'incision directe ? En d'autres termes, pendant combien de temps reste-t-il privé d'une paroi propre, rigide, extirpable, qui, si on ne l'enlève, forme une cavité béante, dans laquelle les collatérales voisines continuent de saigner ? Je l'ai dit plus haut, cela varie avec le vaisseau, avec son calibre, avec l'importance de l'épanchement primitif. En règle générale on peut admettre que, pendant les six premières semaines, l'hématome n'a pas de paroi propre et reste justiciable de l'incision directe. Passé ce temps et plus on s'éloigne du moment de la blessure, plus on a de chances de trouver une poche anévrismale bien constituée, qui n'est plus justiciable de la simple incision.

N'allez pas croire d'ailleurs que, si importante qu'elle soit, la notion de temps soit à elle seule capable d'orienter la thérapeutique. L'examen clinique est là pour faire distinguer l'hématome artériel de l'anévrisme traumatique. J'ai montré plus haut que, tandis que l'hématome est diffus, sans limite précise et sans individualité, l'anévrisme traumatique, artériel ou artério-veineux, est une tumeur limitée, bien individualisée et dont les caractères cliniques sont d'une saisissante netteté. J'exposerai dans un instant les indications thérapeutiques auxquelles donnent lieu ces reliquats des blessures vasculaires méconnues ou volontairement non opérées, les anévrismes artériels et artério-veineux.

III. — *Plaies des artères sans hémorragie.*

Il reste peu de chose à dire du traitement des plaies sèches
des artères. Si l'agent vulnérant est un éclat de gros projectile,
la plaie artérielle sera une découverte opératoire fortuite, faite
par le chirurgien d'ambulance qui, le premier, aura vu le
blessé. Personne, à l'heure actuelle, ne met en doute la nécessité du traitement opératoire immédiat des plaies par éclats
d'obus ; le débridement préventif est devenu la règle dans les
formations sanitaires du front. Si donc un éclat d'obus a blessé
la fémorale, la tibiale postérieure ou l'humérale dont il a
instantanément oblitéré la plaie, la blessure vasculaire sera
découverte au cours du débridement préventif. Le débridement
préventif, tel qu'il doit être fait, est en effet une opération
complète, qui doit exposer entièrement le foyer traumatique,
aller jusqu'au projectile, mettre à nu tous les diverticules de la
plaie dont aucune portion ne doit rester inexplorée. La plaie
vasculaire ne peut, dans ces conditions, passer inaperçue. Au
moment où le chirurgien enlève un caillot, un débris de vêtement ou le projectile, brusquement un jet de sang jaillit du
fond de la plaie et dénonce la blessure artérielle. Le diagnostic
de la blessure vasculaire est le premier temps du traitement.
Tandis qu'un aide réalise l'hémostase préventive par la compression au-dessus, le chirurgien tamponne la plaie, puis
l'explore et met à nu la lésion vasculaire, qu'il traite suivant
les règles énoncées plus haut. Si la compression au-dessus de
la plaie n'est pas possible, ici comme toujours le chirurgien
commencera, tandis qu'un aide tamponne fortement la plaie,
par mettre à nu le tronc artériel au-dessus et par l'oblitérer
en le soulevant sur un fil. Ce n'est qu'après avoir ainsi assuré
l'hémostase préventive qu'il enlèvera le tamponnement provisoire et ira à la recherche de la blessure vasculaire. Tout ce
que j'ai dit à propos du traitement des hématomes est applicable ici.

Si au contraire l'agent vulnérant est une balle, ou un de ces
petits éclats minuscules dont l'orifice d'entrée est absolument

punctiforme et le trajet vraiment insignifiant, la blessure vasculaire, à défaut d'hématome, passera presque forcément inaperçue au premier examen. On voit bien que la plaie siège au voisinage du trajet d'un gros tronc vasculaire, mais, en l'absence de toute hémorragie externe, interne ou interstitielle, comment diagnostiquer la blessure vasculaire?

Il est une circonstance dans laquelle ce diagnostic précoce pourra être fait. C'est le cas dans lequel la veine satellite blessée en même temps que l'artère a d'emblée ventousé l'orifice artériel et constitué une phlébartérie primitive. Le thrill caractéristique pourra être fortuitement perçu par la main qui palpe la région blessée; le diagnostic de la plaie vasculaire est alors évident. Mais il faut bien dire que c'est là une circonstance exceptionnelle et le thrill peut être méconnu à un premier examen. Un chirurgien attentif peut en examinant un blessé faire remarquer à ses assistants, comme fit un jour *Broca*, l'heureux hasard grâce auquel les vaisseaux qui sont évidemment sur le trajet de la balle n'ont pas été atteints; puis au bout de quelques jours le thrill apparaît, caractéristique de la double lésion vasculaire.

Aussi dans l'immense majorité des cas les plaies sèches des artères par balles ou éclats d'obus minuscules ne sont-elles pas diagnostiquées dans les formations de l'avant, ni même dans les hôpitaux de l'arrière. Ce n'est que plus tard qu'apparaissent quelques petits troubles fonctionnels en rapport avec un petit anévrisme artériel ou une varice anévrismale. C'est du dépôt de son régiment où le blessé guéri a été envoyé, qu'on l'adresse un beau jour au chirurgien pour quelques troubles fonctionnels vagues et imprécis. C'est même souvent fortuitement qu'est découverte la phlébartérie, chez un blessé examiné pour autre chose et qui ne se doute nullement de sa lésion vasculaire. C'est donc surtout par leurs conséquences éloignées que ces plaies des artères intéressent le chirurgien.

J'ai exposé le traitement à l'ambulance des gros hématomes primitifs et des hématomes petits et moyens; j'ai exposé les différents problèmes thérapeutiques qui peuvent se poser au cours de l'évolution des blessures vasculaires méconnues ou non traitées, et en particulier le traitement des hémorragies secondaires. Il me reste à exposer le traitement des conséquences éloignées des blessures vasculaires, méconnues ou non primitivement traitées, le traitement des anévrismes traumatiques.

J'étudierai successivement les anévrismes artériels et les anévrismes artério-veineux.

I. — ANÉVRISMES ARTÉRIELS

1. *Indications thérapeutiques.* — L'évolution habituelle des anévrismes artériels est régulièrement progressive. Les troubles circulatoires et nerveux qu'ils déterminent vont en s'accentuant. De nombreux accidents viennent, au cours de cette lente évolution, mettre brusquement en péril le membre et la vie.

On a signalé pourtant quelques cas de guérison spontanée. La circulation se ralentit peu à peu dans la poche, des caillots fibrineux se déposent en nappes concentriques sur ses parois, ne laissant au centre qu'une lumière étroite qui finit elle même par s'oblitérer. De l'anévrisme, il ne reste qu'une petite tumeur fibreuse, sans expansion, sans battements, sans souffle. Depuis la guerre, *Pozzi, Routier, Walther* ont montré à la Société de Chirurgie des anévrismes artériels en voie de guérison. Toutefois cette terminaison favorable ne saurait être considérée que comme une heureuse exception.

En général les symptômes s'accentuent progressivement. Ce sont surtout les troubles nerveux qui acquièrent une intensité croissante. La compression progressive et répétée des nerfs adjacents à la poche ou englobés par sa paroi, détermine des névrites qui se traduisent par l'apparition ou l'exacerbation de douleurs très vives, avec phénomènes de paralysie et d'anesthésie, avec troubles trophiques. Le membre atteint devient de plus en plus un organe inutilisable et douloureux.

Cette lente évolution peut être précipitée par l'apparition d'accidents graves, malheureusement fréquents.

Ces accidents répondent essentiellement à la *rupture* et à l'*inflammation* du sac.

La *rupture du sac*, consécutive à son amincissement progressif en rapport avec un accroissement régulier, se fait sous l'action d'un choc minime, d'un effort, sans raison apparente. Elle a lieu à l'extérieur, dans une cavité séreuse voisine, séreuse articulaire, plèvre ou péritoine, ou dans le tissu cellulaire péri-artériel. Elle a pour conséquence soit une grave hémorragie externe, soit une hémorragie interne, soit un hématome diffus secondaire. Dans les deux premiers cas, la mort est rapide. Dans le troisième, surviennent brusquement tous les accidents que nous avons signalés à propos des volumineux hématomes diffus. Le plus rapide est la gangrène ischémique du membre par compression brusque de tous les vaisseaux sanguins.

L'inflammation du sac est facilitée par la compression des tissus qui le séparent du dehors. Sous l'influence de cette compression, la peau et le tissu cellulaire, troublés dans leur vitalité, sont la proie de la moindre infection apportée par la plus minime excoriation cutanée. L'infection sous-cutanée se propage à l'anévrisme ; les caillots se putréfient, la paroi anévrismale se ramollit. On assiste au développement d'un phlegmon circonscrit ou diffus dont la brusque ouverture entraînera une hémorragie externe formidable.

Enfin, sans rupture et sans infection du sac, de graves accidents peuvent survenir, en rapport avec des embolies parties de la poche anévrismale, projetées dans l'artère efférente, et venant provoquer, dans le territoire du vaisseau oblitéré, une gangrène, généralement sèche, dont l'étendue est uniquement en rapport avec le volume du tronc oblitéré.

Aussi la gravité du pronostic des anévrismes artériels commande-t-elle une thérapeutique active. Nous allons voir les modes de traitement susceptibles d'être utilisés contre eux et les indications de chacun d'eux.

2. *Modes de traitement.* — Avec *Quénu et Muret* on peut ramener, à l'heure actuelle, le traitement des anévrismes artériels à trois grandes méthodes :

Une première méthode dans laquelle on s'attache à favoriser l'oblitération spontanée du sac par la coagulation de son contenu ;

Une deuxième méthode dans laquelle on s'attache à supprimer d'un coup l'anévrisme ;

Une troisième méthode dans laquelle on s'efforce de supprimer l'anévrisme sans supprimer sa paroi.

Première méthode. — La première méthode comprend l'ensemble des procédés qui, depuis l'acupuncture et l'ignipuncture, jusqu'à la compression indirecte et la ligature de l'artère au-dessus ou au-dessous du sac, agissent directement ou indirectement sur l'anévrisme pour y provoquer la coagulation du sang. .

A. *Compression.* — Je ne ferai que mentionner la *compression indirecte* de l'artère au-dessus de l'anévrisme. Elle se fait soit à l'aide d'un garrot, soit à l'aide d'un sac de plomb, de préférence à l'aide de la main. Depuis vingt ans, les cas dans lesquels on a recours à ce moyen sont de plus en plus rares. Sur 410 cas d'anévrismes étudiés en 1911 par *Monod et Vanverts*, la compression ne fut employée que 19 fois, soit dans 4,6 p. 100 des cas. Outre qu'elle expose à des accidents (embolies et gangrène), elle n'est que rarement efficace. D'après *Monod et Vanverts*, dans plus de moitié des cas, elle n'a nullement influencé la marche de l'anévrisme.

B. *Ligature.* — La *ligature de l'artère* en amont de la tumeur a pour but de ralentir la circulation dans l'anévrisme, de favoriser par conséquent la formation des caillots et de préparer ainsi la guérison spontanée. Qu'elle soit faite immédiatement au-dessus de l'anévrisme (*méthode d'Anel*) ou à distance de lui, au lieu d'élection de la ligature de l'artère intéressée (*méthode de Hunter*), la ligature en amont de l'anévrisme est une opération simple et facile; c'est là son seul avantage.

Ses inconvénients sont nombreux. Elle peut être complètement inutile, dans le cas d'anévrisme développé sur une branche secondaire au voisinage du tronc principal et qu'on a pris pour un anévrisme de ce tronc. Elle est très souvent inefficace, parce que des collatérales branchées entre la ligature et le pôle supérieur de l'anévrisme y ramènent le sang de la circulation collatérale, si bien que le but poursuivi n'est nullement atteint. Il va sans dire que cela se produit plus fréquemment après la ligature de Hunter qu'après la ligature d'Anel. Même si elle arrive à ralentir la circulation dans le sac, même si elle obtient la coagulation du sang et arrête la progression de la tumeur, la ligature en amont n'influence que bien peu les troubles fonctionnels que produit l'anévrisme, particulièrement les troubles nerveux, douleurs et paralysies, anesthésies et troubles trophiques, lesquels ne peuvent disparaître qu'avec la poche fibreuse qui comprime et altère les troncs nerveux. Il n'y a donc pas lieu de s'étonner que le pourcentage des échecs soit élevé. D'après une statistique basée sur 138 cas d'anévrismes artériels traités par la ligature en amont, *Monod et Vanverts* donnent le chiffre de 12 p. 100 d'échecs. Ce chiffre est vraisemblablement inférieur au pourcentage réel.

Mais la ligature en amont n'est pas seulement inefficace; elle est souvent dangereuse. Je ne parle pas de la *mortalité opératoire* qui, si l'opération est conduite anatomiquement et aseptiquement, doit être bien minime. Les 7 p. 100 de morts relevés par *Monod et Vanverts* sont une proportion très élevée et qui tient à l'ancienneté de beaucoup des cas recueillis. Je veux parler uniquement de la *gangrène du membre*, qui est relativement fréquente après la ligature, bien plus fréquente en tous cas qu'après l'extirpation de la tumeur. Cela tient à ce que la ligature en amont peut non seulement supprimer la circulation dans l'anévrisme, mais aussi dans un certain nombre de collatérales, branchées entre la ligature et la poche, collatérales d'autant plus nombreuses qu'on fait la ligature plus haut. Cela tient aussi à ce qu'on laisse en place la tumeur, qui, après la ligature, reste un agent possible de compression pour les voies collatérales. Cela tient enfin à la fréquence relative des embolies, parties des caillots sacculaires et projetées par le sang qui vient d'une collatérale. dans le bout inférieur de l'artère. Toutes ces causes de gangrène sont indépendantes de la bonne conduite et de l'asepsie de l'opération. Rien d'étonnant à ce que la proportion des cas de gangrène après ligature ne se soit pas beaucoup modifiée depuis vingt ans. *Delbet* trouvait en 1895 cette proportion égale à 8,25 p. 100. *Monod et Vanverts* en 1910 la trouvent égale à 6,5 p. 100.

Je ne dirai rien de la ligature en aval, tout près du pôle inférieur de la poche (*méthode de Brasdor*) ou à distance de lui (*méthode de Wardrop*). Ce sont des pis-aller, des moyens de nécessité, employés dans certains anévrismes de la base du cou, pour lesquels la ligature en amont apparaît impossible et l'extirpation infiniment aléatoire et dangereuse.

Deuxième méthode. — La deuxième méthode, qui consiste dans l'extirpation de l'anévrisme, est la plus généralement employée en France et en Europe.

Le premier temps de l'opération consistant à mettre à nu le tronc artériel immédiatement au-dessus de la tumeur, il est inutile de faire l'hémostase préventive. On fait au niveau de la tumeur une longue incision longitudinale, complétée, le cas échéant, par une ou plusieurs incisions transversales, libérant s'il le faut un lambeau cutané, cutanéo-musculaire ou ostéo-cutané. La tumeur mise à découvert, on se dirige immédiatement vers son pôle supérieur, qu'on dissèque, qu'on isole autant que possible des parties voisines, jusqu'à ce qu'on aperçoive le tronc artériel afférent. Si l'artère est située dans la paroi antérieure de l'anévrisme, on la découvre facilement et très vite; sa mise à découvert est plus difficile et plus longue si elle siège dans la paroi postérieure ou dans une paroi latérale de la poche. L'artère mise à nu, on la saisit entre les mors d'une pince élastique. On se dirige ensuite vers le pôle inférieur de la tumeur, qu'on isole, et au voisinage duquel on s'efforce de découvrir l'artère efférente. Même isolement du vaisseau, même hémostase provisoire au clamp élastique.

On commence alors la dissection de la moitié supérieure de la poche en allant de haut en bas et en la séparant du tronc artériel. Chemin faisant, on rencontre des collatérales qui sortent du tronc principal et viennent s'accoler à la poche dans laquelle souvent elles s'ouvrent. On les lie à leur origine. La moitié supérieure libérée, on fait la même chose pour l'autre moitié, en commençant par le pôle inférieur et en remontant. Chemin faisant on sépare minutieusement la surface externe du sac des troncs nerveux qui la longent, y adhèrent, ou même sont intimement fusionnés avec elle. Il faut parfois véritablement les sculpter dans la coque fibreuse qui les a englobés. A la fin, on a dans la main une tumeur bien isolée et qui ne tient plus dans la profondeur que par un pédicule étroit, situé juste au point où l'artère principale s'ouvre dans l'anévrisme. Ce pédicule peut être très étroit ; il peut mesurer au contraire plusieurs centimètres de largeur. Quelquefois son isolement est extrêmement difficile ; on se résoudra alors à ouvrir la poche pour la disséquer comme un sac herniaire adhérent, un ou plusieurs doigts étant introduits dans son intérieur. La tumeur complètement libérée, il n'y a plus qu'à l'exciser au ras de son insertion à l'artère. Cette excision peut comporter la résection d'un segment artériel d'un ou plusieurs centimètres.

On est maintenant en présence d'une perte de substance latérale ou circulaire de l'artère. On n'a plus qu'à mettre un fil définitif sur le bout supérieur, un autre sur le bout inférieur du vaisseau. Telle est l'extirpation de l'anévrisme suivie de ligature des deux bouts artériels (fig. 37 et 38).

On peut aussi tenter la réparation du vaisseau par une suture latérale, une suture circulaire, ou une transplantation veineuse. Un petit surjet, complété, s'il y a lieu, par quelques points de supplément ferme en quelques minutes une perte de substance latérale. Un triple surjet, après pose des trois fils d'appui de Carrel, permet de réparer en dix ou douze minutes une perte de substance circulaire du vaisseau. Enfin, la transplantation entre les deux bouts de l'artère trop éloignés pour être suturés circulairement, d'un segment pris au tronc veineux voisin, permet une bonne réparation plastique de la brèche artérielle.

Entre ces deux techniques, laquelle choisir?

L'extirpation suivie de double ligature est une méthode qui peut être considérée comme bénigne. A moins de complications septiques évitables, la mortalité en est à peu près nulle. En rassemblant les faits publiés de 1887 à 1895, *Delbet* avait trouvé 86 cas sans une seule mort. Sur 205 cas publiés de 1895 à 1911 et rassemblés par *Monod et Vanverts*, il y eut 7 cas de mort, soit 3 p. 100.

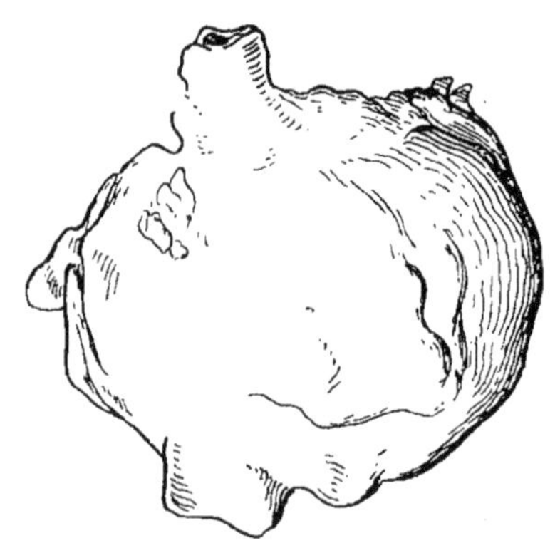

Fig. 37. — Anévrisme artériel de l'humérale extirpé. (Pièce du Pr Jacob. (Musée du Val-de-Grâce.)

Elle est aussi très efficace. Suivant l'expression de *Delbet*, l'extirpation de l'anévrisme est une véritable *cure radicale*. Le blessé est par elle définitivement débarrassé de son anévrisme et de tous les troubles que sa présence entraînait.

Cette opération présente malheureusement un point faible : c'est la possibilité de la *gangrène*. Sur les 205 cas d'extirpation d'anévrisme rassemblés par *Monod et Vanverts*, il y eut 9 cas de gangrène du membre, soit 4 p. 100. Sur 93 cas d'anévrismes artériels des membres traités par l'extirpation et la double ligature, et dont j'ai trouvé la relation dans les publications françaises ou étrangères parues depuis la guerre, il y eut 9 cas de gangrène, soit environ 10 p. 100. Ces 9 cas de gangrène ont suivi deux fois l'extirpation d'anévrismes axillaires, quatre fois l'extirpation d'anévrismes de la fémorale

commune, trois fois l'extirpation d'anévrismes poplités. D'après
ces observations, qui concernent exclusivement des anévrismes
par plaies de guerre, la gangrène se produirait dans 11 p. 100
des cas après extirpation des anévrismes axillaires, dans près
de 30 p. 100 après extirpation des anévrismes fémoraux, dans
13 p. 100 après extirpation
des anévrismes poplités.

En faut-il conclure que,
pour l'axillaire, la fémorale, la poplitée, en somme
pour toutes les artères dangereuses, il faut s'efforcer
à tout prix de rétablir la
perméabilité du vaisseau?
Ce serait pour tous les cas
qui doivent guérir sans
gangrène une complication
inutile. Ce qu'il faudrait,
c'est pouvoir dire à l'avance
si la gangrène est probable
ou non, dans le cas particulier qu'on opère. Le
peut-on?

L'examen pré-opératoire
nous a déjà donné d'utiles
renseignements. L'exis-
tence d'artères dures, non
élastiques, chez un soldat
ou un officier âgé constitue
un élément de pronostic

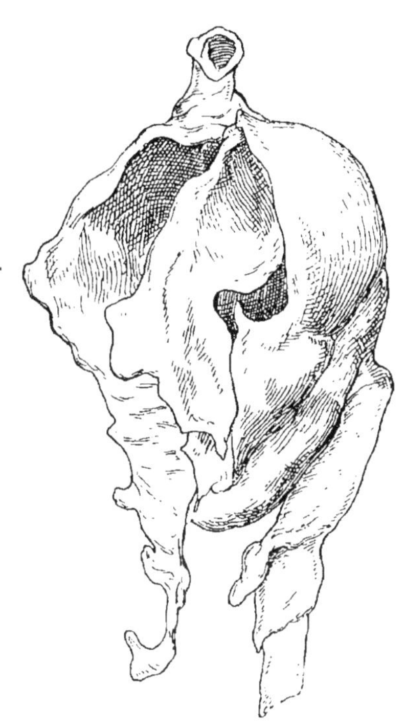

Fig. 38. — Anévrisme artériel de la
cubitale extirpé au moment de
sa rupture. (Pièce du Pr Jacob.
Musée du Val-de-Grâce.)

défavorable. La constatation d'une circulation intense dans
l'anévrisme, de mouvements d'expansion très marqués, d'un
souffle rude et fort, indique que l'artère principale continue
à servir comme grande voie circulatoire et que par conséquent les voies collatérales doivent être peu développées; de
même, si le pouls périphérique est perçu aussi fort que de l'autre
côté, on peut en conclure que c'est surtout l'artère principale

qui sert à la vascularisation du membre et que la circulation collatérale n'est pas très développée. Mais combien toutes ces données sont vagues et imprécises! On a cherché de plus grandes précisions. *Korotkof* a proposé de comprimer le vaisseau en amont et en aval de la tumeur, c'est-à-dire de réaliser les conditions de la future ligature et d'étudier à ce moment, à l'aide d'un manomètre, les variations de la pression sanguine à l'extrémité du membre. Si dans ces conditions la pression périphérique tombe au voisinage de 0, la gangrène est à craindre; si la pression ne varie pas, il n'y a pas à la redouter. L'expérience a montré que ce procédé n'est pas d'une application commode; il est souvent fort difficile de réaliser au-dessus de la tumeur une compression qui équivaille à la ligature du vaisseau. Tout cela reste plus théorique que pratique.

Je rappellerai ce que j'ai déjà dit à propos des hématomes artériels. Si la circulation collatérale est suffisante, l'extrémité du membre ne subit de par l'hémostase provisoire au-dessus de la tumeur que peu de modifications; il devient pâle et froid dans le cas contraire. La compression de la veine collatérale amène un gonflement de son bout périphérique, si le sang continue de circuler dans le membre; enfin un suintement de sang ou une hémorragie se faisant par le bout inférieur, un instant privé de son clamp, prouve que la circulation collatérale est préparée. Dans les cas particulièrement douteux, on pourrait faire à l'extrémité d'un doigt une petite incision exploratrice qui montrerait si la circulation s'y fait. Grâce à cet ensemble de moyens, on pourra avoir de fortes présomptions sur l'existence ou non d'une circulation collatérale suffisante et sur la probabilité de la gangrène post-opératoire.

Je ne voudrais pas cependant omettre de dire que l'existence d'une circulation collatérale suffisante pour prévenir la gangrène, peut ne pas être suffisante pour assurer un bon fonctionnement du membre. On sait que la quantité de sang nécessaire à l'entretien de la vie dans les tissus et organes est très inférieure à la quantité nécessaire au fonctionnement actif de ces organes, des muscles en particulier. Si bien que des voies

collatérales suffisantes pour entretenir la vie seront insuffi-
santes pour permettre un fonctionnement actif du membre.
C'est là qu'il faut chercher sans doute la raison des impotences
définitives, parfois complètes, qui suivent l'extirpation de certains anévrismes. C'est là pour certains une raison de plus de
redouter, même si la gangrène n'est pas probable, la double
ligature après extirpation du sac.

Ainsi donc, dans un certain nombre de cas, qu'il est malheureusement impossible de déterminer d'avance à coup sûr, la
ligature des deux bouts de l'artère après extirpation de l'anévrisme peut être suivie de gangrène du membre, ou au moins
d'un appauvrissement de la circulation de ce membre tel que
son fonctionnement est définitivement compromis. On doit
donc s'efforcer en principe de prévenir ces accidents, chaque
fois qu'on le peut, en rétablissant la perméabilité du vaisseau
par une suture latérale, par une suture circulaire ou même
par une transplantation veineuse.

Monod et Vanverts ne connaissaient en 1911 que 2 cas de
suture circulaire et 2 cas de transplantation veineuse après
extirpation d'anévrisme artériel. Le nombre de ces opérations
s'est notablement accru depuis la guerre. *Soubbotitch* a rapporté 13 cas d'artérioraphies faites personnellement pour
anévrismes artériels, comprenant 8 sutures latérales avec
4 succès, 3 échecs dont 1 suivi de mort et 1 résultat inconnu,
et 5 sutures circulaires avec 5 succès. Cet auteur rapporte
18 autres cas d'artérioraphies pour anévrismes traumatiques
par projectiles de guerre, dont 10 artérioraphies latérales et
8 artérioraphies circulaires, avec 4 gangrènes consécutives.
Bonin a rapporté récemment 12 cas d'artérioraphies pour anévrismes artériels ou artério-veineux, avec 11 succès et 1 cas
de mort (suture circulaire de la carotide interne). Ces 11 opérations comportaient 1 suture latérale et 10 sutures circulaires
dont 6 avec transplantation veineuse. Tous ces résultats sont
intéressants. Encore que, par suite de certaines difficultés
d'exécution, la suture vasculaire n'assure pas d'une façon
absolue la perméabilité du vaisseau suturé, elle doit être considérée, dans tous les cas douteux, comme la méthode idéale,

qu'on devra toujours essayer avant de se résoudre à la double ligature définitive.

Troisième méthode. — La troisième méthode ou méthode américaine *(Matas)* consiste à ouvrir le sac, à l'examiner par sa face interne pour se comporter d'une manière différente suivant les dispositions anatomiques qu'on a sous les yeux.

Si l'ouverture large du sac montre qu'il n'existe qu'*un seul* orifice artériel, conduisant à la fois dans le bout central et dans le bout périphérique du vaisseau, si en d'autres termes l'anévrisme est un anévrisme sacciforme, appendu, pour ainsi dire, à un orifice artériel latéral, on ferme cet orifice en adossant ses deux parois par un ou plusieurs plans de suture. On a ainsi séparé l'artère de la poche, en respectant la continuité du vaisseau. Quelques points de suture en capiton ferment la poche. On a réalisé une opération idéale. C'est l'*anévrismoraphie restaurative*, ou pour parler français, l'*anévrismoraphie réparatrice*.

Si l'ouverture large du sac montre qu'il existe plusieurs orifices, en particulier deux gros orifices, qui sont l'abouchement du bout afférent et du bout efférent de l'artère, si, en d'autres termes, l'anévrisme est une sorte d'anévrisme fusiforme, sorte de poche dilatée remplaçant un segment artériel, on peut faire deux choses : ou bien fermer chacun des orifices par une suture, comme on a fermé l'orifice unique dans l'opération précédente : cette opération aboutit naturellement à l'oblitération complète du vaisseau; *Matas* l'appelle *anévrismoraphie oblitérative*; ou bien suturer la paroi interne de sac autour de deux sondes introduites l'une dans le bout central, l'autre dans le bout périphérique du vaisseau, et qu'on enlève au moment de mettre les derniers points; cette opération aboutit à la formation d'un canal anévrismatique étroit, unissant le bout central au bout périphérique du vaisseau. *Matas* l'appelle *anévrismoraphie reconstructive*.

Les avantages de la méthode américaine sont surtout sa simplicité et sa facilité d'exécution. D'une façon générale, l'incision large de l'anévrisme permet d'emblée, mieux qu'une

longue et difficile dissection extérieure, de se rendre compte
des rapports de l'anévrisme avec le vaisseau.

Si, l'anévrisme une fois ouvert, on se décide à faire une anévrismoraphie oblitérante, ce qui est le procédé de beaucoup le
plus employé jusqu'alors, on ne voit pas bien les avantages de
cette méthode sur l'extirpation suivie de double ligature.
J'ajoute qu'on lui voit un certain nombre d'inconvénients
résultant de la persistance du sac anévrismal; la qualité de
la guérison obtenue est évidemment moins bonne qu'après
l'extirpation.

Si, l'anévrisme ouvert, on se décide pour l'anévrismoraphie
réparatrice, la seule qui soit à envisager dans le traitement
des anévrismes traumatiques, on entreprend véritablement
une opération conservatrice, qui a tous les avantages de la
réparation complète du vaisseau sans présenter les difficultés
d'une suture vasculaire après extirpation du sac. J'ajouterai
cependant, pour l'avoir entrepris une fois, que l'anévrismoraphie réparatrice n'est pas toujours facile; les tissus à suturer
sont friables, durs, et le passage correct des fils y peut être
très difficile. Malgré cela l'opération n'en reste pas moins fort
séduisante. En 1911, elle avait été faite neuf fois avec succès
complet pour des anévrismes poplités. (*Quénu et Muret*).

En résumé : Des trois grandes méthodes qui s'offrent à nous
pour le traitement des anévrismes artériels traumatiques, la
méthode actuellement classique est encore l'extirpation avec
double ligature du vaisseau. Le rétablissement de la continuité
de l'artère par une suture latérale, une suture circulaire avec
ou sans transplantation véineuse, constitue l'opération idéale
qu'il faut dès aujourd'hui considérer, non comme une virtuosité
sportive, mais comme un idéal parfaitement, j'allais dire facilement réalisable, et qu'on devra toujours entreprendre s'il
s'agit d'une artère dangereuse et si on a le moindre doute
sur la possibilité de la gangrène. Malgré les attraits de l'anévrismoraphie réparatrice, la méthode de *Matas* reste une
opération intermédiaire, qui vaut mieux peut-être que l'extirpation avec double ligature, mais qui, parce qu'elle laisse dans

les tissus un sac fibreux et parfois enflammé, vaut certainement moins que l'extirpation du sac suivie de réparation intégrale du vaisseau.

II. — ANÉVRISMES ARTÉRIO-VEINEUX.

1. *Indications thérapeutiques.* — Les anévrismes artério-veineux ont une évolution beaucoup plus insidieuse et plus lente que les anévrismes artériels. De longs mois, des années peuvent s'écouler sans apporter de changement notable à la tumeur. Parfois même, mais cela est exceptionnel, elle diminue; le thrill, l'expansion, le souffle disparaissent, la guérison survient spontanément. *Pozzi, Routier* ont, depuis la guerre, présenté à la Société de chirurgie des blessés chez qui, six mois auparavant, ils avaient constaté l'existence d'un anévrisme artério-veineux du cou et chez qui, sous la seule influence du repos, la tumeur avec tous ses caractères, expansion, thrill, souffle, avait complètement disparu.

De tels faits n'en sont pas moins très exceptionnels. Habituellement la tumeur persiste, apportant à la longue des perturbations plus ou moins importantes dans la circulation du membre, et surtout dans le fonctionnement du cœur. Les troubles de la circulation du membre se traduisent par une dilatation plus ou moins marquée des veines sous-jacentes, par des œdèmes, de la cyanose, des douleurs. Les douleurs et l'œdème deviennent parfois suffisamment marqués pour en imposer pour le diagnostic de phlébite. Elles s'accompagnent souvent de troubles nerveux plus ou moins intenses, hypoesthésie, avec engourdissement et parésie du membre. Exceptionnellement ces troubles acquièrent une intensité telle que le fonctionnement du membre est fortement compromis. Mais ce sont surtout les troubles cardiaques qu'il ne faut pas méconnaître et qu'il faut bien attribuer à leur vraie cause. Le retour brusque et rapide dans le cœur droit du sang projeté de l'axillaire ou de la fémorale dans le bout central de la veine satellite ne se fait pas sans apporter des perturbations considérables dans le fonctionnement du cœur droit. C'est là un point sur lequel on n'insiste pas assez. Je le considère comme une des grandes indications du traitement chirurgical de la lésion. Dans le cas d'anévrisme artério-veineux des vaisseaux hypogastriques, que j'ai opéré récemment avec *Cotte*, il existait des troubles cardiaques extrêmement marqués : palpitations, essoufflement, tachycardie douloureuse.

Cette évolution est rarement troublée par des complications. La rupture et l'infection du sac sont tout à fait exceptionnelles. On ne les voit que quand, par suite d'une oblitération fortuite de l'orifice veineux, l'anévrisme artério-veineux s'est transformé en anévrisme artériel.

L'absence de complications graves et de symptômes menaçants fait qu'il existe des anévrismes artério-veineux auxquels il vaut mieux ne pas toucher. Ce sont ceux qui, ne déterminant que des troubles circulatoires minimes et des troubles cardiaques insignifiants, se trouvent siéger dans des régions difficiles à aborder et dans lesquelles l'opération comporte des risques non en rapport avec les manifestations cliniques : anévrismes de la base du cou, anévrismes abdominaux ou pelviens. Mais, si les troubles circulatoires sont importants, si surtout les troubles cardiaques sont accentués, l'indication est formelle d'un traitement chirurgical immédiat.

2. *Traitement*. — Etant donné que les seuls symptômes graves, circulatoires et cardiaques, sont dus au passage direct du sang artériel dans le bout périphérique et dans le bout central de la veine, le but à atteindre, dans le traitement de tout anévrisme artério-veineux, c'est la séparation complète et définitive des deux courants sanguins, la suppression de l'anastomose vasculaire.

Cette anastomose est parfois directe (varice anévrismale); elle est parfois indirecte (anévrisme variqueux). En réalité, cette distinction est plus apparente que réelle. La simple varice anévrismale n'a pas de sac, c'est vrai; mais le bout péripbérique et le bout central de la veine sont parfois si distendus qu'ils forment, au voisinage de l'anastomose, une véritable poche. De plus, l'inflammation lente que produit sur les tissus voisins la répétition des battements a fusionné à la paroi externe des vaisseaux dilatés tous les tissus voisins, comme autour du sac d'un anévrisme variqueux. Les deux vaisseaux eux-mêmes, dont l'anastomose est parfois minime, ne mesurant que 2 ou 3 millimètres de diamètre, sont extérieurement fusionnés bien au delà des limites de cette anastomose. Il en résulte que la varice anévrismale présente, au point de vue de la séparation opératoire des deux vaisseaux anastomosés, des conditions comparables à celles que présente l'anévrisme variqueux. La séparation des deux courants ne sera obtenue, dans l'un et l'autre cas, que par l'ablation du segment artério veineux anastomosé.

Pour la varice anévrismale, l'*opération idéale* est la séparation de l'artère et de la veine par la ligature du petit canal qui les unit, ou, si ce canal est très court, par la suture latérale séparée de l'artère et de la veine.

Pour l'anévrisme variqueux, l'opération idéale est l'extirpation de la poche anévrismale intermédiaire et la réparation par une suture appropriée des deux vaisseaux.

Depuis cette guerre, le nombre des anévrismes artério-veineux, traités par l'opération idéale, augmente rapidement. En 1911, *Monod et Vanverts* ne connaissaient que dix cas de tentative d'opération idéale, sur lesquels trois, d'ailleurs, ne méritaient pas ce nom puisque la réparation s'était bornée à la veine. Depuis la guerre, *Soubbotitch* a rapporté à la Société de Chirurgie 19 cas d'angioraphies pour anévrismes artério-veineux avec 14 guérisons, 1 guérison incomplète, 2 échecs de la suture, 1 résultat inconnu, 1 mort. *Bonin* a publié 9 cas d'angioraphies pour anévrismes artério-veineux, 7 de *Hotz*, 2 de *Geiger*. *Makins* a publié un cas personnel d'angioraphie pour un anévrisme artério-veineux fémoral. De tous côtés, les cas individuels se multiplient. La cure idéale d'un anévrisme artério-veineux n'est plus désormais un cas exceptionnel de virtuosité technique, c'est la méthode idéale, à la portée de tout chirurgien familiarisé avec la chirurgie des vaisseaux, celle qu'il doit toujours avoir en vue quand il entreprend la curé opératoire d'un anévrisme artério-veineux.

Malheureusement, cette opération n'est pas toujours possible. L'adhérence intime qui fusionne artère et veine entre elles et avec les tissus voisins rend, dans le cas de varice anévrismale, l'isolement et la séparation des vaisseaux trop souvent impossible ; la fusion du sac, dans le cas d'anévrisme variqueux, avec les tissus et organes qui l'entourent, en rend trop souvent l'extirpation totale impossible ou conduit à la résection d'un segment vasculaire considérable, non justiciable de réparation. On recourra, dès lors, soit à la quadruple ligature, qui oblitère artère et veine au-dessus et au-dessous de la communication, soit à l'extirpation du sac suivie de ligature de tous les vaisseaux intéressés.

La quadruple ligature est une opération relativement simple et facile. Elle peut cependant présenter de grandes difficultés, quand la fistule artério-veineuse siège au niveau d'un confluent veineux, du confluent jugulo-sous-clavier par exemple. Pour séparer complètemeut les deux courants sanguins, il a fallu, en pareil cas, lier le tronc veineux brachio-céphalique, la veine sous-clavière, la veine jugulaire interne, sans compter la double ligature carotidienne.

La quadruple ligature a, d'ailleurs, de gros inconvénients. Elle peut être inefficace et dangereuse. Elle est inefficace si des collatérales artérielles et veineuses s'ouvrent dans le sac, ou dans le segment vasculaire compris entre les ligatures ; ces collatérales veineuses continuant à drainer le sang des collatérales artérielles, les troubles pour lesquels on est intervenu persistent ; les symptômes locaux de l'anévrisme persistent ou reparaissent rapidement. Elle est dangereuse quand les veines collatérales émanées du sac ou du segment vasculaire isolé drainent la totalité du sang artériel ramené par les voies collatérales dans le segment isolé, et l'empêchent, par conséquent, de participer à l'irrigation périphérique du membre. Il peut en résulter de la gangrène. Une observation de *von Oppel,* partout citée, montre bien le mécanisme de la gangrène dans ces cas : pour un anévrisme artério-veineux de l'aisselle, Oppel fait la ligature de l'artère en amont et mesure, par la méthode de Korotkoff, la pression sanguine périphérique. La pression, qui était de 40 millimètres avant la ligature, tombe à 0, ce qui prouve que la veine draine vers le cœur tout le sang de la circulation collatérale. Deux heures après, Oppel fait la ligature de la veine au-dessus du sac; la pression reste à 0, ce qui prouve que le sac est encore en communication avec une grosse voie de dérivation veineuse. On cherche et on trouve en arrière du sac une grosse veine qu'on lie. La pression remonte instantanément à 40 millimètres.

L'extirpation du sac avec ligature de tous les vaisseaux qui s'y ouvrent est une opération beaucoup plus difficile et plus longue. Elle est aussi beaucoup plus efficace et, s'il faut en croire les publications d'avant la guerre, beaucoup moins dangereuse. Sur 167 cas d'extirpation partielle ou totale, *Monod et Vanverts* ont trouvé 110 guérisons, soit 95 p. 100, et 2 cas seulement de gangrène, soit 1,7 p. 100. Nous verrons, à propos des vaisseaux en particulier, que les nombreuses extirpations pratiquées depuis la guerre ne font que confirmer cette donnée.

Ce que je viens de dire de la quadruple ligature me dispense de parler des méthodes anciennes : compression, ligature artérielle en amont, qui sont des méthodes surannées, inefficaces et dangereuses.

En résumé, en dehors des opérations réparatrices idéales, l'extirpation du segment vasculaire anastomosé, avec ligature au-dessus et au-dessous de tous les vaisseaux qui en partent ou y arrivent, est la méthode de choix. Voyons comment en pratique le chirurgien doit régler sa conduite.

Le premier temps de l'opération consiste à mettre largement à nu la région de l'anévrisme, et les vaisseaux intéressés. Je ne répète pas ce que j'ai dit de la nécessité qu'il y a à se créer un large jour. Nous n'avons pas hésité, dans le cas d'anévrisme hypogastrique que j'ai cité plus haut, à faire, Cotte et moi, une large laparotomie. Arrivé sur la lésion, on se rend compte s'il s'agit d'une varice anévrismale ou d'un anévrisme variqueux à sac petit, moyen ou gros.

S'il s'agit d'une varice anévrismale, il faut mettre au-dessus et au-dessous du segment vasculaire fistulisé des clamps élastiques qui y interrompent la circulation. J'ajoute qu'il faut commencer par lier l'artère, au-dessus, puis au-dessous : on ne pincera la veine au-dessus qu'en dernier lieu. On s'exposerait autrement à voir le segment intermédiaire se dis-

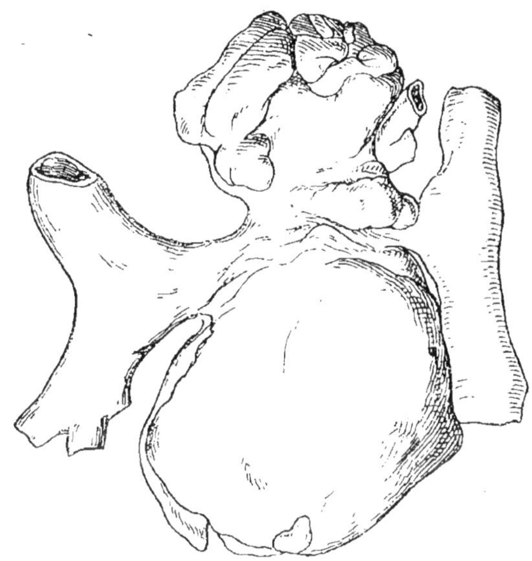

Fig. 39. — Anévrisme artério-veineux des vaisseaux scapulaires inférieurs. (Pièce de Tixier. Musée du Val-de-Grâce.)

tendre énormément, à cause de la suppression brusque du bout central de la veine par où se vide le sang revenant à ce segment par les collatérales. Puis on disséquera le segment vasculaire anastomosé, et on s'efforcera d'isoler la veine de l'artère jusqu'à l'endroit où les deux vaisseaux communiquent. Si on le peut, on liera le canal de communication entre les deux ; si cette ligature est impossible, on le coupera et on traitera par la suture latérale la plaie artérielle ainsi créée ; il est inutile de suturer la plaie veineuse ; une double ligature au-dessus et au-dessous suffira. Si cette opération idéale n'est pas réalisable on fera la quadruple ligature, et on extirpera le segment artério-veineux compris entre les ligatures. La ligature au-dessus et au-dessous de l'anastomose peut comporter une quintuple ligature ; c'est le cas des varices anévrismales portant sur des confluents veineux ou des bifurcations artérielles. Cette circonstance peut rendre l'extirpation du segment vasculaire impossible.

S'il s'agit d'un anévrisme variqueux, on mettra la tumeur bien à nu ; on placera des pinces élastiques sur l'artère afférente et sur l'artère efférente, puis sur les veines ; on disséquera au plus près, et on pratiquera l'extirpation de la tumeur avec le segment vasculaire, artère et veine, intéressé (fig. 39). En présence de la perte de substance des vaisseaux, on cherchera à se rendre compte, par un des procédés que j'ai signalés plus haut, de la suffisance de la circulation collatérale ou de son insuffisance. Si elle semble devoir être insuffisante, on tentera de faire, après double ligature de la veine et de ses branches, la suture circulaire de l'artère ou même la transplantation d'un segment veineux entre les deux tronçons de l'artère. Si la circulation apparaît suffisante, on se contentera de la double ligature de l'artère et de la veine.

Il peut arriver que l'extirpation complète de la poche apparaisse comme impossible à cause des adhérences fibreuses qui la fusionnent aux tissus voisins. On l'ouvrira, on en complétera l'hémostase, puis on en réséquera le plus qu'on pourra ; on laissera le reste en place.

CHAPITRE III

LA CONTUSION DES VAISSEAUX

Les balles de fusil peuvent produire une contusion artérielle ou veineuse dans diverses conditions :

Exceptionnellement, une balle arrivée à la fin de sa course
ou ralentie par son passage à travers un os peut venir s'arrêter au contact d'un gros vaisseau qu'elle frappe plus ou
moins violemment mais sans l'ouvrir ; plus souvent, une
balle frappe une artère tangentiellement, n'entrant en contact
qu'avec sa tunique externe ou même la gaine fibreuse périvasculaire ; quelquefois enfin la contusion artérielle succède
au passage d'une balle à une certaine distance du vaisseau.

Le mécanisme de la contusion est donc varié. Ce peut être
le choc direct, comme dans le cas d'une balle morte frappant
un vaisseau en fin de course. Ce mécanisme est naturellement
plus fréquent dans les plaies par balles rondes que dans les
plaies par balles de petit calibre. Ce peut être le choc hydrau-
lique produit sur le vaisseau au moment du passage de la
balle à son contact ou à son voisinage immédiat. Ce peut être
enfin, et c'est là le mécanisme le plus fréquent, l'élongation,
l'étirement du vaisseau. Ce mécanisme, qui est considéré
comme essentiel dans les ruptures sous-cutanées des artères,
joue aussi un rôle prépondérant dans la contusion des vaisseaux par projectiles de guerre. J'ai vu plusieurs fois apparaître, aussitôt après le passage d'une balle dans le creux
sous-claviculaire ou l'aisselle, une paralysie complète du

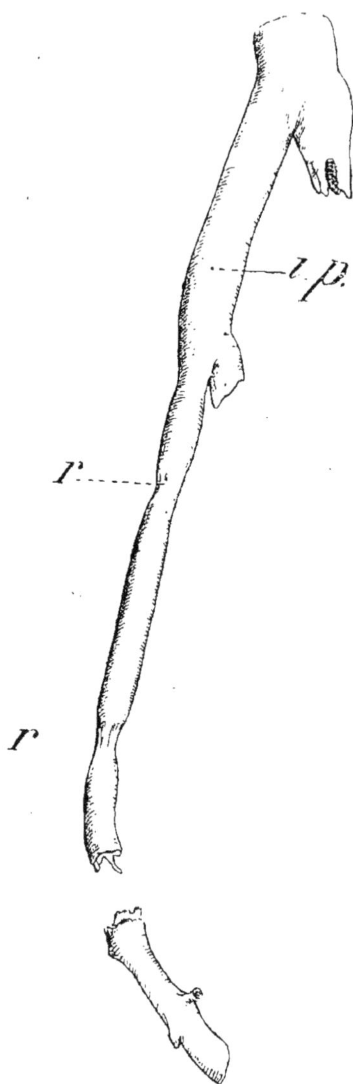

FIG. 40. — Section de l'artère iliaque externe droite par balle. En amont de la section, l'artère présente des rétrécissements consécutifs à la rupture des tuniques internes par élongation. Décès 12 heures après la blessure. (Pièce de Latarjet, Musée du Val-de-Grâce.)

membre supérieur avec suppression du pouls radial. L'intervention immédiate m'a montré qu'il n'y avait ni section vasculaire ni section nerveuse. L'artère axillaire se présentait dans deux de ces cas sous la forme d'un mince cordon réunissant deux parties de l'artère. Cet étirement des tuniques artérielles est hors de doute si l'on regarde une pièce comme celle que représente la figure 40 : l'artère iliaque externe, rompue près de son extrémité inférieure par une balle, présente, en deux points situés en amont de la plaie, une rupture par élongation des tuniques internes.

Les éclats d'obus, de grenade, de torpille produisent beaucoup plus fréquemment que les balles la contusion artérielle ou veineuse.

Ici encore, le choc direct, l'ébranlement à distance, l'élongation sont les mécanismes de la contusion vasculaire. Le choc direct et l'élongation expliquent, on le conçoit, bien des faits de contusion artérielle par balle ronde ou éclat ; on a d'ailleurs souvent trouvé le corps vulnérant arrêté au contact du vaisseau altéré. *Grégoire* a rapporté un cas très démonstratif de contusion de la tibiale postérieure, avec rupture des deux tuniques internes, par un éclat d'obus arrêté à la face postérieure du ligament interosseux. Les cas de ce genre sont plus nombreux qu'on ne le pense, et bien des hémorragies secondaires n'ont pas d'autre cause. Mais l'ébranlement à distance joue un rôle trop considérable dans l'histoire des plaies par éclat d'obus pour qu'il ne soit pas, lui aussi, responsable de bien des contusions vasculaires. Les plaies par éclats d'obus sont des plaies fortement contuses. L'ébranlement à distance y a accumulé tous les degrés de la contusion, depuis la mortification brusque et immédiate, au contact même du foyer, jusqu'au degré le plus léger de la contusion à ses confins éloignés. S'il y a un vaisseau dans la paroi même du trajet, ou tout à son contact, il n'a pas échappé à la contusion qui a frappé tous les tissus; il peut en présenter tous les degrés, suivant le volume du projectile et sa vitesse d'une part, suivant son éloignement du point directement frappé d'autre part.

Anatomie et physiologie pathologique
de la contusion des vaisseaux.

Les expériences de l'École du Val-de-Grâce nous avaient appris qu'il existe trois degrés de contusion artérielle.

Dans le premier degré, la tunique interne seule est lésée. On y voit, en ouvrant le vaisseau, « de fines éraflures transversales qui semblent produites par la pointe d'une épingle qui aurait passé sur la face interne de l'artère *(Delorme)* ».

Dans le deuxième degré, la tunique interne et la tunique moyenne sont lésées. Les fines plaies de l'intima s'enfoncent profondément dans la tunique moyenne dont les faisceaux musculaires et élastiques sont rompus çà et là.

Dans le troisième degré, la tunique interne et la tunique moyenne sont circulairement rompues sur toute l'étendue de la circonférence du vaisseau (fig. 44). Elles se rétractent dans leur gaine adventice, si bien que vue par l'extérieur l'artère présente une sorte d'étranglement (fig. 40).

L'expérience de cette guerre a confirmé les données expérimentales.

La contusion au premier et au deuxième degré est, lorsqu'elle existe à l'état isolé, une lésion trop fugace pour déterminer des symptômes appréciables, indiquer une thérapeutique active et être opératoirement vérifiée. Mais toute plaie vasculaire par projectile de guerre étant une plaie contuse, les lésions de la contusion sont toujours plus ou moins associées aux plaies vasculaires nettes. En présence d'une plaie d'un gros tronc artériel que vous avez mise à découvert, après hémostase provisoire en amont, injectez dans le vaisseau, doucement et sans pression, quelques centimètres cubes de sérum physiologique afin de vider la lumière artérielle du sang qu'elle renferme encore. Vous voyez alors sur tout le pourtour de la plaie des déchirures de la tunique interne, partant de la plaie et irradiées dans tous les sens, ou même situées à distance de la plaie, et représentant en somme tous les degrés de la contusion artérielle. La figure 42 montre, sur un segment de l'artère fémorale, les lésions très nettes de la contusion au deuxième degré. Nous avons vu l'importance considérable qu'ont ces lésions de contusion quand nous avons discuté les indications générales de la suture des plaies vasculaires.

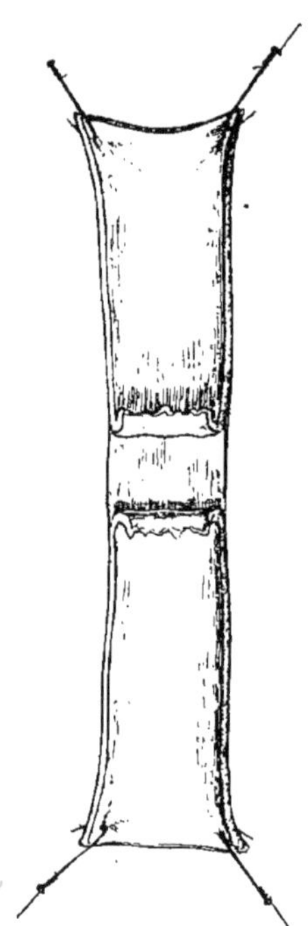

Fig. 41 (schématique). — Contusion artérielle au 3e degré. Les tuniques interne et moyenne sont rompues.

La contusion au troisième degré a été constatée *de visu* un certain nombre de fois. Tantôt elle se présente sous l'aspect de minces rétrécissements, correspondant aux déchirures des tuniques profondes rétractées. Plus souvent peut-être, on trouve à l'opération une sorte de dilatation fusiforme du vaisseau, correspondant à la partie contuse, au niveau de laquelle la paroi n'est plus repr ésentée que par l'adventice. Un jeune sous-lieutenant fut, en septembre 1914, apporté à mon ambulance, atteint par un éclat d'obus qui avait traversé la paroi antérieure de l'aisselle. Le bras était froid, gros et insensible. L'incision de la paroi antérieure de l'aisselle et la mise à nu du paquet vasculo-nerveux me montra une artère axillaire, dilatée en forme de fuseau sur une longueur de 3 à 4 centimètres. Elle était à ce niveau de consistance pâteuse et ne battait pas (fig. 43).

Les conséquences de ces lésions sur le contenu du vaisseau sont variables.

Les fines striations de l'intima qui caractérisent le premier degré de la contusion sont en général sans influence sur le cours du sang dans le vaisseau. La contusion au deuxième degré s'accompagne au contraire fréquemment de la production d'un thrombus. Ce thrombus peut rester très limité, latéral, n'oblitérant pas la lumière du vaisseau ; il peut, au contraire, s'étendre, remplir toute la lumière du vaisseau, et l'oblitérer sur une grande étendue, remontant parfois jusqu'à la 1re, la 2e, la 3e collatérale supérieure.

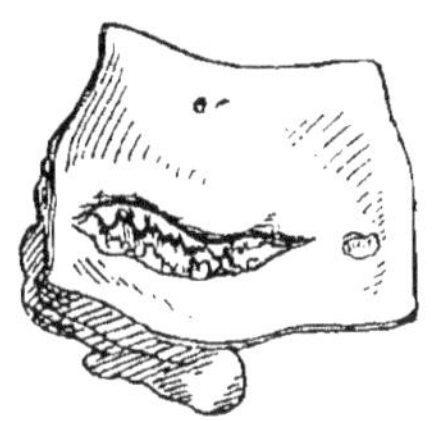

Fig. 42. — Contusion de l'artère fémorale par éclat d'obus. Fragment d'artère réséqué montrant la rupture partielle des tuniques interne et moyenne. (Pièce de Latarjet, Musée du Val-de-Grâce.)

La thrombose pariétale et limitée, n'oblitérant pas la lumière du vaisseau, passe presque toujours inaperçue. Le pouls périphérique n'est pas supprimé ; il n'y a pas de troubles circulatoires ; rien ne fait penser à une lésion vasculaire. Même quand on a le vaisseau sous les yeux, on ne voit aucune modification de son aspect extérieur. La réalité de la thrombose artérielle n'est décelée, en pareil cas, que par les petites embolies qui en partent. Un blessé est un jour apporté à mon ambulance, atteint d'une plaie du cou par éclat de grenade, sans aucun signe clinique de lésion vasculaire. La plaie débridée et les vaisseaux mis à nu, je constatai l'intégrité de

la carotide primitive et de la jugulaire interne tout au voisinage desquelles le projectile était passé. Quelques jours après,
le blessé eut plusieurs embolies successives, occasionnant une
hémiplégie passagère. Il s'agissait, sans aucun doute, d'embolies parties d'une thrombose limitée de la carotide primitive, légèrement contusionnée par le projectile.

La thrombose totale, oblitérant la lumière vasculaire, peut

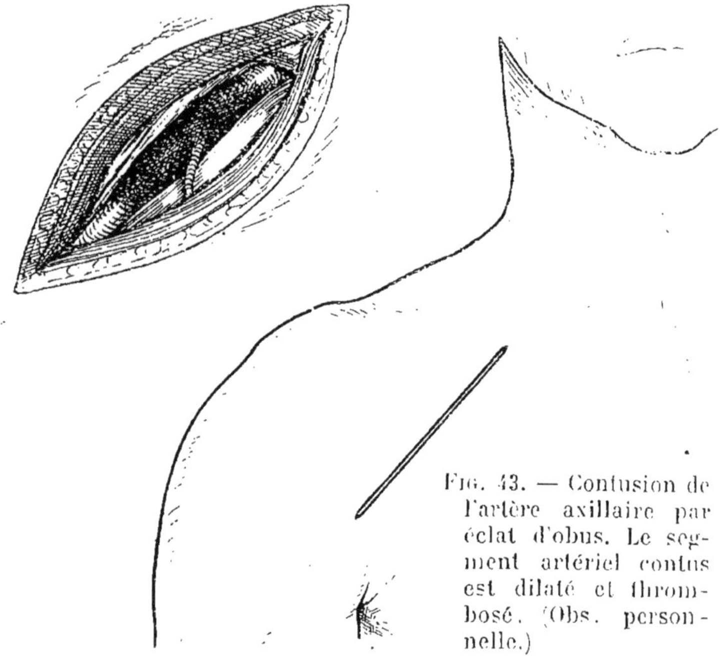

Fig. 43. — Contusion de
l'artère axillaire par
éclat d'obus. Le seg-
ment artériel contus
est dilaté et throm-
bosé. (Obs. person-
nelle.)

rester limitée au point contus; elle peut s'étendre au loin.
Dans un cas de contusion de la tibiale postérieure, *Grégoire*,
en disséquant la jambe amputée pour gangrène, a pu voir la
thrombose artérielle partie du point contus remonter jusqu'à
la poplitée et descendre jusqu'à la malléole interne. Cette
thrombose vasculaire peut se traduire extérieurement, comme
dans l'observation rapportée plus haut, par une dilatation
fusiforme de l'artère dépassant plusieurs centimètres.

Il est à peine besoin de dire que la contusion au troisième
degré, la rupture sous-adventitielle des tuniques internes.

provoque inévitablement la thrombose artérielle. Le sang se coagule au-dessus de l'étranglement du vaisseau et le caillot remonte plus ou moins loin vers le cœur.

La thrombose primitive, uniquement en rapport avec les déchirures des tuniques internes, peut se compliquer d'une extension secondaire de la thrombose en rapport avec l'infection de la plaie au voisinage des vaisseaux contus. On sait combien la simple dénudation des vaisseaux dans un milieu septique expose les tuniques vasculaires à la propagation de l'infection. Cela est particulièrement frappant lorsque les vaisseaux sont dénudés au fond d'une plaie anfractueuse et mal drainée, dans laquelle stagnent des liquides putrides particulièrement septiques, comme cela se voit dans les plaies anfractueuses siégeant au voisinage de la bouche ou du pharynx. *Morestin* a depuis longtemps attiré l'attention sur les dangers que font courir les vaisseaux du cou largement dénudés au fond d'une plaie constamment imprégnée par les liquides bucco-pharyngés. A plus forte raison si la paroi artérielle est contuse, s'il existe sur l'adventice de petites érosions en rapport avec des ecchymoses tuniquaires, s'il existe des troubles circulatoires des vasa-vasorum, l'infection se propage au vaisseau et il en résulte immédiatement une extension de la thrombose. On peut voir alors, comme dans le cas disséqué par *Grégoire*, le caillot remplir toute l'étendue du vaisseau depuis l'anneau du soléaire jusqu'à la malléole.

Étude clinique et thérapeutique de la contusion des vaisseaux.

La contusion au premier et au deuxième degré n'a pas d'existence clinique propre. Il n'existe pas de syndrome permettant d'en diagnostiquer l'existence. Seules certaines complications auxquelles elle donne lieu peuvent y faire penser. Ces complications sont toutes en rapport avec la migration de caillots partis de la portion vasculaire thrombosée. Les embolies vont s'arrêter soit dans les vaisseaux cérébraux, sylvienne

ou ophtalmique, soit dans les artérioles périphériques des
membres, au niveau des orteils ou des doigts. Il en résulte
dans le premier cas des hémiplégies ou des monoplégies,
fugaces ou persistantes; dans le deuxième, l'apparition de
plaques de sphacèle cutané ou même de la gangrène sèche
d'un doigt ou de la main.

J'ai déjà signalé un cas dans lequel, quelques jours après
une blessure du cou par un éclat d'obus qui n'avait fait aucune
plaie vasculaire, survint une hémiplégie qui s'installa en
plusieurs fois, et qui fut due, sans aucun doute, à des embolies
parties d'un foyer de contusion vasculaire. *Makins* a rapporté
4 cas d'embolies consécutives à des thromboses artérielles par
contusion. Il s'agissait dans trois de ces cas d'une contusion
de la carotide primitive : dans l'un, une embolie détermina
une monoplégie brachiale; dans l'autre, il y eut une hémi-
parésie accompagnée de troubles mentaux; dans le troisième,
il y eut de l'aphasie et la mort survint. Le quatrième cas con-
cernait la fémorale; il y eut une embolie qui oblitéra la
poplitée et causa une gangrène du pied.

La contusion au troisième degré a des conséquences immédiates telles qu'elle détermine d'emblée un ensemble de
symptômes caractéristiques. La thrombose artérielle y est en
effet constante et rapide. L'étendue du caillot vers le haut
peut d'emblée oblitérer la naissance des voies collatérales
principales; il en résulte que d'un coup la circulation est
supprimée dans le tronc principal et dans les voies collatérales susceptibles de le suppléer. La conséquence, c'est la
gangrène ischémique du segment de membre vascularisé par
ce tronc.

Tout de suite après la blessure, le membre atteint présente
une tuméfaction diffuse remontant jusqu'à la blessure. La
peau est pâle et froide, parfois cyanosée. La palpation montre
qu'il existe un œdème généralisé du membre. La sensibilité
est nulle dans les téguments; la motilité du membre est, bien
entendu, complètement abolie. Quelques cas de ce genre ont été
publiés depuis la guerre. J'en ai observé moi-même trois cas.
Makins en a rapporté 5 avec deux amputations primitives.

Dans un certain nombre de cas, la thrombose vasculaire, plus limitée au segment artériel atteint, n'envahit pas les collatérales sus-jacentes et n'obstrue pas d'emblée toute circulation collatérale suppléante. La gangrène est évitée. Mais d'autres accidents peuvent survenir pendant l'évolution de la blessure. La limitation, puis l'élimination de l'escarre vasculaire peuvent, en pareil cas, ouvrir dans la plaie la lumière du vaisseau ; d'autre part, l'infection peut gagner le caillot, le ramollir, et on peut voir survenir une ou plusieurs hémorragies secondaires, pouvant rapidement entraîner la mort.

Ainsi donc, la contusion au premier et au deuxième degré, n'ayant aucune individualité clinique, est pour ainsi dire toujours méconnue dans les heures et les jours qui suivent la blessure. Seule l'apparition ultérieure d'accidents emboliques en fera faire le diagnostic rétrospectif. C'est dire qu'il n'y a pas lieu de parler de son traitement.

La contusion au troisième degré pourra, au contraire, être diagnostiquée d'emblée par l'apparition d'une gangrène ischémique d'un membre. Elle pourra, en l'absence de gangrène primitive, n'être soupçonnée et reconnue que plus tard, à l'occasion d'une hémorragie secondaire se produisant à la chute de l'escarre vasculaire. Le problème thérapeutique est différent dans les deux cas.

Dans le premier cas, on est en présence d'un blessé atteint d'une plaie par éclat d'obus ou par balle siégeant dans le voisinage d'un gros tronc vasculaire. Il n'y a pas d'hémorragie externe ; il n'y a pas d'hématome. Et pourtant le gonflement du membre, sa pâleur, son refroidissement, l'absence du pouls périphérique, tout cela joint à une douleur intense et à des troubles fonctionnels très marqués, vous fait penser tout de suite à une lésion vasculaire ou nerveuse. J'ai dit plus haut qu'en pareil cas, l'intervention primitive est d'emblée indiquée. On interviendra donc immédiatement avec, en général, l'idée de trouver une plaie artérielle. On n'aura pas pensé le plus souvent à la simple contusion vasculaire.

Ce n'est que l'artère découverte et mise à nu qu'on fera le diagnostic. L'existence d'un rétrécissement limité du vaisseau, ou d'une dilatation segmentaire, vous fera reconnaître une violente contusion avec thrombose sus- et sous-jacente. Quelle devra être alors votre conduite?

Ce qu'il faut, c'est supprimer la thrombose qui oblitère la lumière artérielle et menace les collatérales, et en tout cas en empêcher l'extension.

On a proposé de lier simplement l'artère en aval du caillot afin d'empêcher les embolies. Cette opération ne me paraît pas justifiée. Il est en effet extrêmement difficile de placer à coup sûr la ligature au-dessous de la thrombose; par conséquent on n'est pas sûr d'avoir dépassé le caillot et prévenu les embolies. Et puis surtout le gros danger est dans la thrombose extensive vers le haut et l'obturation des collatérales, ce contre quoi n'agit nullement la ligature en aval. Il en serait de même d'ailleurs de la ligature en amont et en aval, qu'on ne serait pas sûr de placer en bonne position.

Pour toutes ces raisons, je pense que l'opération idéale est l'artériotomie et l'extraction du thrombus suivies de la double ligature artérielle. L'incision longitudinale du vaisseau vous permettra d'extraire le caillot et de désobstruer le vaisseau; la double ligature en artère libre vous mettra à l'abri d'une récidive de la thrombose. On a proposé de faire la suture artérielle après ablation du caillot. Je ne crois pas que cette restauration du vaisseau soit souvent indiquée. La contusion violente que présentent ses parois ne les rend aucunement favorables à une suture pariétale. On ne suture pas des tissus violemment contus. Une bonne ligature est autrement sûre et autrement simple. C'est à elle qu'il faut avoir recours.

Dans le deuxième cas, on a affaire à une plaie déjà ancienne, dans laquelle on ne soupçonne pas l'existence d'une lésion vasculaire. Un beau jour, l'escarre artérielle tombe et une hémorragie secondaire formidable se produit. On rentre ici dans le cadre des hémorragies secondaires dont j'ai exposé plus haut les indications thérapeutiques et le traitement.

DEUXIÈME PARTIE

LES BLESSURES DES VAISSEAUX
EN PARTICULIER

CHAPITRE IV

BLESSURES DES VAISSEAUX DU COU

On a coutume de dire que les blessures du cou sont superficielles quand l'agent vulnérant ne dépasse pas l'aponévrose cervicale superficielle; qu'elles sont profondes, quand il dépasse cette aponévrose et atteint les régions *viscérales* du cou.

Les plaies *superficielles* du cou par balle, par éclats d'obus ou de grenade, qui n'intéressent que des vaisseaux superficiels, sont sans gravité; même si la jugulaire antérieure ou la jugulaire externe sont blessées, l'hémorragie qui en résulte s'arrête rapidement sous la compression légère exercée par le pansement, et ces lésions veineuses ne compliquent en rien l'évolution de la plaie.

Les plaies *profondes* peuvent, elles aussi, n'intéresser ni viscères, ni gros vaisseaux. J'ai vu bien des coups de feu perforants du cou dans lesquels la balle n'avait produit aucun dégât important. J'ai vu et retiré bien des fois des éclats de fer logés derrière le pharynx ou l'œsophage, ou contre les apophyses transverses des vertèbres cervicales ou dans le corps thyroïde, sans qu'il y ait eu, dans ces cas, la moindre lésion vasculaire. Il n'en est pas ordinairement ainsi et le plus souvent, les gros vaisseaux du cou sont atteints. Je vais

étudier successivement les blessures des gros vaisseaux du
cou proprement dit et les anévrismes qui en peuvent résulter,
puis les blessures des vaisseaux de la base du cou et leurs
anévrismes.

I. — BLESSURES DES VAISSEAUX DU COU ET ANÉVRISMES DU COU.

A. — *Blessures des vaisseaux du cou.*

Les gros vaisseaux du cou peuvent être atteints par des
balles, ou des éclats d'obus dont l'orifice d'entrée peut se
trouver n'importe où, à la face, à la nuque, dans le dos, à la
partie antérieure ou latérale du cou. Les plaies les plus sus-
pectes sont néanmoins celles de la région antéro-latérale du cou,
dont l'orifice d'entrée siège au voisinage du sterno-mastoïdien,
un peu en avant ou un peu en arrière de lui.

Les lésions vasculaires ainsi produites sont extrêmement
variées : suivant le siège de la plaie cutanée et le trajet du
projectile, il y a lieu de distinguer les plaies de la partie
moyenne et inférieure du cou et les plaies de la partie supérieure.

Les plaies de la partie inférieure et moyenne du cou, celles
qui siègent entre la clavicule et le bord supérieur du cartilage
thyroïde exposent plus particulièrement la carotide primitive
et la jugulaire interne, la vertébrale et la thyroïdienne inférieure. Un seul de ces vaisseaux peut être blessé : jugulaire
ou carotide. Artère et veine sont, le plus souvent, simultanément atteintes. Il n'est pas rare que le projectile atteigne en
même temps la thyroïdienne inférieure et la vertébrale. J'ai
eu l'occasion de voir, à l'autopsie d'un blessé, une plaie
simultanée de la carotide primitive, qui était traversée, et de la
vertébrale, qui était sectionnée en deux. La blessure vasculaire
se complique parfois de la blessure du pneumogastrique ou du
récurrent, ou d'une lésion viscérale profonde, plaie du larynx
ou de la trachée, plaie de l'œsophage.

Les plaies de la partie supérieure du cou, celles qui siègent entre le bord supérieur du cartilage thyroïde et la partie supérieure de la loge parotidienne, exposent plus particulièrement la carotide interne, la jugulaire, la carotide externe et ses branches. Profondément enfouies au fond de l'espace maxillo-pharyngé, la carotide interne et la partie supérieure de la jugulaire interne sont plus difficilement accessibles que la carotide externe, superficiellement exposée à la partie supérieure du cou. Aussi voit-on les premières atteintes surtout dans de vastes et profonds délabrements de la région parotidienne, dans des fractures de la branche montante de la mâchoire ou dans des plaies intéressant à la fois la face, la cavité bucco-pharyngée et la partie supérieure du cou. Plusieurs nerfs importants peuvent être atteints en même temps que les vaisseaux : avec la carotide interne ce peuvent être le pneumogastrique, le glosso-pharyngien, le spinal; avec la carotide externe l'hypoglosse; avec les deux, le facial.

Simple piqûre par un éclat minuscule et tranchant, section partielle ou totale par balle ou éclat d'obus, perforation, large déchirure ou éclatement du vaisseau, on a vu, sur les vaisseaux du cou, tous les types des blessures vasculaires que j'ai étudiés et figurés plus haut. Les figures 10 et 6, la figure 2 de la planche II, montrent respectivement une perforation du bulbe carotidien par un éclat de grenade, une perforation de la carotide primitive par une balle, un éclatement de la carotide interne à sa naissance.

Les blessures des vaisseaux du cou offrent un tableau clinique fort différent suivant les cas. La plupart des blessés atteints de plaie large du cou avec lésion d'un gros vaisseau succombent sur le champ de bataille et nul ne les voit. Il peut arriver cependant qu'on apporte au poste de secours un blessé en état de syncope, avec une plaie béante du cou momentanément oblitérée par un caillot, ou dont l'hémorragie, un moment arrêtée, vient de reparaître sous l'action du transport. Mais, en général, seuls, ou presque seuls arrivent à l'ambulance les blessés atteints de lésions vasculaires du cou dont la plaie étroite s'est opposée d'emblée à une hémorragie externe considérable.

Le sang s'est répandu autour des vaisseaux dans le tissu cellulaire du cou et a constitué un *hématome diffus*. Exceptionnellement, si une balle a frappé en même temps la carotide primitive et la jugulaire interne, en passant entre les deux vaisseaux, il a pu se produire un véritable abouchement direct des vaisseaux sans hématome péri-artériel appréciable. C'est une variété de « plaie sèche » des vaisseaux jugulo-carotidiens. Quelquefois encore, l'absence d'hémorragie externe et d'hématome est due à ce que le projectile, un débris quelconque, ou des lambeaux des tuniques vasculaires, ont momentanément oblitéré la blessure et empêché tout écoulement de sang. C'est une autre variété de « plaie sèche ».

A son arrivée à l'ambulance le blessé atteint de plaie des vaisseaux du cou se présente donc ou bien avec un hématome, ou bien sans hématome du cou.

1° *Il y a un hématome.* — Cet hématome se traduit par une tuméfaction du cou dont le siège varie suivant le vaisseau atteint. Elle siège à la base du cou, depuis la clavicule jusqu'au cartilage thyroïde s'il s'agit d'une blessure des vaisseaux de la partie moyenne et inférieure du cou. Elle occupe la région angulo-maxillaire, le creux parotidien, la région sous-maxillaire s'il s'agit d'un vaisseau de la partie supérieure. Rien n'est plus variable d'ailleurs que cette tumeur. L'hématome inférieur s'étend vers la ligne médiane, refoulant le larynx et la trachée; il remonte parfois jusqu'à la région mastoïdienne et jusqu'à la région sous-mentale. L'hématome supérieur s'étend rarement vers la partie inférieure du cou; il s'enfonce au contraire vers la profondeur, refoulant la paroi latérale du pharynx, la région amygdalienne, descendant dans l'espace péri-viscéral jusqu'en arrière du pharynx et de l'œsophage.

Cette tuméfaction présente des caractères différents suivant qu'il s'agit d'un hématome veineux, consécutif à une plaie de la jugulaire interne, ou d'un hématome artériel ou artério-veineux.

L'hématome veineux forme une tuméfaction diffuse, molle, rénitente, au niveau de laquelle on ne perçoit pas de battements et à l'auscultation de laquelle on ne perçoit pas de souffle. J'ajoute qu'il est parfois difficile de savoir s'il existe ou non des battements propres de la tumeur, les battements de la carotide primitive intacte se transmettant parfois à l'hématome veineux avec une grande netteté.

L'hématome artériel ou artério-veineux, surtout l'hématome artériel, ont en général des dimensions plus considérables; la tuméfaction est plus tendue et plus dure. La main qui palpe peut y percevoir des battements, l'auscultation y décèle les souffles caractéristiques.

A côté de ces signes physiques, il peut exister des symptômes fonctionnels en rapport soit avec la compression exercée sur certains organes par l'hématome, soit avec des lésions nerveuses concomitantes. Avec l'hématome inférieur on peut voir de l'aphonie, de la raucité de la voix en rapport avec une lésion du récurrent, une fréquence très grande du pouls en rapport avec une lésion du vague; avec l'hématome supérieur, il peut y avoir une dysphagie et une dyspnée intenses dues à la compression par un hématome péripharyngien de l'isthme du gosier, etc.

2° *Il n'y a pas d'hématome.* — La seule existence d'une plaie cutanée siégeant dans le voisinage du paquet vasculo-nerveux du cou attire l'attention sur la possibilité d'une lésion vasculaire. La plaie extérieure est minime, il n'y a eu qu'une hémorragie externe insignifiante et, quand le blessé arrive à l'ambulance, c'est à peine si un mince filet de sang sourd à travers la plaie. Si l'absence d'hémorragie externe et l'absence d'hématome sont dues à ce que artère et veine, simultanément blessées, se sont, pour ainsi dire, anastomosées, on percevra au palper un thrill, ordinairement peu marqué, mais déjà reconnaissable à une main exercée. Si l'absence d'hémorragie externe et interstitielle est due à une autre cause, rien ne viendra révéler primitivement la plaie vasculaire. Ce n'est que plus tard qu'elle manifestera son existence, soit par l'apparition d'une *hémorragie secondaire violente*, soit par l'apparition d'un *hématome diffus secondaire*, soit par un *accident embolique* dû à la migration d'un caillot vers l'encéphale.

Que deviennent en effet ces blessés?

Dans un premier groupe de faits, qu'il y ait eu ou non un hématome primitif, on voit survenir une *hémorragie retardée* qui peut, en quelques instants, entraîner la mort. J'ai décrit plus haut ces hémorragies retardées, dues à ce que la fragile hémostase provisoire ne résiste pas à un mouvement brusque du blessé, à une exploration intempestive de la plaie, parfois au simple relèvement de la pression sanguine. La consolidation du caillot provisoire trouve au niveau du cou, dans les mouvements répétés de la déglutition, des conditions de mobilité des parties singulièrement défavorables. Aussi n'est-il pas rare de voir survenir deux ou trois heures après la blessure, alors que tout danger immédiat paraissait conjuré, une brusque hémorragie qui se fait jour au dehors soit par la plaie du cou, soit par une plaie de la bouche ou du pharynx. Je le répète à dessein : c'est quelquefois une exploration intempestive de la plaie qui détache le caillot et déclanche l'hémorragie. Dans un cas de plaie par éclat d'obus située en arrière du sterno-mastoïdien, l'introduction d'un doigt dans la plaie provoqua par la bouche et le nez une hémorragie formidable qui entraîna la mort en quelques instants (*Maisonnet*).

Dans un second groupe de faits, le blessé échappe à l'hémorragie retardée comme il a échappé à l'hémorragie primitive. L'évolution de la blessure est désormais uniquement déterminée par l'infection ou la non-infection de la plaie.

Si l'agent vulnérant est un éclat d'obus ou de grenade, ou une balle qui a traversé le nez, la bouche ou le pharynx, la plaie est d'emblée infectée. Dès le lendemain de la blessure apparaissent les premiers signes d'un phlegmon circonscrit ou diffus, gazeux ou non, du cou. La tuméfaction apparaît ou s'accroît, l'œdème envahit toute la partie antérieure du cou et s'étale dans la région sus-claviculaire; par la plaie s'écoule un liquide brunâtre, parfois fétide. En même temps la fièvre s'allume, tous les symptômes généraux d'une infection sévère apparaissent. La conséquence presque inévitable de cette infection de l'hématome, c'est l'*hémorragie secondaire*.

L'hémorragie secondaire se voit surtout dans les plaies fortement infectées de la partie supérieure du cou, de la région

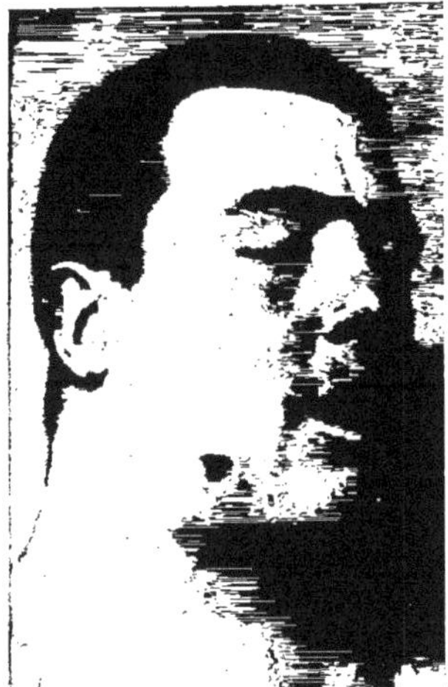 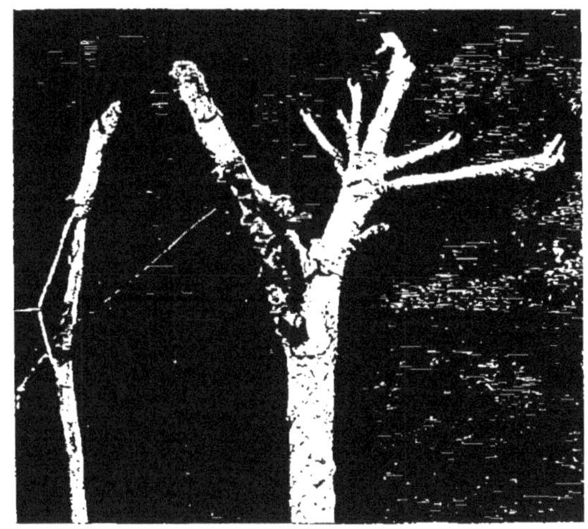

FIG 1. — Plaie du cou par balle avec hématome diffus.   FIG. 2. — Bifurcation carotidienne et pneumo gastrique de ce blessé.

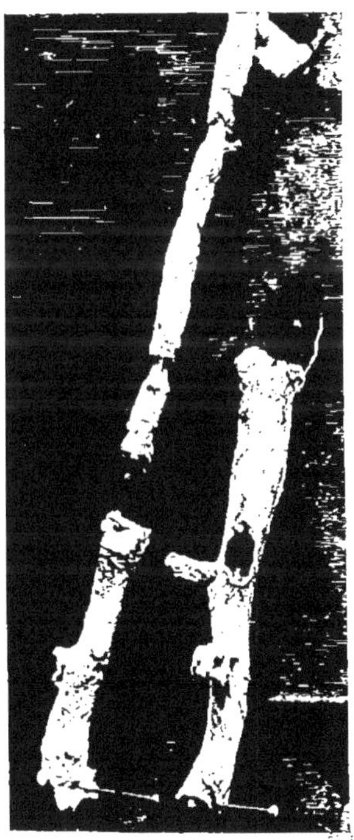 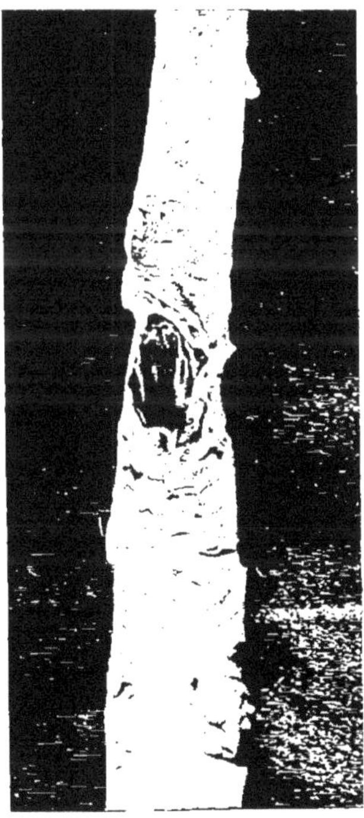

FIG. 3. — Section de l'artère iliaque ext. avec plaie latérale de la veine. Sur l'artère en amont de la section, étranglements en rapport avec la rupture des tuniques internes par élongation. FIG. 4. — Contusion artérielle. Destruction des tuniques internes avec conservation de l'adventice. Cette artère ouverte montre tous les degrés de la contusion (Pièces du Musée du Val-de-Grâce, Collection Latarjet).

[Page 134]

parotidienne, ou sous-maxillaire, qui se compliquent fréquemment de blessures de la bouche et du pharynx, de fracture de la mâchoire, toutes blessures éminemment septiques, prédisposées à l'infection gangreneuse rapidement destructive. C'est dire que les blessures de la partie sus-hyoïdienne de la veine jugulaire interne, de la carotide interne, de la carotide externe ou de ses branches, faciale, linguale, maxillaire interne, exposent singulièrement à l'hémorragie secondaire. L'hémorragie secondaire peut se faire directement au dehors, à travers la plaie cutanée; elle peut se faire aussi par les voies digestives supérieures, par le nez ou la bouche, quand l'hématome est en communication avec ces cavités. Elle peut envahir les voies respiratoires et provoquer une suffocation mortelle, ou remplir complètement la trachée et les bronches si une anesthésie laryngo-trachéale due à une lésion nerveuse simultanée a empêché tout réflexe d'avertissement ou de défense. *Makins* a publié un cas de mort consécutif à une hémorragie secondaire, partie d'une plaie de la carotide primitive en rapport avec le pharynx, et qui s'était faite dans le larynx et la trachée sans le moindre symptôme. L'autopsie montra que le pneumogastrique était sectionné.

Si l'agent vulnérant est une balle ou un éclat minuscule, si la plaie cutanée est absolument punctiforme et s'il n'y a aucune blessure concomitante des voies digestives, la blessure vasculaire peut être considérée comme primitivement aseptique. Elle évoluera vers l'anévrisme artériel ou l'anévrisme artérioveineux, exposée d'ailleurs à de graves accidents : accroissement brusque et rapide de l'hématome, infection de la poche, embolie cérébrale.

Ainsi donc, les blessés qui, après une plaie d'un gros vaisseau du cou, ont échappé à l'hémorragie primitive, rapidement mortelle, du champ de bataille, sont exposés soit à l'hémorragie retardée, soit à l'hémorragie secondaire; ces graves complications, à peu près fatales dans les plaies par éclats d'obus, sont loin d'être exceptionnelles dans les plaies par balles.

Indications thérapeutiques. — Arrêter les hémorragies primitives ou retardées des plaies larges, prévenir les hémorragies secondaires des plaies étroites infectées, tel est le but à atteindre. Voyons sa réalisation pratique :

Les plaies larges du cou échappent pour ainsi dire toujours à l'action chirurgicale. Il peut arriver cependant qu'au *poste de secours*, ou pendant le transport du blessé, une plaie du cou, momentanément oblitérée par des caillots, donne lieu à une hémorragie retardée d'une brusquerie et d'une abondance immédiatement effrayantes. Que doit faire en pareil cas le jeune étudiant en médecine, ou le jeune médecin auxiliaire qui, pendant le transport, assiste à la reprise de l'hémorragie, ou l'aide-major du premier poste de secours dont les moyens sont souvent si restreints? Il doit pratiquer immédiatement la compression de la carotide primitive à la base du cou, en enfonçant le doigt en avant du sterno-mastoïdien contre la colonne vertébrale, ou le pincement de la carotide comme l'indique la figure 44; si l'hémorragie ne s'arrête pas immédiatement, il doit mettre un doigt dans la plaie et faire la compression directe. Je préfère à cette manœuvre qui n'est qu'un pis aller dangereux, acceptable pendant quelques minutes en attendant mieux, celle qui consiste à mettre une ou plusieurs pinces sur la plaie cutanée afin de la fermer. Il se fera un hématome qu'il faudra opérer aussitôt l'arrivée à l'ambulance, mais le blessé ne mourra pas d'hémorragie en route. J'ai cité plus haut un cas de plaie large du cou, avec section de la carotide primitive, dont l'hémorragie primitive fut immédiatement arrêtée par un médecin qui plaça une pince de Kocher sur la plaie cutanée. Le blessé arriva à l'hôpital avec un gros hématome du cou, mais enfin y arriva vivant. Je le répète : l'occlusion de la plaie cutanée est un moyen simple, facile et efficace d'arrêter en un instant les graves hémorragies des plaies larges du cou.

Voici le blessé à l'ambulance. Deux cas peuvent se présenter : ou bien il s'agit d'une plaie par éclat d'obus, à orifice entr'ouvert et saignant, ou bien il s'agit d'une plaie par balle, à orifices punctiformes déjà presque complètement fermés.

Si on a affaire à une plaie par éclat d'obus, le doute n'est
pas permis. Qu'il existe ou non un hématome, voilà une plaie
infectée qui va donner lieu aux complications septiques les
plus sérieuses et exposer aux hémorragies secondaires les
plus graves : il faut intervenir sans tarder. L'ouverture large
de la plaie peut seule prévenir l'infection ; l'hémostase directe
peut seule prévenir l'hémorragie secondaire.

Si on a affaire à une plaie par balle ou par éclat minuscule, la question n'est pas
aussi simple. Sans doute
l'existence d'un héma-
tome volumineux, d'ac-
croissement rapide et
ininterrompu, compri-
mant les voies aériennes,
distendant la peau, me-
naçant de la rompre et
de s'ouvrir à l'extérieur,
commande, ici comme
partout, sans que per-
sonne la discute, l'intervention immédiate. Mais

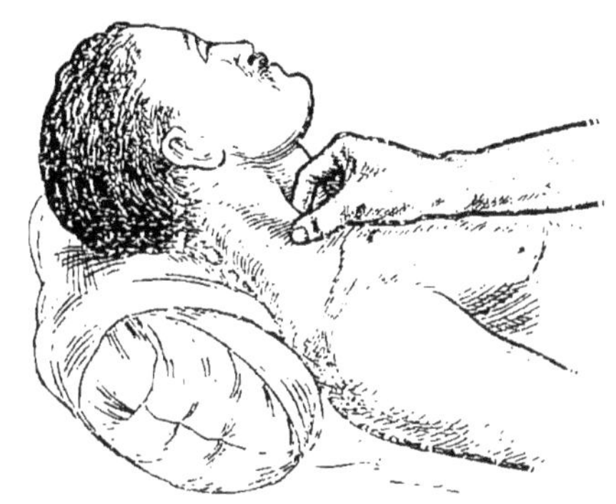

Fig. 44. — Pincement de la carotide.
(D'après Farabeuf.)

ce cas est exceptionnel, et en général on est en présence soit
d'un hématome petit ou moyen, soit d'une plaie du cou sans
hématome.

Êtes-vous en présence d'un hématome moyen du cou consécutif à une plaie par balle ? Attendez, dit-on, que cet hématome
s'enkyste et diminue de volume. Rien ne presse. Si c'est un
hématome veineux par blessure de la jugulaire interne, il va
diminuer peu à peu et se résorber ; la guérison spontanée sera
rapide et complète. Si c'est un hématome artériel, il va, lui
aussi, se stabiliser et aboutir à un anévrisme artériel, plus
petit, plus limité, pendant la formation duquel la plaie se sera
complètement assainie et la circulation collatérale suffisamment préparée. S'il faut opérer cet anévrisme carotidien,
l'opération tardive sera beaucoup moins grave qu'eût été
l'opération primitive. Ne sait-on pas que la ligature de la

carotide primitive pour plaie donne 50 p. 100 de mortalité, tandis que la ligature pour anévrisme n'en donnerait pas 15 p. 100? A plus forte raison s'il s'agit d'un hématome artério-veineux, de dimensions généralement restreintes, pourquoi se hâter d'intervenir? N'y a-t-il pas avantage à attendre la rétraction de l'hématome, la stabilisation de la circulation artério-veineuse, la constitution en somme d'un anévrisme artério-veineux? Et s'il s'agit d'une simple phlébartérie, n'attendrez-vous pas la cicatrisation des plaies avant d'entreprendre une intervention, que le temps, le repos vont peut-être même rendre superflue?

D'une manière générale, je ne suis pas de cet avis. Tout d'abord l'opération précoce, seule, met à l'abri de tous accidents possibles, accroissement brusque et infection de l'hématome, embolies cérébrales. Mais à supposer même que ces accidents secondaires soient, avec les plaies par balle, d'une rareté telle qu'on puisse les considérer comme négligeables, je pense que l'opération précoce a encore sur l'opération tardive l'avantage d'être plus facile et généralement moins dangereuse.

La rétraction de l'hématome, sa consolidation ne vont pas en effet sans la rétraction du tissu cellulaire voisin, la compression, la sclérose, l'englobement des tissus et organes avoisinants, la fusion, dans les couches périphériques du sac, de la veine jugulaire, du pneumogastrique, du récurrent, etc. Plus ces adhérences seront intimes, plus la dissection du sac sera difficile et dangereuse. On pourra être obligé de renoncer à extirper un sac anévrismal, alors que l'incision de l'hématome qui en est l'origine eût été d'une grande simplicité. S'il s'agit d'un hématome artério-veineux, sa transformation en anévrisme artério-veineux entraîne, outre la fusion intime de la poche avec tous les organes voisins, une dilatation et parfois un amincissement du bout central et du bout périphérique de la jugulaire tels qu'ils vont créer les plus grandes difficultés opératoires. Même la simple phlébartérie deviendra, de jour en jour, plus difficile à opérer. Les vaisseaux s'uniront par des adhérences fibreuses de plus en plus intimes; la veine dilatée, distendue à l'excès, se fusionnera avec les tissus voisins. L'anévrisme deviendra inextirpable, alors qu'on se fût trouvé, à l'origine, en présence de deux petites plaies artérielle et veineuse très faciles à réparer. Une observation de Rouvillois est bien démonstrative à cet égard. Ayant attendu six semaines pour opérer un hématome artério-veineux du cou, qui eût primitivement nécessité, au pis aller, la ligature de la carotide primitive et de la jugulaire interne, il dut, à cause de la fusion intime des vaisseaux et de leur adhérence à tout le voisinage, lier la carotide primitive, la carotide interne, la carotide externe, la jugulaire, et après cela renoncer encore à l'extirpation de la poche anévrismatique.

A ceux qui pensent que l'opération tardive est préférable, qu'elle est moins dangereuse, en raison de la lente préparation de la circulation collatérale, je répondrai ceci : ou bien la plaie carotidienne a produit d'emblée un hématome péri-artériel qui comprime le vaisseau et y interrompt la circulation, ou un hématome artério-veineux qui draine vers le bout central de la jugulaire le sang destiné à la périphérie, ou bien elle n'a pas produit d'hématome, parce que le projectile, un débris quelconque ou un caillot ont oblitéré le vaisseau. Dans les deux cas la circulation s'arrête au niveau de la plaie carotidienne, comme s'il y avait une ligature, et si, quand vous examinez le blessé après l'accident, il n'y a aucun trouble cérébral, il y a bien des chances pour que la ligature, qui ne fait que transformer une hémostase provisoire en une hémostase définitive, n'en produise pas non plus. Et puis, tandis que l'opération primitive ne nécessitera en général que l'oblitération d'un segment vasculaire limité, l'opération tardive nécessitera l'oblitération d'un segment beaucoup plus grand, avec par exemple ligature de la carotide interne et de la carotide externe en plus du tronc primitif. Les chances d'accidents cérébraux seront augmentées d'autant. Pour toutes ces raisons, je pense que les plaies des vaisseaux du cou, même si elles sont produites par des projectiles de petit calibre, sont justiciables de l'intervention chirurgicale immédiate.

Ces indications générales étant posées, quelle sera l'opération?

1. La blessure siège à la partie moyenne ou inférieure du cou. — En présence d'une plaie de la partie moyenne ou inférieure du cou, avec hématome sous-hyoïdien, on doit penser à une blessure de la carotide primitive ou de la jugulaire interne, de la vertébrale ou de la thyroïdienne inférieure. Sans doute il serait désirable de faire à l'avance le diagnostic précis du vaisseau blessé. Ce diagnostic sera presque toujours impossible à coup sùr. On pensera à un hématome veineux s'il existe un hématome sous-hyoïdien peu tendu, sans battement et sans soufffe. Si l'hématome est animé de battements et si on y perçoit un souffle, on pensera à un hématome artériel, carotidien ou vertébral. Distinguer l'un de l'autre est à peu près impossible. On dit bien qu'il faut essayer de comprimer la carotide primitive sur le tubercule de Chassaignac; mais cette compression arrête aussi les battements de la vertébrale, et cette manœuvre ne nous renseignera pas. Ce n'est en général qu'au cours de l'opération qu'on précisera le diagnostic. Je me hâte d'ajouter que neuf fois sur dix c'est de la carotide qu'il s'agit.

Le *premier temps* de l'opération consiste à faire l'*hémostase préventive* par la ligature de la carotide primitive en amont, à la partie tout à fait inférieure du cou.

Ligature de la carotide primitive à la partie inférieure du cou. — On fait une incision longitudinale le long du bord antérieur du sterno-cléido-mastoïdien, commençant à 6 ou 7 centimètres au-dessus de la clavicule et se terminant au niveau de cet os. Sous la peau doublée du peaucier, on voit le bord antérieur du sterno, engainé par l'aponévrose cervicale superficielle. On incise cette aponévrose sur le bord interne du muscle ou très légèrement en dehors de ce bord, on récline le muscle libéré en dehors, l'arbre laryngo-trachéal en dedans, et on n'a plus qu'à inciser le feuillet profond de la gaine du sterno pour apercevoir les vaisseaux. Rien de plus facile dès lors que d'isoler le tronc carotidien et de le soulever sur un fil.

Découverte et incision de l'hématome. — Ainsi prémuni contre toute grave hémorragie immédiate, on va aborder l'hématome. Pour cela l'incision longitudinale de la ligature, même prolongée vers le haut, sera le plus souvent insuffisante. Téguments et muscles écartés creusent une gouttière profonde, au fond de laquelle on peut bien lier un vaisseau normal, mais au fond de laquelle on aura de la peine à mettre largement à nu la blessure vasculaire pour la bien voir et la bien traiter. Il faut se donner un large jour, et pour cela tracer un lambeau cutané et couper momentanément le sterno-mastoïdien. Du milieu de l'incision longitudinale, on fera partir une incision perpendiculaire remontant vers le menton, comme le fait *Morestin*, ou bien de ce même point partiront deux incisions, l'une ascendante vers le menton, l'autre descendante vers le creux sus-claviculaire. Dans le premier cas on a dessiné une sorte d'étoile à trois branches (*Morestin*); dans le deuxième on a fait une grande incision cruciale

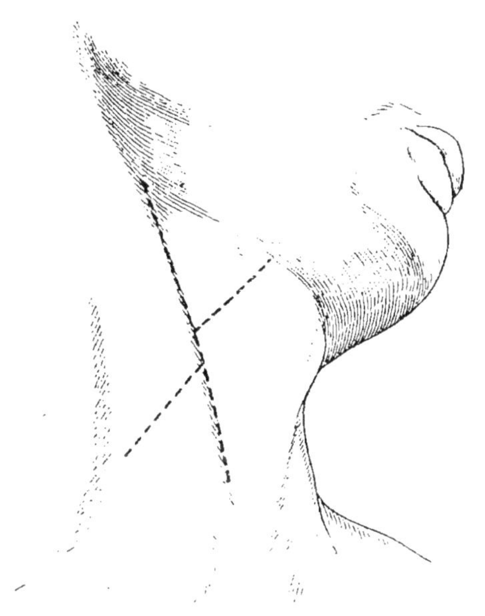

Fig. 45. — Incision cruciale pour la mise à nu des vaisseaux du cou.

(fig. 45). Toute la région latérale du cou est ainsi bien à découvert; la section transversale du sterno-mastoïdien va exposer largement les vaisseaux (fig. 46).

Avant d'ouvrir l'hématome, cherchez à préciser quel est le vaisseau blessé : si l'hématome qui battait fortement ne bat plus depuis que le fil carotidien a suspendu la circulation dans ce vaisseau, c'est que la carotide primitive est en cause; s'il bat encore, c'est qu'il s'agit probablement de la vertébrale. Assurez-vous-en en allant exercer une compression digitale

au fond de la plaie, juste au-dessous du tubercule antérieur
de la sixième cervicale. Lorsque par ce moyen on suspend
les battements, c'est que c'est bien la vertébrale qui est
en cause. Parfois on aura pris des battements transmis pour
des battements propres, et l'hématome sera purement un
hématome veineux consécutif à une plaie de la jugulaire
interne. On ne s'en apercevra qu'une fois l'hématome
incisé.

Le deuxième temps de l'opération consiste en effet à *inciser
largement l'hématome*. En quelques secondes on enlève sang
et caillots; une compresse nettoie largement le foyer et comprime. On arrive en général assez bien à reconnaître alors la
blessure vasculaire.

α. *La veine jugulaire interne est blessée.* — On isole le
vaisseau, on le lie au-dessus et au-dessous de la blessure, et
s'il y a lieu, on achève la section du tronçon intermédiaire.
On est parfois amené à lier la veine au niveau de l'abouchement du gros tronc thyro-linguo-facial. Il faut, en pareil cas,
lier également ce tronc soit en bloc, soit chaque branche
séparée.

La ligature de la veine jugulaire interne est une opération
simple, sûre et sans danger. Je dis sans danger, car les accidents cérébraux qu'on mettait jadis sur le compte de la ligature
de la veine jugulaire interne doivent être bien exceptionnels
en dehors de l'infection. Le cas d'hémiplégie suivie de mort à
la suite d'une ligature de cette veine observé en campagne par
L. Bazy est surprenant par sa rareté. La chirurgie moderne
du cou et des cavités de l'oreille a en effet montré qu'on peut
couper, lier, réséquer la jugulaire interne sans observer
d'accidents. La ligature de la jugulaire interne pour plaies de
guerre ne fait pas exception à cette règle. Je l'ai liée deux fois
pour hémorragie primitive ou retardée, une fois pour hémorragie secondaire sans le moindre accident. Cette innocuité de
la ligature nous met à l'aise pour rejeter la suture latérale ou
circulaire de la veine. Elle a été faite deux ou trois fois depuis
le début de la guerre. On n'est pas sûr que la perméabilité du
vaisseau ait été conservée. Opération inutilement plus longue

que la ligature, la suture de la veine jugulaire interne doit
être rejetée.

β. *La carotide primitive est blessée.* — La blessure vasculaire
peut être traitée soit par la ligature, soit par la suture.

La *ligature* se fait simplement, facilement, au-dessus et
au-dessous de la plaie. Si artère et veine sont blessées, on lie

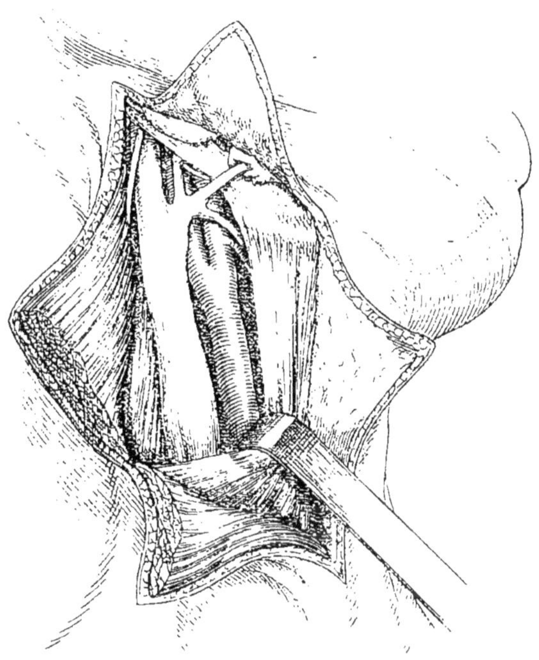

Fig. 46. — Découverte des vaisseaux du cou.

simultanément la carotide primitive et la jugulaire interne.
On peut même être obligé, à la partie tout à fait inférieure du
cou, de lier le tronc veineux brachio-céphalique, si, comme
dans un cas rapporté par *Guibal*, la blessure de la veine siège
sur le confluent jugulo-sous-clavier. Mais ceci touche aux
blessures de la base du cou que nous étudierons dans un
instant. Normalement, les ligatures terminées, on enlève le
fil d'attente du tronc carotidien, et on achève l'hémostase, s'il
y a lieu, par quelques ligatures accessoires.

Quel sont les résultats de cette opération?

On sait depuis longtemps que la ligature de la carotide primitive peut être suivie d'*accidents immédiats* et d'*accidents tardifs*.

Les accidents immédiats, dus à la nécrose ischémique des cellules cérébrales et des cellules nerveuses oculaires, se traduisent par l'apparition d'une *hémiplégie* et d'une *amblyopie* ou d'une *amaurose*. Ces accidents seraient dus à l'anémie aiguë du cerveau. Sans doute il n'est pas impossible que la ligature du tronc carotidien soit brusquement suivie d'un arrêt de l'irrigation encéphalique dans l'hémisphère correspondant. Des observations cliniques certaines établissent l'existence de ces accidents immédiats survenant dans l'instant même de la ligature. Mais ces accidents sont très rares. Il y a même lieu de penser, avec *Guinard* et ses élèves, qu'ils ne surviendraient jamais si les voies anastomotiques normales étaient intactes. Il est certain que les anastomoses normales sont extrêmement développées entre les deux territoires carotidiens droit et gauche. Tout le monde a vu bien des fois, après section de la faciale, de la linguale ou de la carotide externe, le sang s'échapper par le bout périphérique de l'artère avec autant de force que par le bout central. Il en résulte qu'après interruption du cours du sang dans la carotide externe droite, le renversement circulatoire peut être instantané, et ramener d'emblée le rétablissement de la circulation dans la carotide interne et l'encéphale. Aussi, après la ligature de la carotide primitive, le sang reprend-il facilement et rapidement son cours à condition que les branches anastomotiques des carotides externes soient normales. Les anomalies artérielles, l'athérome, la ligature antérieure ou simultanée de branches artérielles de la face, en somme toutes les causes susceptibles d'entraver les voies collatérales, sont des conditions favorables à l'apparition des accidents immédiats. Chez un sujet jeune et non athéromateux, ces accidents, je le répète, sont exceptionnels.

La ligature simultanée de la jugulaire interne n'augmente pas les chances d'accidents cérébraux. Il semble même qu'elle les diminue. Plusieurs auteurs ont vu les accidents cérébraux immédiats s'atténuer sous l'action de moyens tendant à congestionner l'encéphale (ligature élastique peu serrée à la base du cou, inhalation de nitrite d'amyle, etc.), et plus complètement encore sous l'influence de la ligature de la jugulaire interne.

Les *accidents tardifs* surviendraient dans les heures qui suivent la ligature, ordinairement de la fin du premier jour à la fin du troisième (*de Fourmestraux*). Ils seraient dus à une thrombose artérielle d'origine infectieuse, commençant au niveau de la ligature et remontant par la carotide interne jusque dans la sylvienne et l'ophtalmique.

On n'a publié depuis la guerre qu'un très petit nombre de cas de blessures de la carotide primitive opérées dans les ambulances ou dans les hôpitaux du front. J'ai eu l'occasion d'en opérer un cas très intéressant; la guérison survint sans incident. *Lerat* a opéré un gros hématome de la région moyenne et inférieure du cou et lié la carotide primitive, la thyroïdienne supérieure et la jugulaire interne. Son blessé présenta un peu de somnolence et de torpeur, puis guérit sans encombre; *Moiroud* lia, dans un cas analogue, la carotide primitive et la jugulaire interne sans le moindre accident. Un blessé de *Maisonnet* mourut au contraire deux heures après la ligature de la carotide primitive, de la thyroïdienne supérieure, de la jugulaire interne et du tronc thyro-linguo-facial. *Makins* rapporte deux cas de ligature de la carotide primitive pour hématome diffus avec 1 guérison et 1 hémiplégie. J'entends bien qu'on ne saurait tenir grand compte d'un chiffre aussi restreint d'observations. Je ne crois pas cependant m'avancer outre mesure en disant que sur un blessé jeune et vigoureux, n'ayant pas trop saigné, la ligature de la carotide primitive n'expose qu'à de très rares accidents.

La *suture* de la carotide primitive peut être latérale ou circulaire, avec ou sans transplantation veineuse. La suture latérale, une fois la plaie vasculaire bien exposée, est une opération simple et facile, si la plaie vasculaire ne dépasse pas les dimensions d'une lentille. La suture circulaire est plus longue et plus délicate. L'avantage de la suture c'est d'assurer l'hémostase tout en évitant à coup sûr les accidents cérébraux. On lui a reproché d'exposer aux embolies cérébrales. D'un foyer de thrombose apparu au voisinage de la suture, des caillots pourraient être facilement transportés dans le cerveau. Ce reproche est purement théorique. La suture aseptique ne produit pas plus la thrombose que la ligature ; sur 6 cas de suture latérale de la carotide primitive que *Monod et Vanverts* avaient rassemblés en 1910, il n'y eut aucun accident cérébral. Non, le seul inconvénient de la suture de la carotide, c'est sa difficulté d'exécution. Veut-on faire une suture latérale sûre et efficace, il faut aviver soigneusement les bords de la plaie vasculaire, jusqu'au delà des déchirures endothéliales visibles, et cela conduit souvent à une brèche qui dépasse les limites de la possibilité de la suture latérale ; d'où nécessité d'une suture circulaire, plus difficile, plus longue, plus aléatoire. Ainsi s'expliquent le petit nombre des sutures pratiquées. Je n'en connais pas qui aient été pratiquées pour plaies fraîches. Dans un cas de perforation du bulbe carotidien par un éclat d'obus, j'ai entrepris la suture latérale de la plaie. Les bords mâchés de la perforation m'ont forcé d'y renoncer.

Ainsi, d'un côté une opération simple, facile et sûre, n'exposant qu'à de rares accidents, la ligature ; de l'autre une opération, facile sans doute dans sa modalité la plus simple, mais en général délicate et longue, la suture ; je conclurai :

Si la suture latérale apparaît d'exécution simple et facile, il faut la faire ; dans tous les autres cas, il faut faire la ligature.

2. **La blessure siège à la partie supérieure du cou.** — En présence d'une plaie de la partie supérieure du cou ou d'une région voisine avec hématome de la région angulo-maxillaire ou sous-maxillaire, on doit penser à une blessure de la jugulaire interne, de la fourche carotidienne ou d'une de ses branches, carotide interne, carotide externe, branches de la carotide externe. Ici encore il serait désirable de faire à l'avance le diagnostic précis du vaisseau blessé. Ce sera presque toujours impossible. Sans doute le siège plus profond de la tuméfaction, ses rapports avec l'isthme du gosier ou la

paroi pharyngienne font penser à une lésion de la carotide interne ; le siège plus superficiel de l'hématome, l'absence du pouls temporal, font penser à une lésion de la carotide externe. Mais cela est bien vague et ce n'est qu'au cours même de l'opération qu'on précisera le plus souvent le siège exact de la blessure vasculaire.

Le *premier temps* de l'opération consiste ici encore à faire l'*hémostase préventive* par la ligature provisoire de la carotide primitive à la partie inférieure du cou.

La *découverte de l'hématome* constitue le deuxième temps. Ici encore la simple incision longitudinale de découverte des carotides secondaires sera le plus souvent insuffisante.

Je rappelle que, pour mettre à nu la carotide interne et la carotide externe, il est classique de faire, sur le bord antérieur du sterno-mastoïdien, une incision qui part de l'angle de la mâchoire et vient s'arrêter à hauteur du bord supérieur du cartilage thyroïde. Sous le peaucier coupé avec la peau, on fend l'aponévrose cervicale superficielle sur le bord antérieur du sterno. Ce muscle écarté en dehors, on repère avec le doigt, au fond de la plaie, la grande corne de l'os hyoïde ; on dissèque immédiatement au-dessus d'elle le feuillet profond de l'aponévrose cervicale superficielle. Sous ce feuillet, on voit le tronc veineux thyro-linguo-facial en bas, le nerf grand hypoglosse au-dessus, entre les deux un gros tronc artériel : c'est la carotide externe. Un peu plus profondément est la carotide interne. On reconnaît l'externe à ses branches collatérales nombreuses.

A cette simple incision longitudinale, insuffisante pour aborder un gros hématome de la partie supérieure du cou, je propose de substituer soit l'incision à trois branches de *Morestin*, soit l'incision cruciale complétée par la section transversale du sterno-mastoïdien. Toute la partie supérieure et latérale du cou est ainsi largement exposée. Il n'y a plus qu'à ouvrir l'hématome. L'hématome largement incisé, évacué et détergé, on reconnaît la blessure vasculaire.

α *La veine jugulaire interne est blessée.* — Je ne reviendrais pas sur ce que j'en ai dit plus haut s'il n'existait pas, à la partie toute supérieure du cou, des particularités anatomiques qui rendent ces plaies de la jugulaire fort difficiles à traiter. Jusqu'au niveau du bord inférieur de la glande parotide, la veine jugulaire est d'un accès facile; on la voit bien au fond de la plaie. Rien de plus simple que d'en pincer les deux bouts et de les lier. Mais plus haut, sous la base du crâne. non loin du golfe de la jugulaire, les blessures de cette veine peuvent être vraiment difficiles à traiter. On a beau écarter fortement la mâchoire en avant, relever la parotide en arrière et en dehors, on n'arrive pas à se donner des vues larges et nettes vers le fond de la plaie d'où part l'hémorragie. On peut bien mettre au hasard une pince sur l'endroit qui saigne; on risque de pincer le pneumogastrique, le glosso-pharyngien, le spinal et de ne pas aveugler l'hémorragie. On peut bien aussi essayer, quand on a vu qu'on avait affaire à une pure hémorragie veineuse, un tamponnement serré du creux maxillo-pharyngien. Mais cela n'est encore qu'un expédient. Dans un cas de ce genre, j'ai adopté le procédé recommandé par *Lannois et Patel*, qui consiste à faire l'hémostase de la jugulaire interne par compression ou ligature du sinus latéral correspondant.

On met le sinus à nu soit par la voie mastoïdienne, soit par la voie rétro-mastoïdienne.

Voici quelle est l'opération mastoïdienne, la seule que j'ai exécutée :

On incise les téguments rétro-auriculaires comme si on voulait simplement ouvrir la mastoïde. On trépane l'antre mastoïdien en suivant les données habituelles ; on agrandit la brèche en arrière à l'aide du ciseau et du maillet, on enlève à la curette les dernières cellules mastoïdiennes, et on arrive sur le sinus. Après l'avoir dénudé sur une étendue d'un centimètre carré, on le lie ou on le comprime sous une mèche de gaze aseptique qui l'écrase dans sa loge osseuse jusqu'à y interrompre complètement toute circulation. On suture la peau complètement par-dessus en laissant à l'angle inférieur de la plaie sortir l'extrémité des mèches. Au bout de huit jours, on enlèvera les mèches et il ne subsistera de cette opération complémentaire qu'une insignifiante cicatrice. L'opération n'aura pas demandé plus de quinze minutes.

L'expérience a montré que cette opération n'a aucune gravité ; les accidents sont aussi exceptionnels qu'après la ligature de la jugulaire elle-même. Elle a montré en outre qu'elle a une efficacité certaine. Après tamponnement du sinus latéral, le golfe de la jugulaire et la portion sous-jacente de cette veine sont flasques, aplatis et ne saignent pas. Toute hémorragie ayant cette provenance est immédiatement arrêtée. Je considère donc la ligature ou l'oblitération du sinus latéral par le procédé de *Lannois et Patel* comme une opération très précieuse dans le cas de plaie de la partie superieure du cou, avec blessure du golfe de la jugulaire ou de la portion veineuse immédiatement sous-jacente.

β *Les artères carotides secondaires ou leurs branches sont blessées*. — La blessure vasculaire peut être unique ; elle est généralement multiple. S'il n'y a qu'un vaisseau blessé, ce peut être ou la carotide interne, ou la carotide externe ; ce peut être aussi une branche de la carotide externe, linguale ou faciale, maxillaire interne. J'ai vu de volumineux hématomes de la région hyoïdienne avec soulèvement énorme du plancher de la bouche, compression de la base de la langue et menace d'asphyxie, à la suite de plaies de la linguale. Même dans un cas de ce genre, la trachéotomie fut immédiatement nécessaire. Le plus souvent, cependant, ce sont les troncs carotidiens eux-mêmes qui sont blessés.

La blessure artérielle mise à nu, que faut-il faire ? Il va sans dire que, si la plaie siège sur une branche de la carotide externe, il faut la lier. Rien n'est plus simple et rien n'est moins dangereux. La difficulté commence si la plaie siège sur un des troncs carotidiens.

Si elle siège sur le bulbe carotidien ou sur une des deux branches de bifurcation, mais tout près du tronc commun, si près qu'il n'est pas possible de mettre un fil sur le tronc secondaire entre sa naissance et la plaie, il va falloir, pour réaliser l'hémostase, lier la carotide primitive au-dessous de la plaie et, simultanément, la carotide externe et la carotide interne au-dessus. Quels seront les résultats de cette triple ligature?

Étant donné ce que j'ai dit plus haut du rétablissement de la circulation cérébrale par les anastomoses de la carotide externe, la triple ligature de la fourche carotidienne doit rendre ce rétablissement singulièrement difficile. On peut même se demander si, après cette opération, les accidents cérébraux ne seront pas fatals. Or, l'expérience prouve qu'ils peuvent ne pas se produire. On n'a guère fait cependant cette triple ligature pour plaie fraîche. Je n'ai pas voulu l'entreprendre dans un cas de perforation du bulbe carotidien par éclat d'obus, que j'eus l'occasion d'observer moins d'une heure après la blessure. Au lieu de faire la triple ligature, j'entrepris une suture que le mauvais état des bords de la plaie rendit impossible. Je fis alors une ligature latérale antérieure, une ligature latérale postérieure, après section de la thyroïdienne supérieure qui m'empêchait de retourner le vaisseau, et le blessé guérit sans incident. J'ai senti parfaitement la pulsation temporale après l'opération et jusqu'à la guérison du blessé. Sur 17 cas d'hématomes carotidiens rassemblés, en 1910, par *Monod* et *Vanverts*, 3 cas concernaient des blessures de la fourche carotidienne et ont nécessité la triple ligature. Il y eut 2 fois des accidents cérébraux, mais les trois blessés guérirent. Depuis la guerre, *Duval* dut une fois lier la carotide primitive et la carotide externe; il n'y eut pas d'accident. *Hallopeau* a lié sans accident la carotide externe, la carotide interne et la maxillaire interne. Enfin, mais il s'agissait de blessures plus anciennes, à vrai dire d'anévrismes artério-veineux, *Quénu*, *Rouvillois* ont fait la triple ligature, et leurs blessés ont guéri, le blessé de *Quénu* après une hémiplégie passagère qui disparut au bout d'une demi-heure. Tous ces faits prouvent qu'après ligature de la fourche carotidienne, les accidents cérébraux peuvent ne pas se produire. Ils n'en restent pas moins fort redoutables et il faut toujours y penser. Pour ma part, je conseillerai toujours, en pareil cas, de tenter une suture latérale, si elle est possible, au besoin, une ligature latérale, et de ne se résoudre à la triple ligature que s'il est absolument impossible de faire autrement.

Si la plaie siège sur la carotide externe ou sur la carotide interne, à distance du bulbe, en un point tel que la double ligature isolée du vaisseau est possible, que faut-il faire ? Pour la carotide externe, il faut faire la double ligature, opération simple et sans gravité. La ligature de la carotide interne est au contraire une opération très grave. L'apparition ou l'absence d'accidents cérébraux dépend uniquement de la richesse des anastomoses cérébrales. On ne saurait rien prévoir à cet égard. Aussi, plus encore que pour la carotide primitive, je conseillerai ici de tenter toujours la suture latérale, si elle est possible, avant de recourir à la double ligature dont le pronostic est malheureusement livré au hasard.

En résumé, les blessures larges ou étroites des vaisseaux du cou doivent être traitées par l'incision large du cou, l'incision de l'hématome après ligature provisoire de la carotide primitive, et l'hémostase directe dans la plaie. On fera cette hémostase par la suture vasculaire chaque fois qu'elle sera possible, au moins pour les plaies du bulbe carotidien et de la carotide interne. Dans tous les autres cas, on fera la double ligature définitive.

B. — *Anévrismes du cou.*

1. *Anévrismes artériels.* — Les anévrismes artériels consécutifs aux blessures des vaisseaux du cou par projectiles de guerre sont d'une grande rareté. La gravité immédiate de ces blessures est telle qu'en l'absence d'un traitement chirurgical précoce, la plupart de ces blessés succombent et que bien peu arrivent au stade d'anévrisme traumatique vrai. Quelques-uns cependant ont été observés depuis deux ans.

Les anévrismes du cou siègent à la partie moyenne et inférieure du cou, ou à sa partie supérieure.

Les anévrismes de la partie moyenne et inférieure sont en rapport avec la carotide primitive. La tumeur est située soit immédiatement au-dessus de la clavicule, soit plus haut jusqu'à la partie supérieure du larynx. Son volume est en général peu considérable. *Walther* a présenté à deux reprises à la Société de Chirurgie, pendant l'année 1915, un blessé atteint d'anévrisme de la carotide primitive consécutif à une plaie par éclat d'obus, dont la tumeur, en voie de diminution spontanée, ne dépassait pas, la première fois qu'il la vit, le volume d'une noisette. Elle se présente sous la forme d'une tumeur ovoïde, plus ou moins allongée suivant la direction des vaisseaux et située en avant du sterno-mastoïdien qu'elle refoule en arrière et en dehors. Cette tumeur est immobile aussi bien dans le sens transversal que dans le sens longitudinal. Elle est molle et rénitente. Les battements, le mouvement d'expansion y sont très nets. L'auscultation y décèle le souffle systolique caractéristique.

Les anévrismes de la partie supérieure du cou sont en rapport avec la carotide externe ou la carotide interne. La tumeur est située à la partie supérieure de la région sterno-mastoïdienne, au-dessous de l'apophyse mastoïde, occupant la région parotidienne, angulo-maxillaire, sous-maxillaire. Elle s'enfonce, surtout s'il s'agit d'un anévrisme de la carotide interne, vers le prolongement pharyngien de la parotide, le long de la paroi pharyngienne.

L'évolution de ces tumeurs est généralement progressive et assez rapide. La guérison spontanée en est exceptionnelle. D'ordinaire les troubles fonctionnels légers du début s'accentuent progressivement; ces troubles sont en rapport avec les perturbations apportées dans la circulation de l'encéphale, vertiges, insomnie, douleurs pulsatiles dans tout le côté correspondant de la tête, somnolence, etc.; avec la compression des nerfs voisins de la tumeur, douleurs dans le cou et dans le bras par compression des plexus cervical et brachial, troubles oculo-pupillaires par compression du sympathique, raucité de la voix et dyspnée par compression du récurrent, du pneumogastrique, du phrénique; enfin avec la compression des viscères profonds du cou, dysphagie et dyspnée. L'intensité de ces troubles peut à elle seule mettre rapidement la vie en

danger; l'augmentation de volume de l'anévrisme, son inflammation, sa rupture au dehors ou dans les voies aéro-digestives
vient en général précipiter le dénouement.

Pour toutes ces raisons, à moins qu'il ne s'agisse d'une
tumeur très petite et peu gênante, les anévrismes artériels du
cou doivent être opérés.

Nous avons établi plus haut que le traitement de choix des
anévrismes artériels en général est l'extirpation. Cette notion
est parfaitement valable pour les anévrismes artériels du cou.

Le premier temps de l'opération comprend la mise à nu de
la tumeur. Ici comme pour le traitement des plaies fraîches,
on substituera à l'incision longitudinale simple l'incision à
lambeaux, en étoile ou cruciale, avec section du sterno-mastoïdien. La tumeur bien à nu, on s'efforcera de savoir exactement quel est le vaisseau intéressé. Pour les anévrismes assez
bas situés, on verra d'emblée qu'ils dépendent de la carotide
primitive; pour ceux de la partie moyenne ou ceux de la partie
supérieure s'étendant assez bas, le diagnostic ne sera pas
d'emblée évident. Ce n'est qu'après mise à nu de la carotide
primitive et de sa bifurcation qu'on pourra le préciser en
faisant cesser les battements de la tumeur par la compression
ou la ligature provisoire de tel ou tel tronc.

Une fois bien fixés sur ce point, on pratiquera aussi près
que possible du pôle supérieur et du pôle inférieur de la
tumeur la ligature provisoire du tronc artériel afférent et du
tronc efférent. Puis on commencera la dissection de la
tumeur, en l'abordant soit en dedans, soit en dehors. On la
disséquera au plus près, on l'isolera avec beaucoup de précautions de la jugulaire, du nerf vague, de l'hypoglosse, de
tous les vaisseaux et nerfs plus ou moins adhérents à sa paroi.
On arrivera ainsi peu à peu à l'isoler complètement; elle ne
tient plus au vaisseau blessé que par un pédicule étroit; ce
pédicule coupé, la tumeur est enlevée. Reste à traiter la blessure vasculaire résultant de l'ablation de l'anévrisme. Ce sera
quelquefois une petite perte de substance latérale; ce sera le
plus souvent une perte de substance circulaire de un ou
plusieurs centimètres.

Ici encore se pose la question de la ligature ou de la suture. En ce qui concerne la carotide primitive ou la carotide interne, pour lesquelles seules se pose cette question, l'expérience nous apprend que sur 11 cas d'extirpation d'anévrisme de la carotide primitive avec ligature des deux bouts du vaisseau rassemblés par *Monod* et *Vanverts* en 1910, il n'y eut qu'un cas de mort, survenue le trente-cinquième jour par pneumonie ; sur 2 cas d'extirpation d'anévrisme de la carotide interne, il y eut 2 succès. Il y a donc peu à redouter les conséquences de la ligature, et cela n'est pas étonnant quand on songe au long temps qu'a eu pour s'établir la circulation collatérale destinée à suppléer le tronc principal.

Des accidents peuvent cependant survenir, témoin le cas de *Morestin*, publié depuis la guerre, d'anévrisme de la carotide interne, dont l'extirpation fut suivie de mort, à la suite d'accidents cérébraux ayant débuté plusieurs heures après l'opération. Malgré tout, la suture ne sera que rarement indiquée en pareille circonstance. Je ne connais d'ailleurs pas de cas dans lesquels elle ait été jusqu'ici utilisée. Nous verrons qu'il n'en est pas de même dans le cas d'anévrisme artério-veineux.

Cette opération, d'une gravité en somme peu considérable, n'est malheureusement pas toujours possible, et l'on est quelquefois forcé de renoncer à l'extirpation de la tumeur, soit d'emblée parce qu'elle apparaît impossible, soit en cours d'exécution, parce qu'on ne peut la terminer. On recourra dans ces cas soit à la simple ligature en amont, soit à la double ligature en amont et en aval. La ligature en amont est une opération fort simple ; d'après les relevés de *Monod et Vanverts*, elle aurait une réelle efficacité dans le traitement des anévrismes carotidiens. Ces auteurs ont, en effet, recueilli 7 cas de ligature de la carotide primitive en amont de l'anévrisme avec six guérisons et un résultat douteux.

2. *Anévrismes artério-veineux.* — Les anévrismes artério-veineux du cou sont beaucoup plus fréquents que les anévrismes artériels. Ils siègent en majorité dans le territoire

de la carotide primitive, au niveau de sa partie moyenne ou de sa partie inférieure.

L'anévrisme artério-veineux du cou affecte très fréquemment la forme de la *varice anévrismale*; sur 14 blessures des vaisseaux carotidiens observées par *Makins*, il y avait 7 varices anévrismales. On en a observé et opéré une vingtaine en France depuis deux ans.

Quand ils affectent la forme de l'*anévrisme variqueux*, le sac qui les constitue reste de dimensions restreintes; dans un cas de *Soubbotitch*, il atteignait le volume d'un œuf de poule. La figure 47 représente un anévrisme artério-veineux de la carotide interne, gros comme une mandarine. Comme l'anévrisme artériel, il se présente sous la forme d'une petite tumeur ovoïde, molle, immobile, au niveau de laquelle on perçoit le thrill caractéristique et le souffle continu à renforcement systolique des communications artério-veineuses. Un point

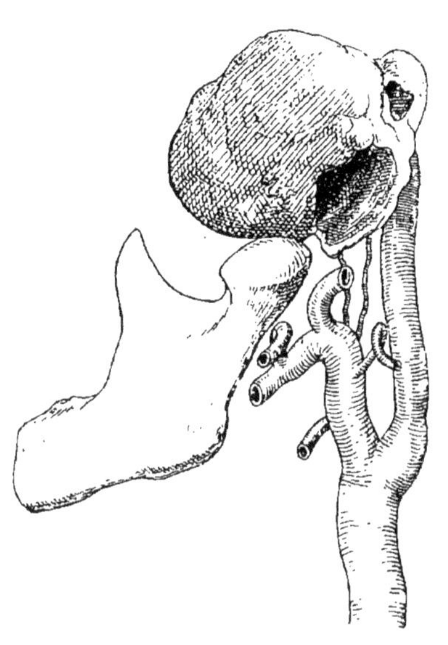

FIG. 47. — Anévrisme artério-veineux de la carotide interne et de la jugulaire interne à la base du crâne. (Pièce de Latarjet. Musée du Val-de-Grâce.)

particulier aux anévrismes artério-veineux du cou, c'est la perception continue, par le blessé, d'un bruissement, d'une vibration perpétuelle dans toute la tête. Ce symptôme peut acquérir une acuité très grande et constituer un véritable supplice.

L'évolution de ces tumeurs est généralement fort lente. La guérison spontanée en est exceptionnelle. Pourtant *Pozzi*, *Routier* ont présenté l'année dernière à la Société de Chirurgie des blessés chez qui un thrill manifestement constaté par eux au niveau du cou avait, après quelques mois de repos, complètement disparu. D'ordinaire, les troubles circulatoires encéphaliques, les douleurs, les vertiges et des troubles cardiaques d'intensité croissante nécessitent un traitement chirurgical actif.

Nous avons établi que le traitement des anévrismes artério-veineux doit avoir pour but la séparation définitive des deux courants sanguins pathologiquement confondus. L'opération idéale doit donc consister à mettre à nu l'endroit au niveau duquel les deux vaisseaux communiquent, à les séparer l'un de l'autre par une fine dissection et à les réparer séparément.

Cette opération idéale a été exécutée au niveau du cou un certain nombre de fois depuis deux ans.

Le premier temps de l'opération consiste à mettre largement à nu la lésion. Ici encore il y a tout à gagner à remplacer la simple incision longitudinale par une incision à lambeaux avec section du sterno-mastoïdien. La tumeur bien à nu, on s'efforcera de savoir exactement sur quels vaisseaux siège l'anastomose. L'arrêt des battements et la cessation du thrill par la compression du tronc carotidien commun ou d'une de ses branches permettront de faire assez facilement le diagnostic précis des vaisseaux lésés. Une fois bien fixés sur ce point, on placera sur l'artère afférente, aussi près que possible de la fistule, c'est-à-dire, dans le cas d'anévrisme variqueux, aussi près que possible du pôle inférieur de la tumeur, une pince à compression élastique ; on tâchera d'en faire autant sur l'artère efférente, aussi près que possible du pôle supérieur de l'anévrisme.

Si on a affaire à une simple varice anévrismale, on isolera peu à peu les deux vaisseaux l'un de l'autre et des tissus voisins. A un moment, on sera en présence d'un petit canal fibreux unissant carotide et jugulaire. Si ce canal est assez long, on pourra le lier, de préférence le couper entre deux ligatures ; s'il est court, on le sectionnera. On sera alors en présence d'une plaie latérale de l'artère et d'une plaie latérale de la veine. On tentera la réparation de l'artère par une fine suture en surjet ; il sera inutile de suturer la jugulaire. La

double ligature est l'opération de choix pour le traitement de
la blessure veineuse.

Si on a affaire à un anévrisme variqueux, il faut entreprendre la dissection et l'isolement du sac. Son ablation complète laissera derrière elle une section complète de l'artère et
de la veine, avec ou sans perte de substance étendue. La
blessure veineuse sera traitée par la double ligature. On
s'efforcera ici encore de réparer la blessure artérielle soit
par une suture circulaire si la perte de substance du vaisseau
est minime, soit par la transplantation entre les deux segments
artériels, d'un tronçon veineux emprunté à la veine jugulaire,
si la perte de substance est considérable.

Ces opérations réparatrices ont été plusieurs fois exécutées
depuis deux ans, toujours avec succès. Dans un cas de varice
anévrismale, *Soubbotitch* a pu isoler la carotide primitive et
la jugulaire, présentant toutes deux un orifice latéral gros
comme un « haricot ». Soubbotitch sutura les deux plaies
latérales et son malade guérit. Dans un cas d'anévrisme variqueux jugulo-carotidien, *Holz*, après avoir extirpé la plus
grande partie de la tumeur, se trouva en présence d'une section complète de l'artère et de la veine ; il lia les deux bouts de
la jugulaire et fit une suture circulaire de la carotide primitive
dont il manquait un segment de 1 cent. 5. La suture circulaire
tint parfaitement. Le 9e jour, il se fit une petite hémorragie
secondaire. On rouvrit la plaie ; la suture carotidienne tenait
bien et l'artère battait parfaitement à ce niveau. On la lia
néanmoins. Le même chirurgien, se trouvant, après ablation
d'un anévrisme artério-veineux jugulo-carotidien, en présence
d'une perte de substance de 5 centimètres de la carotide primitive au niveau de sa bifurcation, lia la carotide externe,
puis implanta entre la carotide interne et la carotide primitive
un segment veineux de 8 centimètres de longueur pris sur la
saphène interne du blessé. Le blessé guérit.

Ces opérations sont très encourageantes ; malheureusement,
elles sont loin d'être toujours praticables. D'ailleurs on ne
saurait dire que cette chirurgie vasculaire réparatrice soit
toujours indispensable. Il y a lieu de tenir compte ici encore

du siège de l'anévrisme ; si la fistule artério-veineuse ou le sac anévrismal se trouvent situés sur la carotide primitive assez loin au-dessous de sa bifurcation, de telle façon qu'on puisse lier le tronc carotidien au-dessous de la bifurcation, l'expérience montre que cette ligature ne présente que très peu de dangers. *Quénu* a réuni en 1915 10 cas d'anévrismes artério-veineux du cou dans lesquels la carotide primitive fut réséquée et liée dans ces conditions sans accidents. Depuis la guerre cette opération a été faite sans accident par *Duval*, *Soubbotitch*, *Guibal*, d'autres sans doute. Même si la ligature porte sur la fourche carotidienne, les accidents ne sont pas fatals ; la baisse de la pression sanguine dans le bout périphérique des carotides, due à la dérivation artérielle dans la veine, a sans doute provoqué une suppléance d'irrigation encéphalique par l'autre côté. Toujours est-il que sur 5 cas de ligature de la fourche carotidienne rassemblés par Quénu, il n'y eut que 3 fois des accidents très passagers. Depuis, *Bérard, Duval, Rouvillois*, ont lié, sans aucun accident, les trois branches de la fourche carotidienne.

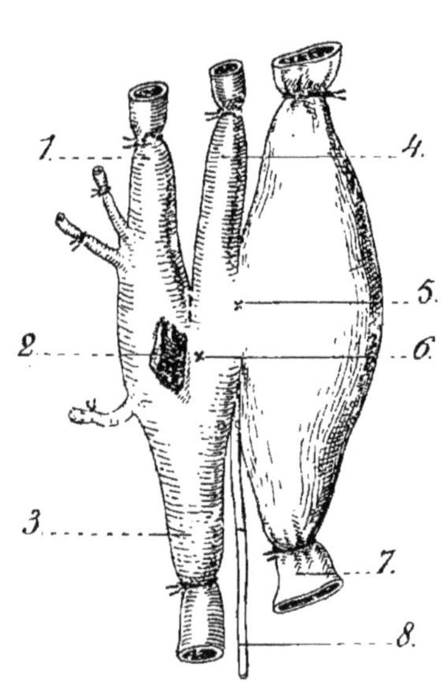

Fig. 48. — Anévrisme artérioveineux jugulo-carotidien.
(Obs. inédite de Bérard.)

1. Carotide externe. — 2. Éclat d'obus, extrait de la carotide externe et ayant blessé en même temps la carotide interne. — 3. C. primitive. — 4. C. interne. — 5 et 6. Points au niveau desquels se fait la communication artério-veineuse. — 7. Jugulaire interne dilatée. — 8. Pneumogastrique.

De tout cela il résulte qu'en présence d'une varice anévrismale, si la suture artérielle est tant soit peu difficile, on pourra pratiquer l'extirpation du segment vasculaire et la ligature des quatre tronçons vasculaires ; qu'en présence d'un anévrisme variqueux, on pourra de même, une fois la tumeur enlevée, lier tous les vaisseaux béants sans s'exposer pour cela à de graves accidents cérébraux.

Il faut ajouter que parfois l'extirpation de la poche apparaît, soit d'avance, soit en cours d'exécution, absolument inexécutable. On se contentera en pareil cas d'une extirpation partielle et de la quadruple ligature, c'est-à-dire de la ligature, en amont et en aval de l'anastomose, de l'artère et de la veine. Cette quadruple ligature pourra être quintuple, s'il faut lier les carotides au-dessus de la bifurcation, ou à la fois la veine jugulaire et la veine sous-clavière au-dessous du confluent jugulo-sous-clavier. Elle se compliquera même de ligatures multiples, si des branches de la carotide externe ou de la jugulaire interne participent à la constitution de la poche. Dans un cas de ce genre opéré par *Bérard*, la ligature de la carotide primitive, de la carotide interne et de la carotide externe n'avait pas suffi à assécher la poche; le sang revenait encore par trois branches thyroïdienne, linguale et faciale, qu'il fallut lier pour parfaire l'hémostase (fig. 48).

II. — BLESSURES DES VAISSEAUX DE LA BASE DU COU.

Le tronc innominé, la sous-clavière et la partie initiale de la carotide, avec les veines correspondantes, peuvent être atteints par des balles ou des éclats d'obus rasant horizontalement le bord supérieur de la clavicule, pénétrant dans le cou d'arrière en avant, à travers l'épaule ou la partie supérieure du dos ou d'avant en arrière et de haut en bas à travers la partie supérieure du cou et la face. Ils peuvent être blessés par des esquilles projetées d'un foyer de fracture comminutive de la clavicule. *Walther* a même observé une blessure des vaisseaux sous-claviers, après une fracture fermée de la clavicule par un culot d'obus.

Les plaies larges des vaisseaux de la base du cou sont très rarement observées dans les ambulances, à cause de la fréquence avec laquelle elles déterminent la mort rapide sur le champ de bataille. Seuls quelques cas de plaies étroites ont été jusqu'ici observés.

Quelquefois la lésion vasculaire se traduit par l'apparition d'une hémorragie interne considérable. Cela arrive lorsqu'en même temps que le vaisseau la plèvre est ouverte au voisinage du dôme pleural. L'abondance de l'hémorragie interne est parfois telle qu'elle est presque immédiatement incompatible avec le fonctionnement des organes thoraciques. Parfois l'augmentation de la pression pleurale s'oppose, à un moment donné, à la continuation de l'hémorragie, et le blessé survit. Sur sept cas de blessures des vaisseaux sous-claviers rassemblés par *Makins* dans les relevés de l'armée britannique, il y eut deux fois un hémothorax concomitant. Dans les deux cas le blessé survécut. J'ai déjà signalé une observation personnelle de blessure de la veine sous-clavière ouverte dans la plèvre, et dont l'hémorragie ne cessa qu'après ligature des deux bouts du vaisseau et suture de la déchirure pleurale.

En l'absence de lésion pleurale, l'hémorragie se fait dans le tissu cellulaire de la base du cou. L'hématome artériel ou artério-veineux de la base du cou se développe vers la ligne médiane, formant une tuméfaction sus-sternale, ou vers la partie latérale du cou, formant une tuméfaction sus-claviculaire. Parfois la tumeur soulève et refoule le sterno-mastoïdien, gagne la partie supérieure du cou jusqu'à l'os hyoïde ou le maxillaire ; parfois elle se diffuse soit en bas, sous la clavicule, vers l'aisselle, soit en arrière sous le trapèze, jusqu'à la partie supérieure du dos.

Il existe ici aussi des faits dans lesquels il ne se produit ni hémorragie interne ni hématome. Il doit être exceptionnel de voir une « plaie sèche » de l'artère sous-clavière. Cela arrive cependant. *Makins* a rapporté un cas de section totale de la troisième portion de la sous-clavière n'ayant donné lieu qu'à un hémothorax insignifiant. Le bout central se rétracta entre les scalènes et l'hémostase se fit spontanément. La gangrène du bras correspondant nécessita l'amputation du membre. Dans un autre cas rapporté par le même auteur, la plaie de la sous-clavière était obturée par un éclat d'obus ; l'ablation de l'éclat fut cause d'une hémorragie formidable qu'on n'arriva pas à aveugler directement, et le blessé mourut. Enfin ici encore la constitution d'une phlébartérie immédiate peut d'emblée prévenir toute hémorragie. *Makins* en a rapporté deux cas.

Les blessures des vaisseaux de la base du cou s'accompagnent fréquemment de lésions des nerfs et des plexus nerveux voisins : plexus brachial, nerf phrénique, grand sympathique. Il en résulte des anesthésies et des paralysies complètes ou partielles du bras, des symptômes d'irritation ou de paralysie diaphragmatique, des troubles oculo-pupillaires, etc. Il est même arrivé qu'en l'absence d'une tuméfaction sus-claviculaire appréciable les lésions paralytiques du bras avaient absorbé l'attention à ce point que la lésion vasculaire fut une surprise opératoire. *Makins* a observé un blessé présentant une monoplégie brachiale complète à la suite d'une plaie par une balle qui avait rasé le bord supérieur de la clavicule. Il n'y avait ni hémorragie externe, ni hémorragie interne. Pensant à de pures lésions nerveuses, le chirurgien anglais fit une incision sus-claviculaire pour découvrir les racines du plexus brachial. Il trouva l'artère sous-clavière coupée en deux au niveau de la deuxième portion ; le bout supérieur s'était rétracté sous le scalène antérieur et oblitéré ; le bout inférieur était recroquevillé sous la clavicule.

Abandonnées à elles-mêmes les blessures des gros vaisseaux de la base du cou conduisent presque fatalement à la mort. Elle peut survenir rapidement par suite de la réapparition à l'extérieur ou dans la plèvre d'une hémorragie momentanément retardée. S'il existe un hématome, la mort peut être la conséquence de son accroissement rapide et de la compression des organes voisins, veine axillaire, branches collatérales de l'artère, nerfs et organes de la base du cou, pneumogastrique, phrénique, trachée et œsophage. Il peut en résulter de la gangrène du bras ou des troubles divers en rapport avec les différents organes comprimés. L'accroissement de l'hématome peut aller jusqu'à sa rupture, soit à l'extérieur, à travers la plaie, soit dans la plèvre, soit dans l'œsophage et la trachée. Mais le grand danger, ici comme partout, est l'infection de la plaie qui expose le blessé à une hémorragie secondaire formidable, pouvant entraîner la mort en quelques instants.

Les indications thérapeutiques auxquelles donnent lieu les blessures des vaisseaux de la base du cou découlent tout naturellement de ces données.

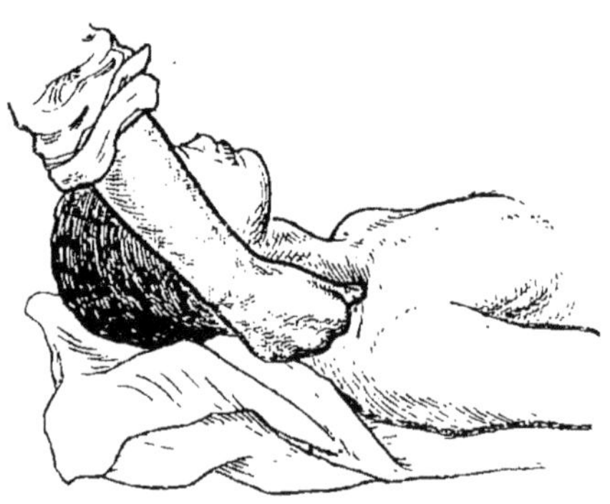

Fig. 49. — Compression de la sous-clavière. (D'après Farabeuf.)

Plus encore que les plaies de la partie supérieure ou moyenne du cou, les plaies larges de la base du cou échappent pour ainsi dire toujours à l'action chirurgicale.

J'ai dit plus haut qu'exceptionnellement on pouvait être amené, pendant le transport d'un blessé, ou à son arrivée au poste de secours, à arrêter une hémorragie retardée dans une plaie large du cou. Si un pareil accident survient chez un blessé atteint d'une plaie de la région sus-claviculaire, on devra s'efforcer de comprimer les vaisseaux sous-claviers sur la première côte, en enfonçant fortement les doigts vers la première côte derrière la clavicule (fig. 49). Si le sang continue à couler, je recommanderai ici encore soit le tamponnement aussi serré que possible de la plaie, soit plutôt l'oblitération provisoire de la plaie cutanée à l'aide d'une ou de plusieurs pinces en attendant l'arrivée à l'ambulance.

Le plus souvent, pour ne pas dire toujours, c'est en présence d'une plaie étroite de la base du cou que se trouve le chirurgien d'ambulance. Ici encore la nature de l'agent vulnérant, c'est-à-dire la probabilité de l'infection de la plaie, domine les indications thérapeutiques. S'il s'agit d'une plaie par éclat

d'obus, il n'y a pas à hésiter. Il faut opérer, et opérer tout de
suite. S'il s'agit d'une plaie par balle, à orifices punctiformes, la question est plus discutable; je pense néanmoins
que là encore le traitement de choix est l'intervention précoce.

J'étudierai successivement la voie d'accès sur les gros vais-

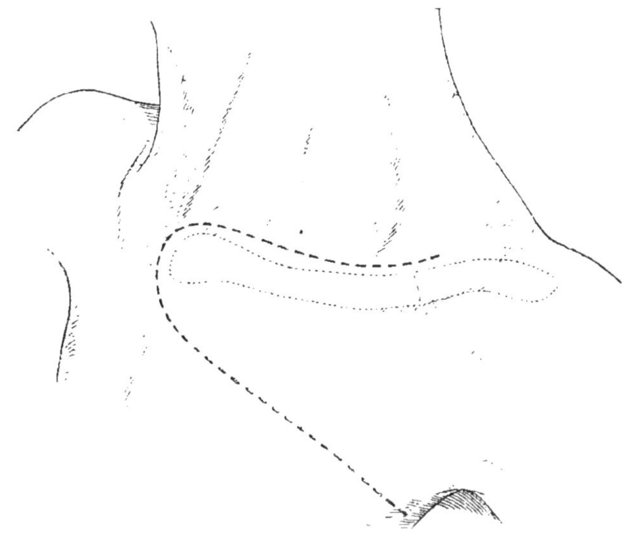

Fig. 50. — Incision cutanée pour aborder les gros troncs
de la base du cou.

seaux de la base du cou et le traitement des lésions vasculaires
mises à nu.

1. *Voie d'abord des gros vaisseaux de la base du
cou.* — Tous les chirurgiens qui ont eu à intervenir sur les
gros vaisseaux de la base du cou sont d'accord pour proclamer
la nécessité de se donner du jour, beaucoup de jour. La clavicule d'une part, les muscles sterno-cléido-mastoïdien au-
dessus d'elle, pectoraux au-dessous d'elle, sont les obstacles
principaux à la mise à découvert des vaisseaux. Aussi a-t-on
depuis longtemps songé à réséquer l'os et à couper les muscles.
Le procédé suivant, peu connu en France, me paraît présenter

les plus grands avantages. On trace, à deux travers de doigt au-dessus de la clavicule, une incision horizontale parallèle au bord supérieur de cet os et allant de son tiers externe jusqu'à 2 centimètres au delà de l'articulation sterno-claviculaire du même côté (fig. 50). A l'extrémité externe de l'incision, on met à nu la clavicule et on la scie en travers à l'aide d'une scie de

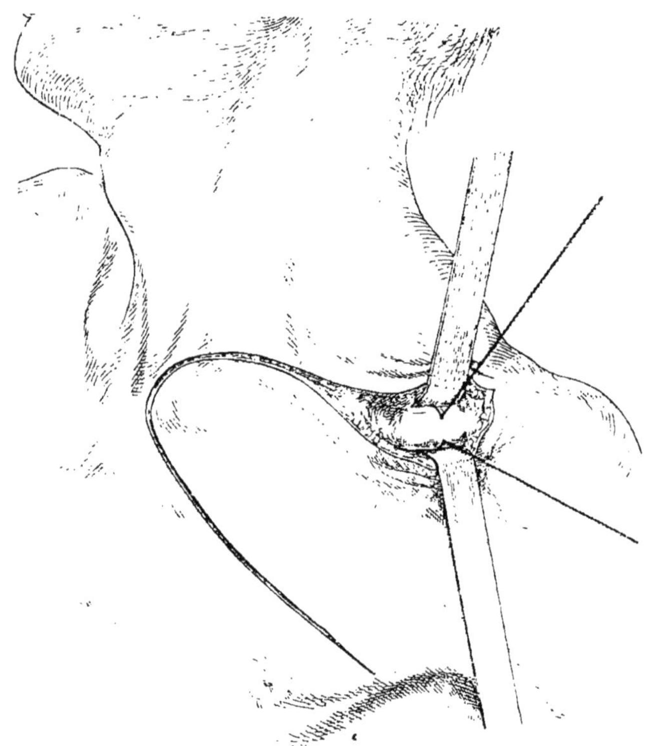

Fig. 51. — Section de la clavicule.

Gigli (fig. 51). A l'angle interne de l'incision, on sectionne le chef claviculaire du sterno-cléido-mastoïdien, on met à nu l'articulation sterno-claviculaire, on l'ouvre et on désarticule complètement l'extrémité interne de la clavicule en laissant le ménisque articulaire adhérent à la surface sternale. Puis on continue l'incision cutanée, en la recourbant en bas et en dehors, vers le pli axillaire, de façon à tracer un vaste

lambeau ostéo-cutané, à large base externe. Pour cela, on sectionne la peau et le tissu cellulaire, le muscle grand pectoral
à quelques centimètres de ses insertions costales, et plus pro-

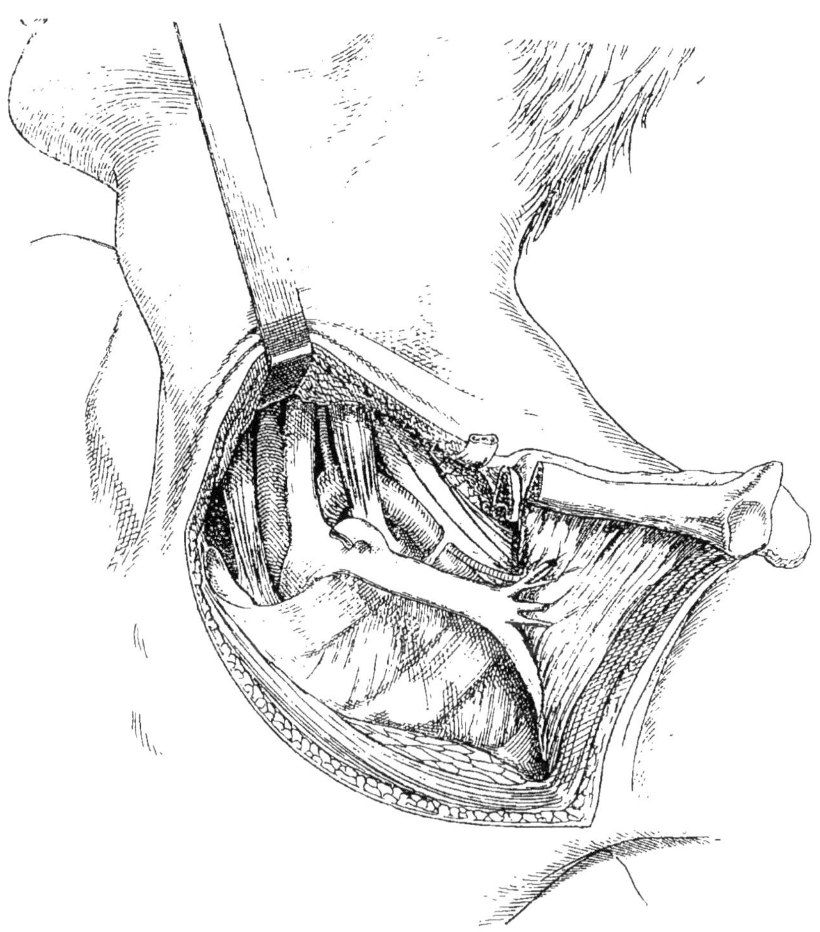

Fig. 52. — Les gros troncs vasculaires de la base du cou.

fondément le petit pectoral non loin de ses insertions thoraciques. Les nerfs du grand et du petit pectoral restent intacts
et sont relevés dans le lambeau avec les muscles. La bascule
de la clavicule au niveau du point où on l'a sciée en deux,
c'est-à-dire à l'union de son tiers moyen avec son tiers externe,

permet de relever complètement le lambeau et de le rabattre en dehors. La région des gros vaisseaux est alors admirablement exposée (fig. 52). A la partie supérieure et interne de la plaie, on voit l'extrémité initiale de la première côte sur laquelle est couchée la veine sous-clavière, et tout de suite en dedans le confluent jugulo-sous-clavier. Tout près du confluent arrive de haut en bas et d'arrière en avant la grosse veine vertébrale. Immédiatement en dehors de cette veine, et la séparant de l'artère sous-clavière, est le scalène antérieur. La face antérieure de ce muscle est croisée par l'artère scapulaire supérieure et par le nerf phrénique. Immédiatement en dedans de ce muscle, on voit la première portion, ascendante, de la sous-clavière, avec les branches qui en partent : vertébrale et tronc thyro-bicervico-scapulaire. Tout à fait en dedans, on découvre la partie initiale de la carotide primitive, et, plus profondément, le tronc brachio-céphalique.

La région ainsi exposée, nous avons accès sur la carotide primitive au niveau de son origine, sur les trois portions de la sous-clavière, et même à la rigueur sur le tronc brachio-céphalique. On peut d'ailleurs, pour mettre ce dernier plus facilement et plus complètement à découvert, réséquer la moitié de la fourchette sternale. On pourrait aussi faire cette section préalable du manubrium et relever sa partie réséquée avec la clavicule, sans désarticuler cette dernière.

2. ***Traitement des lésions vasculaires mises à nu.*** — *Le premier temps de l'opération* consiste à faire l'hémostase préventive par la ligature ou le pincement provisoire du vaisseau blessé en amont de la blessure. D'où la nécessité d'un diagnostic précis du siège de la lésion vasculaire. Ce diagnostic est loin d'être toujours aisé.

Sans doute l'examen clinique nous a donné des présomptions. Un hématome qui ne bat pas et au niveau duquel on ne perçoit pas de souffle est un hématome veineux, dû à une lésion de la veine sous-clavière ou du confluent jugulo-sous-clavier. Un gros hématome pulsatile développé surtout vers le cou, au niveau duquel existe un souffle qui se propage vers la parotide, et qui supprime le pouls temporal est probablement en rapport avec une blessure de la portion basse de la carotide primitive. Un hématome qui se développe surtout vers le creux sous-claviculaire, descend sous la clavicule, donne lieu à un souffle propagé vers l'aisselle et interrompt le pouls radial, est probablement d'origine sous-clavière. Mais ces indications sont loin d'être toujours bien nettes et l'examen clinique aura le plus souvent laissé le diagnostic en suspens. Même la région largement découverte, on aura souvent de la peine à le préciser. Dès lors où placer notre hémostase préventive?

Il faut disséquer doucement, lentement, avec mille précautions la partie supéro-interne du champ opératoire pour y découvrir la carotide primitive, la portion ascendante de la sous-clavière, le tronc brachio-céphalique. La compression isolée de l'un ou l'autre tronc, en faisant cesser d'emblée tout battement dans l'hématome, fera le diagnostic. On passera immédiatement un fil autour du vaisseau; voilà l'hémostase préventive établie. *C'est le premier temps, absolument indispensable, de l'opération.*

Ainsi prémuni contre toute grave hémorragie, on ouvrira largement la poche, on l'évacuera rapidement des caillots et on comprimera. En retirant peu à peu les compresses, on mettra bientôt à nu la lésion vasculaire.

S'il s'agit d'une blessure isolée de la veine sous-clavière ou du confluent jugulo-sous-clavier, on isolera posément, tranquillement le vaisseau, et on y placera un double fil, au-dessus et au-dessous de la blessure. Si la dissection et l'isolement du tronc veineux ne se faisaient pas facilement, on pourrait exceptionnellement aveugler la blessure vasculaire par une pince laissée à demeure. Ligature et forcipressure seront les deux méthodes habituelles de traitement. Je ne pense pas qu'il y ait intérêt, même sur un gros tronc veineux de ce genre, de tenter une suture, bien que son exécution ne soit pas très difficile. Dans un cas d'hématome sus-claviculaire et sus-sternal, *Pauchet* a mis à nu, derrière la clavicule et en dedans, une plaie d'un gros tronc veineux qu'il a cru être le tronc brachio-céphalique et qu'il a suturé sans accident. Ici comme partout je considère la suture veineuse comme une complication opé ratoire superflue. Quant à l'entrée de l'air dans les veines, qu'on considérait jadis comme un accident fréquent des blessures veineuses de la base du cou, je ne l'ai jamais observée.

S'il s'agit d'une blessure de l'artère sous-clavière, on isolera le vaisseau et on le liera au-dessus et au-dessous de la plaie. Cette double ligature portera soit en dehors des scalènes, soit entre les scalènes, soit en dedans d'eux. Elle pourra nécessiter la section du scalène antérieur ; on se gardera bien en ce cas du nerf phrénique qui longe sa face antérieure, puis son bord interne. La ligature de l'artère sous-clavière n'est pas, en général, une opération grave pour la vitalité du membre. La richesse des branches collatérales de ce vaisseau assure le rétablissement intégral de la circulation et la gangrène est exceptionnelle. Sur 16 cas de ligature de l'artère sous-clavière rassemblés en 1911 par *Monod et Vanverts*, il n'y eut qu'une seule fois une gangrène du bras. Sur 7 cas de blessures de la sous-clavière, diagnostiquées ou opérées dans l'armée anglaise depuis la guerre, *Makins* ne signale qu'un seul cas de gangrène ; sur 8 cas opérés dans l'armée allemande depuis deux ans, il n'y eut qu'une fois une nécrose partielle des doigts (*Lexer*). *Souhbotitch* a lié 4 fois la sous-clavière sans inconvénient, *Duval* 2 fois, et si *Le Jemtel* a vu la gangrène survenir dans son cas, c'est qu'il s'agissait d'un hématome infecté, opéré en pleine hémorragie secondaire.

Cette bénignité relative de la ligature de la sous-clavière nous met à l'aise pour rejeter la suture latérale ou circulaire de ce vaisseau. Sans doute, si on se trouvait en présence d'une petite plaie latérale, je conseillerais volontiers d'en faire la suture, mais je ne conseillerai pas cette opération si une déchirure plus ou moins large du vaisseau commande une suture circulaire.

Il n'est pas rare que la blessure de l'artère sous-clavière soit accompagnée de la blessure d'une de ses branches collatérales, vertébrale, tronc thyro-bicervico-scapulaire, thoracique inférieure. L'artère sous-clavière émet en effet, à son entrée dans le tunnel scalénique, un bouquet de branches volumineuses plus exposées que le tronc lui-même. La multiplicité de ces blessures vasculaires peut rendre l'opération très difficile ; malgré la ligature préventive, du sang s'échappe en abondance par la plaie et l'hémostase totale peut être extrêmement compliquée.

Enfin l'hématome de la base du cou peut être en rapport avec une blessure isolée d'une de ces branches de la sous-clavière, en particulier de l'artère vertébrale. Le diagnostic préopératoire de la lésion est à peu près impossible. Le diagnostic opératoire est lui-même encore très délicat. C'est en général par exclusion, après pincement provisoire de la carotide primitive et de la sous-clavière, qu'on mettra sur le compte de la vertébrale un hématome dont les battements persistent. Le plus souvent encore, on sera exposé à l'erreur. *Monod et Vanverts* ont rassemblé 18 cas d'hématomes de la base du cou en rapport avec une blessure de la vertébrale et chirurgicalement opérés. 9 fois, on fit par erreur la ligature de la carotide primitive et 9 fois le blessé mourut ; 1 fois on fit avec succès la ligature de l'artère vertébrale. Dans les 8 autres cas, on fit l'incision première de l'hématome suivie 5 fois de tamponnement avec 3 morts et 2 guérisons, 3 fois de ligature ou forcipressure de la vertébrale avec 3 guérisons. Depuis la guerre, je ne connais que le cas de *Soubbotitch* de ligature de la vertébrale après incision de l'hématome. Le blessé mourut des suites de l'hémorragie primitive.

A cause de toutes ces difficultés opératoires, à cause de la multiplicité des blessures vasculaires et des difficultés qu'on rencontre pour faire l'hémostase, l'ouverture large des hématomes de la base du cou reste une opération très grave. Sur 8 cas opérés dans l'armée allemande depuis la guerre il y eut 3 morts post-opératoires. *Bier* a rapporté en 1915, au Congrès des chirurgiens allemands, les 100 premiers cas d'hématomes artériels opérés depuis la guerre ; 4 sur les 8 morts post-opératoires signalées étaient dues à des hématomes de la base du cou. Aussi la crainte de l'hémorragie primitive a-t-elle poussé un certain nombre de chirurgiens à rejeter l'incision et l'hémostase directe pour adopter la simple ligature en amont. C'est ce que fit *Duval* dans ses deux cas. Il est évident que, d'une façon générale, cette opération est infiniment moins efficace que l'incision et la ligature dans la plaie. Est-elle beaucoup moins grave? Sur 16 hématomes sous-claviers rassemblés par *Monod et Vanverts* avant la guerre, 4 avaient été traités par la simple ligature en amont avec 2 morts, 11 par l'incision et l'hémostase directe avec 3 morts. Ces chiffres parlent en faveur de l'incision et de l'hémostase directe, et, bien que les données de cette guerre soient encore peu nombreuses, je pense qu'en suivant la technique exposée plus haut, l'incision et l'hémostase directe constituent ici comme partout la méthode de choix.

Anévrismes de la base du cou.

Les anévrismes traumatiques de la base du cou sont infiniment rares. Ils peuvent être en rapport avec le tronc brachio-céphalique, la carotide et la sous-clavière à leur origine d'une part, ces deux derniers troncs à quelque distance de leur origine d'autre part.

Dans le premier cas, la tumeur se développe immédiatement au-dessus de la clavicule et s'étend à la fois en bas, en haut et en arrière. Dans un cas que j'ai examiné avec M. Bérard et que représentent les figures 1 et 2 de la planche II, la tumeur s'étendait en bas sous la clavicule, remontait en haut jusqu'à la partie tout à fait supérieure du cou, et en arrière s'infiltrait sous le trapèze, formant un prolongement postérieur qui allait jusqu'à la pointe de l'omoplate. Les dimensions apparentes de la tumeur ne sont pas toujours aussi considérables; son développement vers le bas peut en faire, dans ce cas, une volumineuse tumeur thoracique. Il est à peu près impossible, dans tous ces cas, de circonscrire la tumeur et de se rendre un compte exact de la situation de son pôle supérieur. C'est dire qu'il est à peu près impossible, cliniquement, de savoir si on a affaire à un anévrisme du tronc innominé ou des portions initiales de la carotide primitive ou de la sous-clavière.

Dans le deuxième cas, la tumeur est plus limitée; elle se

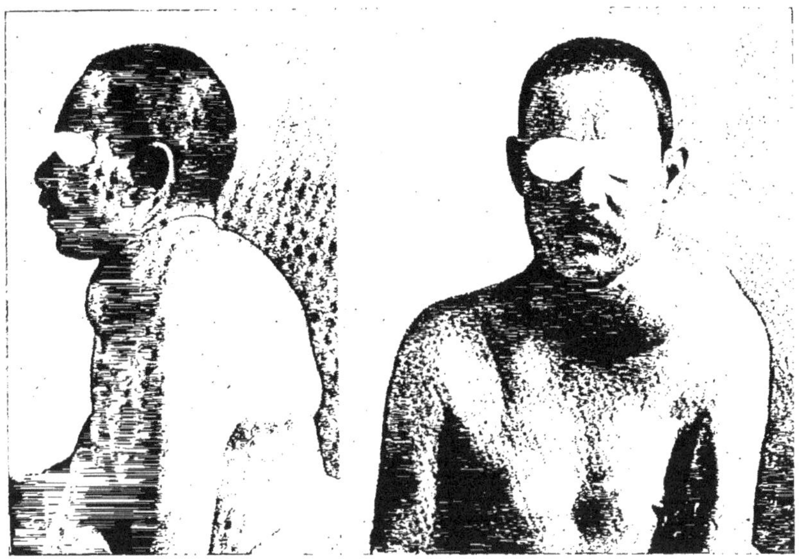

FIG. 1 et FIG. 2. — Anévrisme artériel de la base du cou.
(Photographie inédite de Bérard).

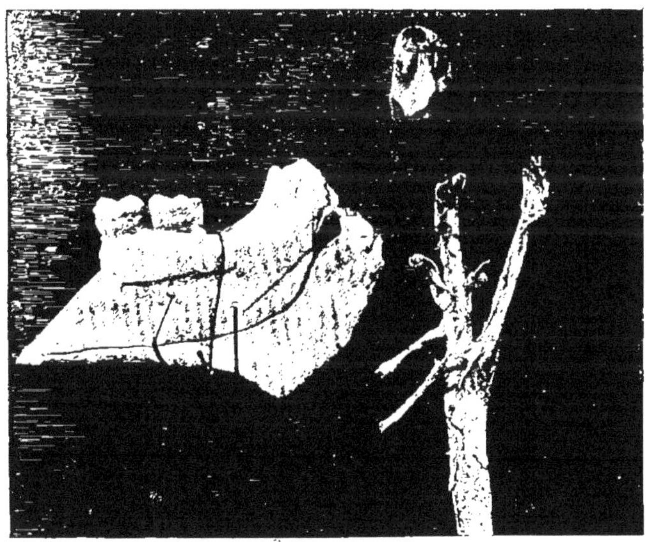

FIG. 3. — Fracture du maxillaire inférieur. Section des deux carotides
secondaires par balle de fusil (Pièce de Latarjet. Musée du Val-de-Grâce).

développe vers le cou, verticalement, en avant du sterno-mastoïdien, au-dessus de la fossette sus-sternale, s'il s'agit d'un anévrisme carotidien; en dehors, dans le creux sus-claviculaire, vers l'épaule, sous la clavicule, s'il s'agit d'un anévrisme de la sous-clavière.

La cure chirurgicale des anévrismes artériels de la base du cou est une entreprise fort difficile. Il faut néanmoins distinguer à cet égard les anévrismes isolés de la carotide primitive et de la sous-clavière des anévrismes profonds de l'origine de ces vaisseaux ou du tronc innominé.

Dans ce dernier cas, le traitement habituel des anévrismes artériels ou artério-veineux, l'extirpation du sac anévrismal, est le plus généralement impossible. Cette opération implique en effet comme premier temps la mise à nu du pôle « cardiaque » de la tumeur et la ligature ou le pincement provisoire du tronc artériel afférent. La dissection de la poche ne doit commencer qu'à partir de ce point. Or il est extrêmement difficile, sinon impossible, d'aborder ici le pôle supérieur de la tumeur. La large opération d'accès que j'ai décrite plus haut peut, à la rigueur, nous conduire sur la partie moyenne du tronc brachio-céphalique et nous permettre de le lier; mais isoler derrière le sternum le pôle supérieur d'un anévrisme dont la paroi, séparée de nous par le gros tronc veineux innominé, peut être adhérente à la trachée ou aux plèvres médiastines est une opération extrêmement périlleuse qu'on ne pourrait toujours mener à bonne fin. Aussi a-t-on dû renoncer, pour ces rares anévrismes de la base du cou, à l'opération de choix qu'est l'extirpation.

La méthode des ligatures artérielles, très inférieure en général à l'extirpation, devient ici la seule méthode applicable. La ligature peut être faite soit en amont de l'anévrisme, sur le tronc brachio-céphalique ou la portion tout à fait initiale de la carotide primitive et de la sous-clavière, soit en aval sur la carotide primitive au cou, sur la troisième portion de la sous-clavière ou sur les deux à la fois.

La ligature en amont, placée sur le tronc brachio-céphalique ou les artères carotide et sous-clavière près de leur origine, est d'une exécution extrêmement difficile et périlleuse quand il existe un anévrisme sus- et rétro-sternal. Elle a donné des résultats désastreux. *Monod et Vanverts* n'en connaissaient que 5 cas avec 4 morts. Cela n'est pas encourageant.

Aussi a-t-on le plus généralement recours à la ligature en aval. Cette ligature peut être faite sur la carotide ou sur la sous-clavière aux lieux d'élection, ou sur ces deux vaisseaux à la fois. La règle est de faire dans une même séance la ligature de la carotide et de la sous-clavière en commençant par la carotide, afin d'éviter les embolies cérébrales que pourraient produire les remous apportés dans l'anévrisme par la ligature de la sous-clavière. Cette opération est infiniment moins grave, est-il besoin de le dire? que la ligature en amont. *Monod et Vanverts* en ont rassemblé 65 cas. D'après ces faits, la mortalité opératoire ne dépasserait pas 15 p. 100. Les résultats seraient les suivants : améliorations durables, 30 p. 100; guérisons définitives, 22 p. 100; insuccès et mort, 30 p. 100.

Les anévrismes isolés de la carotide primitive immédiatement au-dessus du sternum et de la sous-clavière, en dehors des scalènes, entre les scalènes ou immédiatement en dedans d'eux, sont infiniment plus favorables à l'action chirurgicale.

Je renvoie pour les anévrismes carotidiens à ce qui en a été dit plus haut. Pour les anévrismes sous-claviers, artériels ou artério-veineux, le traitement de choix est l'extirpation. L'opération comprend naturellement la mise à nu large du vaisseau par l'incision à lambeau ostéo-cutané que j'ai décrite plus haut, puis la ligature de l'artère en amont et en aval de l'anévrisme et tout près de lui, enfin la dissection de la poche. Aux 7 cas d'extirpation réunis en 1906 par *Savariaud, Monod et Vanverts* en ajoutaient 4 en 1910, soit 11 cas avec 10 guérisons et 1 mort. Malgré l'excellence de ces résultats, telle est la rareté des anévrismes traumatiques de la sous-clavière par coup de feu qu'aucun ne fut à ma connaissance extirpé depuis cette guerre.

Il faut ajouter d'ailleurs que bien des chirurgiens sont restés fidèles à la méthode des ligatures, ligature simple en amont, ou ligature à la fois en amont et en aval. La ligature en amont peut être faite en dehors des scalènes, au milieu des scalènes ou immédiatement en dedans d'eux. L'opération la plus simple et la moins dangereuse est la ligature extra-scalénique; *Monod et Vanverts* en rapportent 10 cas avec 9 guérisons et 1 récidive; la ligature inter-scalénique est également favorable; les mêmes auteurs en rapportent 6 cas avec 5 guérisons et 1 échec. La ligature intra-scalénique au contraire, d'une exécution beaucoup plus difficile, est également beaucoup plus dangereuse pour la circulation du membre supérieur, puisqu'elle supprime les branches collatérales du vaisseau. Sur 10 cas rassemblés par *Monod et Vanverts* il y eut 2 morts. Depuis la guerre, *Duval* a exécuté cette ligature de la première portion de la sous-clavière sans accident. De son côté *Soubbotitch* a opéré avec succès un anévrisme artério-veineux des vaisseaux sous-claviers par ligature double de l'artère et suture de la plaie veineuse latérale.

CHAPITRE V

BLESSURES DES VAISSEAUX DE L'AISSELLE

Les blessures des vaisseaux axillaires se voient dans les ambulances beaucoup plus fréquemment que les blessures de la sous-clavière ou de la carotide. J'en ai pour ma part observé et traité 11 cas.

Tantôt il s'agit d'une plaie large et béante de l'épaule ou du creux axillaire, entièrement remplie de caillots et au fond de laquelle s'est faite l'hémostase spontanée. Tantôt même, on peut voir, dans les grands écrasements du moignon de l'épaule et dans les arrachements du membre supérieur, les vaisseaux axillaires en apparence largement béants dans la plaie et ne saignant pas. J'ai eu plusieurs fois l'occasion de voir le bras presque complètement détaché du tronc avec la peau largement déchirée vers l'aisselle, et dans la plaie les vaisseaux axillaires rompus, étirés, complètement secs.

Le plus souvent il s'agit de plaies étroites par balle ou éclat d'obus. Dans ce cas la blessure des vaisseaux peut s'accompagner d'une hémorragie interne, intra-pleurale, ou d'une hémorragie interstitielle avec formation d'un hématome axillaire ; exceptionnellement, il n'y a que peu ou pas d'écoulement sanguin.

L'hémorragie interne se produit à la faveur d'une plaie thoracique concomitante. Cette circonstance serait relativement fréquente. Sur 14 cas de blessures de l'artère axillaire rassemblés par *Makins* à l'armée britannique, 5 fois le projectile

avait ouvert la plèvre et provoqué un hémothorax. Je n'ai pour
ma part rencontré qu'une fois cette complication sur 11 cas.
L'hématome axillaire est la manifestation habituelle des blessures vasculaires de l'aisselle. Cet hématome atteint rapidement des dimensions considérables. Il soulève la paroi antérieure de l'aisselle qui bombe fortement en avant ; il remonte
jusqu'au-dessous de la clavicule, descend sur la face interne
du bras et le long de la paroi thoracique ; il peut être énorme.
Dans un cas que j'ai opéré, la tuméfaction diffuse occupait toute
la partie gauche du thorax et gonflait le bras jusqu'au coude ;
l'ecchymose, énorme, couvrait la face interne du bras et de
l'avant-bras, la face latérale du tronc jusqu'à la crête iliaque.
L'hématome artériel s'accompagne d'un mouvement d'expansion très net ; les battements et le souffle y sont en général facilement perçus. L'hématome artério-veineux est beaucoup
moins volumineux. Quant à la varice anévrismale, elle est
infiniment plus rare à l'aisselle qu'au niveau du cou. *Makins*
n'en a observé qu'un cas. Enfin, exceptionnellement, la plaie
vasculaire ne se signale à l'ambulance par aucun épanchement ; à une époque où le débridement et l'exploration systé-
matique des plaies n'étaient pas répandus, on a pu laisser
passer ainsi des plaies des vaisseaux de l'aisselle, qui se sont
manifestées à l'arrière par des hématomes diffus secondaires
ou des hémorragies secondaires : tels les cas rapportés par
Auvray, Le Jemtel, J.-L. Faure, etc.

Une complication très fréquente des plaies des vaisseaux de
l'aisselle, c'est la blessure des nerfs du plexus brachial. Dans
9 cas sur 14, *Makins* a constaté une monoplégie brachiale plus
ou moins complète. Il peut y avoir section complète ou incomplète d'une des branches du plexus, particulièrement du
médian. J'en ai observé deux cas très nets que j'ai suturés.

Les indications thérapeutiques auxquelles donnent lieu les
blessures des vaisseaux axillaires sont celles des blessures
vasculaires en général.

En présence d'une hémorragie artérielle, survenant par
une plaie de l'aisselle, chez un blessé transporté au poste
de secours ou à l'ambulance, on doit faire la compression de

la sous-clavière sur la première côte à l'aide d'un ou deux doigts enfoncés dans le creux sus-claviculaire tout contre la clavicule. Si le sang continue de couler, on devra faire un fort tamponnement dans la plaie, ou mieux l'occlusion provisoire de la plaie par une pince.

En présence d'une plaie de l'aisselle, avec hématome diffus

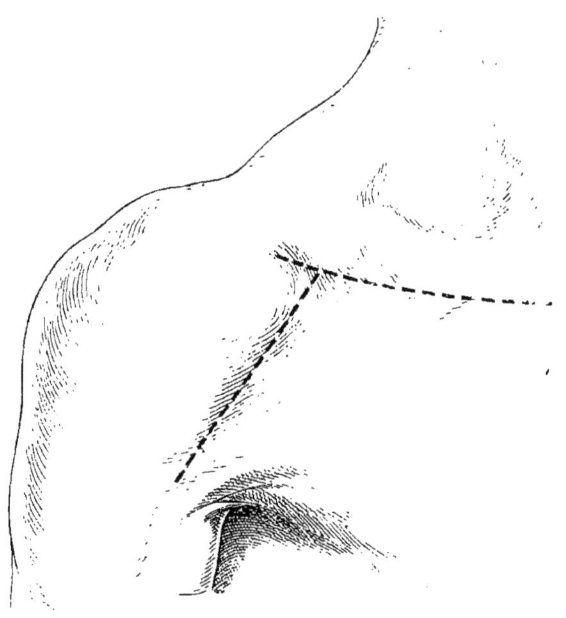

Fig. 53. — Incisions cutanées pour aborder les vaisseaux axillaires.

volumineux ou non, il faut immédiatement mettre à nu les vaisseaux, et faire l'hémostase directe.

1. — *Voie d'accès vers les vaisseaux axillaires.* — Facilement accessible dans son quart supérieur par l'incision classique sous-claviculaire et dans son quart inférieur par l'incision axillaire, l'artère axillaire échappe, pour sa partie moyenne, à l'exploration directe par les incisions habituelles. Même les portions accessibles par les incisions normales ne le sont que très étroitement, dans un puits au

fond duquel on peut bien les lier, mais non les isoler, les explorer et au besoin les suturer. Il faut donc ici, comme partout, compléter les incisions classiques afin de se donner un large jour vers l'aisselle. Le procédé le plus simple consiste à sectionner transversalement toute la paroi antérieure de l'aisselle.

On trace une incision horizontale suivant le bord inférieur

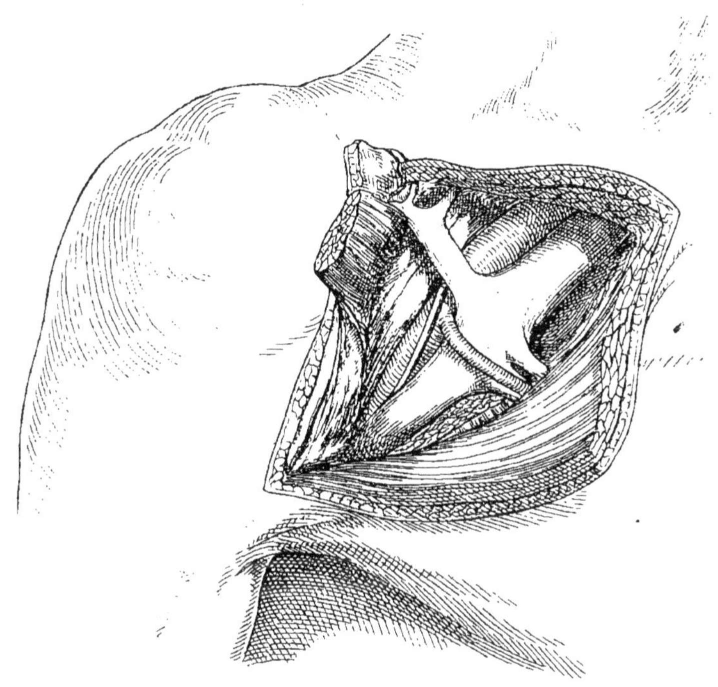

Fig. 54. — Découverte des troncs vasculaires de l'aisselle.

de la clavicule et allant depuis le niveau de la coracoïde en dehors jusqu'à 2 ou 3 centimètres de l'articulation sterno-claviculaire en dedans. La peau et le tissu cellulaire incisés, après double ligature de l'anastomose qui unit la veine céphalique à la jugulaire externe, on incise les fibres claviculaires du grand pectoral jusqu'à ce qu'on voie l'aponévrose clavi-pectoro-axillaire. Coupez cette aponévrose, en ayant soin de l'inciser sur le sous-clavier qu'elle engaine. La lèvre inférieure de l'incision abaissée laisse voir l'artère axillaire émergeant sous la clavicule, vers le milieu de cet os. Rien de plus facile que d'isoler l'artère et de la soulever sur un fil.

A ce moment, on fait partir de l'extrémité externe de l'incision transversale une incision oblique en bas et en dehors, qui suit le sillon delto-pectoral et va jusqu'au bord inférieur du grand pectoral (fig. 53). On récline en dehors la veine céphalique et l'artère acromio-thoracique; on coupe le grand pectoral en travers, puis le petit pectoral en ayant soin de ménager leurs vaisseaux et nerfs qu'on récline en dedans ou en dehors. L'aisselle est largement ouverte : vaisseaux et nerfs sont désormais facilement accessibles (fig. 54).

2. — *Traitement des lésions vasculaires mises à nu.* — La poche largement ouverte, les caillots enlevés et la plaie asséchée, on se trouve en présence d'une blessure de l'artère axillaire ou de l'artère et de la veine, plus rarement d'une blessure d'un ou plusieurs rameaux collatéraux.

S'il s'agit d'une blessure de l'artère axillaire, faut-il faire la double ligature, ou doit-on tenter la suture?

Il est classique de dire que la ligature de l'artère axillaire ne présente par elle-même aucun danger pour la nutrition du membre, à moins qu'elle ne porte juste à son extrémité inférieure, après l'émergence de la circonflexe. Les très nombreuses collatérales qu'émet l'artère axillaire au-dessus de ce point font que, en quelque endroit de son trajet que porte la ligature, le rétablissement de la circulation est rapidement assuré dans le bout inférieur. A sa terminaison au contraire, il n'existe qu'un petit rameau anastomotique, allant de la circonflexe à l'humérale profonde. Aussi la ligature à ce niveau est-elle considérée comme fort dangereuse. Sans oublier ce que j'ai dit, d'une façon générale, de la bénignité de ces ligatures, on tiendra donc grand compte du siège de la blessure pour le choix du traitement. Si elle siège sur la partie moyenne du vaisseau, on peut sans crainte lier les deux bouts dans la plaie. Si elle siège à la partie inférieure, il faut s'efforcer, en cas de plaie latérale, de faire une suture latérale, peut-être même, en cas de plaie totale, une suture circulaire; si cela n'est pas possible, on fera la ligature.

Avant la guerre *Monod et Vanverts* avaient réuni 18 cas
d'incision large d'hématomes axillaires suivie de double ligature dans la plaie. Ces 18 opérations ont donné 14 guérisons,
3 gangrènes, 2 morts. Les 3 cas de gangrène furent observés,
autant qu'on peut le préciser par la lecture des observations,
après ligature de la partie inférieure de l'artère. Depuis la
guerre, on a fait à l'avant un certain nombre d'opérations de
ce genre. Pour ma part, je suis intervenu immédiatement
dans 11 cas; 6 fois il s'agissait soit de plaies larges, soit de
plaies étroites avec petits hématomes ou sans hématomes; je
n'ai pas observé d'accidents, bien qu'il s'agît dans 2 cas au
moins de ligature basse du vaisseau; une fois je suis intervenu
pour une contusion violente de l'artère avec thrombose étendue. Le membre supérieur était tuméfié et froid; la gangrène
était imminente quand le blessé mourut par suite des lésions
pulmonaires concomitantes. Un de mes assistants intervint
une fois pour une déchirure étendue des vaisseaux axillaires
par balle tirée à bout portant. La double ligature ne fut suivie
d'aucun accident immédiat; mais le blessé eut le sixième jour
une hémorragie secondaire qui l'emporta au moment où je lui
faisais la transfusion sanguine. Je suis d'autre part intervenu
pour 3 hématomes axillaires volumineux. Dans un cas, dans
lequel la double ligature avait porté sur la partie inférieure de
l'artère, il y eut une gangrène rapide de la main et de l'avant-
bras qui nécessita l'amputation du bras au-dessus du coude;
le blessé guérit. La compression exercée par l'hématome sur
l'unique voie anastomotique de la partie inférieure de l'aisselle
rend dans ces cas le rétablissement de la circulation fort
aléatoire et augmente beaucoup les chances de gangrène. Sur
25 cas d'interventions pour hématomes axillaires publiés
depuis la guerre, je trouve 5 cas de gangrène limitée ou
étendue du membre, soit 25 p. 100.

Avant la guerre la suture de l'artère axillaire pour plaies
accidentelles avait été pratiquée un certain nombre de fois.
Monod et Vanverts en rapportent 15 cas avec 12 sutures
latérales et 3 sutures circulaires. Dans tous ces cas le
résultat avait été excellent. Depuis la guerre, on n'a pas pra-

tiqué, à ma connaissance, de suture latérale ou circulaire de l'axillaire tout de suite après la blessure. Il faut bien en conclure que la contusion vasculaire et toutes les raisons que j'ai données plus haut la rendent le plus souvent fort difficile en pareil cas. Malgré cette absence de faits, je pense que la suture latérale est indiquée pour les petites plaies de la partie inférieure du vaisseau.

Anévrismes de l'aisselle.

Les anévrismes traumatiques de l'aisselle sont le plus souvent des anévrismes artério-veineux. *Makins* a cependant observé 5 cas d'anévrismes artériels.

L'anévrisme artériel ou artério-veineux de l'aisselle se présente sous la forme d'une tumeur circonscrite, soulevant la paroi antérieure de l'aisselle ou refoulant sa base. C'est une tumeur immobile, plus ou moins molle, animée de battements; le souffle artériel ou artério-veineux y est noté comme très net. L'anévrisme axillaire s'accompagne presque toujours de troubles circulatoires et nerveux dans le bras, l'avant-bras ou la main. Dans la plupart des observations, on note que la main et l'avant-bras étaient froids et cyanotiques, qu'il existait du côté des doigts des troubles de la sensibilité et de la motilité, soit généralisés, soit limités au territoire d'un nerf, médian, cubital ou radial.

Je dois signaler la fréquence toute particulière avec laquelle on observe ici les troubles *trophiques, vaso-moteurs, sécrétoires* et *sensitifs,* qu'a étudiés *Leriche* à la suite des blessures vasculaires et dont *Mme Athanassio-Bénisty* vient de faire une bonne étude dans un volume de cette collection.

La peau de la main est fine, luisante, tendue ou au contraire sèche et écailleuse; elle est parfois le siège d'éruptions ou d'ulcérations. Les ongles sont dénivelés, rapiécés, sans forme régulière; les poils sont peu abondants et peu vigoureux. Le tissu cellulaire présente une sorte d'*infiltration sous-dermique*, dure, élastique, rappelant le trophœdème chronique.

Les muscles sont atteints parfois d'une dégénérescence fibreuse et fibro-scléreuse, qui peut entraîner la rétraction des tendons. On peut voir ainsi la main prendre l'attitude classique de la paralysie ischémique de Volkmann. Les articulations sont enraidies, les os eux-mêmes peuvent être à la longue déformés.

Les troubles vaso-moteurs se traduisent par une teinte rouge violacé des téguments de la main et un abaissement de la température locale.

Les troubles sécrétoires et sensitifs se traduisent par une diminution de la sécrétion sudorale et par des *phénomènes douloureux*. Ces douleurs sont parfois extrêmement vives, ne laissant aucun repos au blessé ; elles seraient dues, d'après *Leriche*, à l'inflammation des plexus sympathiques péri-artériels. Enfin il existe quelques troubles de la sensibilité objective consistant en une anesthésie complète, à territoire capricieux, nullement en rapport avec la distribution périphérique des filets nerveux.

Le traitement idéal des anévrismes artériels de l'aisselle est l'extirpation. *Monod et Vanverts* en avaient réuni 14 cas avec 14 guérisons complètes. Tous les chirurgiens sont d'accord pour recommander la dissection minutieuse et très attentive de la poche dans la paroi de laquelle sont fusionnés plus ou moins intimement le médian, le cubital, le radial. C'est là la grosse difficulté de l'opération, mais c'est aussi ce qui en fait toute la valeur thérapeutique.

La ligature de l'artère en amont, considérée autrefois comme l'opération de choix, est aujourd'hui à peu près abandonnée ; quelques auteurs lient encore la sous-clavière, mais cette opération qui, en laissant subsister le sac, laisse persister douleurs, troubles trophiques et paralysies, doit céder le pas, dans tous les cas, à l'extirpation.

Le traitement de choix des anévrismes artério-veineux est également l'extirpation totale du segment artério-veineux anastomosé. S'il s'agit d'une varice anévrismale, on résèque au plus près de la fistule ; s'il existe un sac, il faut en faire la dissection complète, en le séparant avec précaution des nerfs qui l'entourent : fourche du médian, cubital, brachial cutané interne.

Une fois l'anévrisme enlevé, on se trouve en présence d'une blessure artérielle ou artério-veineuse pour laquelle on a le choix entre la ligature, double ou quadruple, et la réparation complète par des sutures.

La ligature de la veine et de l'artère est une opération qui, dans le cas d'anévrisme, présente relativement peu de dangers. La préparation de la circulation collatérale diminue les risques que je signalais plus haut à propos de la ligature de l'extrémité inférieure de l'artère axillaire. Elle les diminue, mais ne les supprime pas. Témoin ce cas de *Mériel*, opéré depuis la guerre, dans lequel la ligature fut suivie d'une gangrène partielle des doigts. Et puis, même si la gangrène est évitée, il persiste souvent des troubles de la motilité du bras, en rapport avec une circulation déficiente, suffisante pour assurer la nutrition du membre, insuffisante pour lui assurer un fonctionnement parfait. C'est ce qui explique que, dans certains cas, il persiste de la paresse du membre, une certaine impotence générale, que les lésions nerveuses n'expliquent pas toujours. Or le bras et la main ont besoin d'un fonctionnement intégral. Aussi la possibilité de la gangrène n'est-elle pas le seul facteur qui doive être pris en considération. Si les diverses méthodes d'exploration que j'ai signalées à propos du traitement général des anévrismes semblent indiquer que le rétablissement parfait de la circulation est douteux, il faut essayer la réparation artérielle par la suture latérale ou circulaire.

Depuis la guerre, on a fait en France un certain nombre de ligatures : *Quénu, Mériel, Mauclaire, Duval, Bérard* ont extirpé des anévrismes artério-veineux de l'aisselle et lié les bouts vasculaires libérés. Leurs opérés ont guéri; même, les troubles nerveux ont à peu près disparu. Un cas de *Mauclaire* est intéressant parce qu'il avait été traité six mois avant par la ligature de la sous-clavière qui n'avait eu aucune action curative. A l'étranger on tend plus vers la réparation vasculaire complète. *Soubbotitch*, qui a traité 8 cas d'anévrismes de l'aisselle, a fait pour 7 anévrismes artériels l'extirpation et la ligature avec 5 guérisons et 1 mort, la suture latérale une fois, la suture circulaire une fois avec 2 guérisons, et, pour 1 anévrisme artério-veineux, la suture circulaire de l'artère et latérale de la veine suivies de guérison. Sur 4 anévrismes artério-veineux de l'aisselle traités dans l'armée allemande et dont j'ai pu me procurer les observations je trouve deux fois une suture circulaire de l'artère avec ligature de la veine avec 2 guérisons, et 2 transplantations veineuses après résection d'un segment étendu de l'artère avec 2 guérisons. Le transplant veineux fut pris dans les deux cas à la veine céphalique. Ces résultats sont fort encourageants. Ils confirment ce que je disais plus haut. On fera la ligature en général; on pourra faire la suture, on devra même la faire toutes les fois qu'elle sera possible, voire facile, et que l'exploration de la circulation nous aura donné des doutes sur le rétablissement complet de la circulation collatérale dans le membre.

CHAPITRE VI

BLESSURES DES VAISSEAUX DU BRAS, DE L'AVANT-BRAS ET DE LA MAIN

Les blessures des troncs principaux du bras, de l'avant-bras et de la main sont extrêmement fréquentes.

Les blessures du bras, avec ou sans fractures de l'humérus, atteignent souvent l'humérale ou l'humérale profonde dans la gouttière de torsion (fig. 55). Elles déterminent une grave hémorragie externe ou un hématome diffus du bras. Les hémorragies externes seraient fréquentes si l'on s'en rapportait au nombre de blessés qui arrivent à l'ambulance avec un garrot à la racine du bras. Le plus souvent ce garrot est inutile et quand, à l'ambulance, vous l'avez enlevé, vous voyez qu'il n'y a plus trace d'écoulement sanguin par la plaie. On a pris pour une hémorragie artérielle un simple écoulement de sang veineux et on a eu grand tort! J'ai insisté plus haut sur les dangers du garrot; je ne saurais oublier que, plusieurs fois, j'ai vu survenir de la gangrène rapide du membre supérieur à la suite de l'application prolongée d'un garrot que l'absence de toute blessure artérielle rendait inutile. Redisons-le : il ne faut appliquer le garrot que s'il existe une hémorragie artérielle évidente qu'un pansement compressif n'arrête pas (fig. 56); il ne faut pas oublier, en outre, de diriger tout de suite le blessé garrotté sur une ambulance chirurgicale où on fera immédiatement l'hémostase directe dans la plaie.

Les hématomes diffus du bras sont fréquents. Ils peuvent siéger en n'importe quel point du bras, mais ils ne présentent guère d'intérêt chirurgical que lorsqu'ils siègent à sa partie tout à fait supérieure, et que la plaie artérielle se trouve entre l'émergence de la circonflexe et celle de l'humérale profonde. Les voies anastomotiques sont très réduites à ce niveau et, pour peu que l'hématome soit volumineux et comprime les vaisseaux voisins, la gangrène du membre est possible. *Murard* en a rapporté 2 cas; il faut faire remarquer toutefois qu'il s'est agi dans ces deux cas d'une gangrène à la fois septique et mécanique, dans l'étiologie de laquelle l'infection a joué le plus grand rôle. Plus bas, les voies anastomotiques sont nombreuses; au niveau du coude, elles dessinent tout un réseau péri-articulaire fort important.

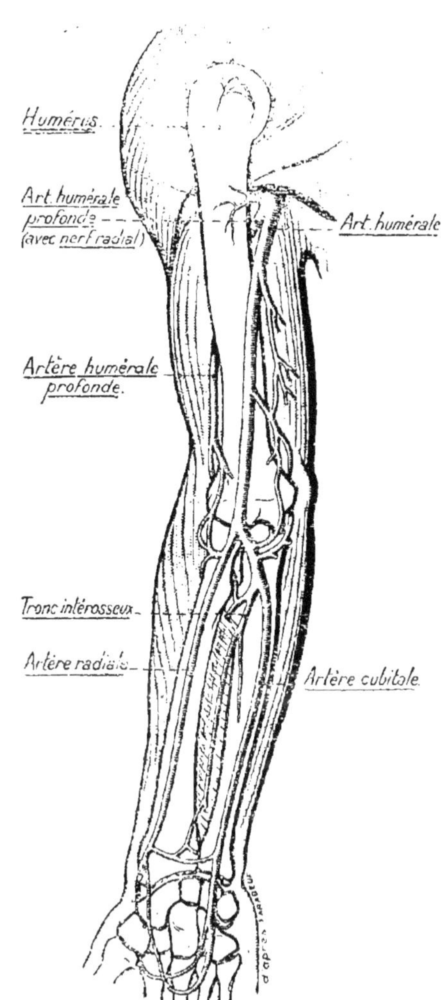

Fig. 55. — Topographie artérielle du membre supérieur. (Broca.)

Il en résulte qu'à ce niveau la ligature du tronc principal n'a qu'une importance très minime; la circulation du membre est bien assurée d'avance. Il en résulte aussi par contre qu'au niveau du bras et du coude, les blessures vasculaires sont souvent multiples : outre la veine et l'artère humérale, on peut avoir à lier la veine médiane basilique, une ou plusieurs récurrentes radiale ou cubitale, le tronc des interosseuses, etc. Les blessures artérielles du bras s'accompagnent parfois de blessures nerveuses; avec l'humérale superficielle, c'est le médian ou même le cubital qui sont atteints; avec l'humérale profonde, c'est le radial.

L'évolution des blessures vasculaires du bras ne présente rien de particulier. Tout ce que j'ai dit de l'évolution clinique des blessures artérielles en général et des indications thérapeutiques auxquelles elles donnent lieu leur est applicable. Il n'y a pas lieu d'y revenir.

La découverte chirurgicale de l'humérale est un peu différente suivant que l'artère est blessée à

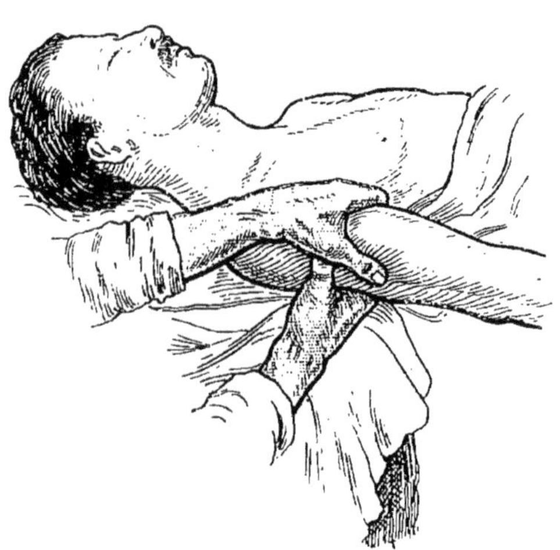

Fig. 56. — Compression de l'humérale. (D'après Farabeuf.)

la partie supérieure et moyenne du bras ou au pli du coude.

Pour découvrir l'artère humérale au milieu du bras, je rappelle qu'il faut inciser sur la ligne du tronc axillo-huméral, c'est-à-dire sur une ligne allant du sommet de l'aisselle au pli du coude (fig. 57), ou un peu en avant de cette ligne. L'aponévrose découverte, on l'incise sur le biceps, en plein sur le muscle ; on saisit la lèvre externe de l'incision aponévrotique avec une pince, on décolle le biceps de sa gaine, on le soulève et on le porte en haut et en dehors sous un écarteur. Sous un mince feuillet aponévrotique, on aperçoit le paquet vasculo-nerveux, nerf en avant, artère en arrière. Faites relever le nerf en haut; vous avez l'artère humérale sous les yeux.

Pour trouver l'artère au pli du coude, on fait une incision légèrement oblique de haut en bas et de dedans en dehors, dont le milieu répond précisément au pli du coude. Sous la peau, on coupe ou on écarte en dedans la veine médiane basilique ; libérez bien alors l'aponévrose et mettez bien à nu son renforcement local, l'expansion aponévrotique du biceps ; l'artère est juste au-dessous de lui ; coupez-le sur une sonde cannelée ou directement ; vous trouverez l'artère immédiatement, entre le tendon du biceps en dehors et le nerf médian en dedans.

La blessure vasculaire mise à nu, y a-t-il lieu de faire la

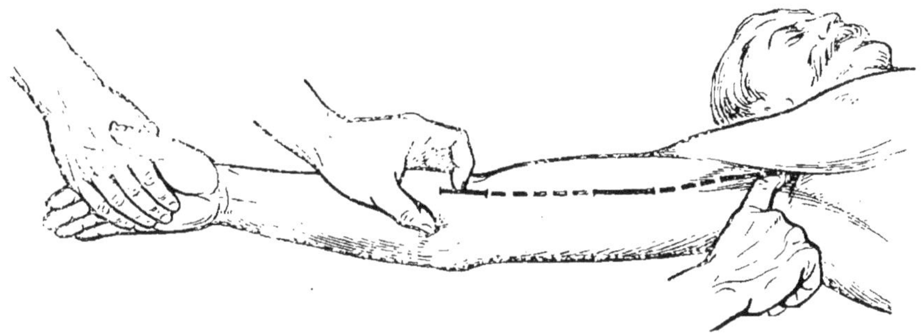

Fig. 57. — Ligne du tronc axillo-huméral. (Broca.)

ligature ou la suture du vaisseau? Les dangers de la ligature sont vraiment ici tellement minimes qu'il n'y a pas lieu de s'attarder à essayer une suture. Avant la guerre, on ne connaissait pas de cas de gangrène après ligature de l'humérale ; c'est cependant sur ce vaisseau qu'on avait fait le plus de sutures. *Monod et Vanverts* en connaissaient 18 cas (13 sutures latérales, 5 sutures circulaires). Depuis la guerre, j'ai fait personnellement 6 fois la ligature de l'humérale sans un seul accident ; je connais 25 ou 30 faits analogues sans accidents. La suture, essayée une fois et abandonnée par *Duval*, a été utilisée par *Soubbotitch*, qui a fait 3 sutures circulaires, et par *Hotz* qui a fait une suture latérale. Ces essais me paraissent sans aucune utilité. Toute complication opératoire doit être rejetée quand elle n'est pas indispensable.

Les blessures de l'avant-bras et de la main se compliquent très fréquemment de blessures de la cubitale ou de la radiale. Il convient précisément d'attirer l'attention sur la fréquence des hématomes diffus de la partie supérieure de l'avant-bras. En raison de la situation profonde des vaisseaux à ce niveau, le sang se répand au loin dans les interstices musculaires.

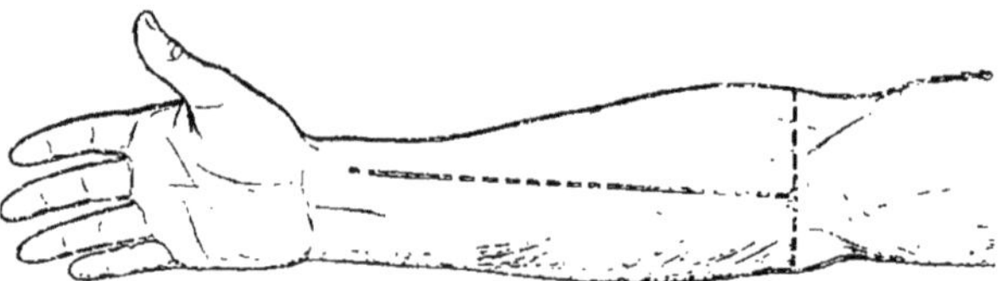

Fig. 58. — Ligature de la radiale. (Broca).

Il ne se produit pas de tumeur, pas de tuméfaction localisée, mais un gonflement diffus du membre, qui ne trompera pas un chirurgien avisé. Gonflement diffus de l'avant-bras et douleur profonde doivent toujours retenir l'attention dans les blessures de l'avant-bras ; 9 fois sur 10, ces symptômes témoignent d'un hématome diffus qu'il faut opérer tout de

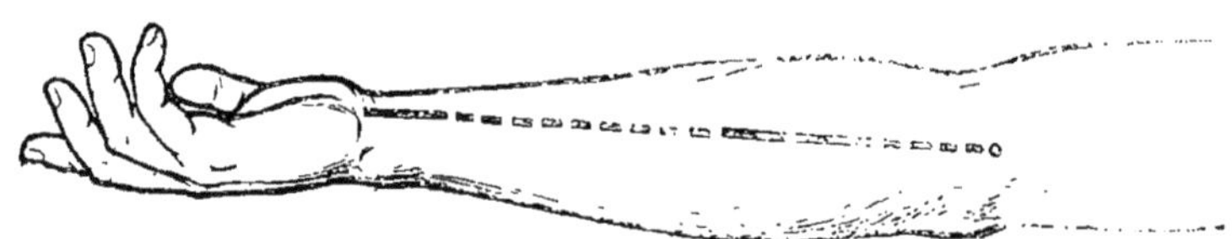

Fig. 59. — Ligature de la cubitale. (Broca.)

suite si l'on veut prévenir la gangrène ischémique et septique de l'avant-bras et de la main.

Pour trouver la radiale à la partie supérieure de l'avant-bras, il faut faire une incision sur une ligne qui va du *milieu du pli du coude* à la *gouttière du pouls* (fig. 58), l'extrémité supérieure de l'incision s'arrêtant à trois travers de doigt au-dessous du pli du coude. Fendez l'aponévrose bien dégagée juste au bord du long supinateur et réclinez ce muscle en dehors. A la place où il était, vous voyez les vaisseaux engainés dans un mince feuillet aponévrotique au milieu duquel il est facile de les isoler.

Pour trouver la cubitale, incisez sur une ligne allant *du sommet de l'épitrochlée* au *bord externe du pisiforme* (fig. 59) en arrêtant l'incision à trois travers de doigt au-dessous du pli du coude. L'aponévrose mise à nu, et la main étant en extension pour tendre tendons et muscles, incisez sur l'interstice qui sépare le cubital antérieur du fléchisseur sublime ; incisez légèrement sur le fléchisseur, qu'on reconnaît à ce que ses fibres, non adhérentes à l'aponévrose, font hernie. Dans l'interstice des deux muscles, glissez une sonde cannelée ; en faisant relâcher les muscles par flexion du poignet, vous dégagez l'interstice et écartez le fléchisseur en haut. Au fond de l'interstice, voici le nerf cubital ; entre lui et l'axe du membre, tout contre le nerf, se trouve l'artère appliquée sur le fléchisseur profond.

Les anévrismes artériels ou artério-veineux du bras, de l'avant-bras et de la main sont d'autant moins observés à l'arrière qu'on traite plus de plaies fraîches de ces vaisseaux à l'avant. Ni la symptomatologie de ces anévrismes, ni leur traitement ne présentent rien de particulier. Je renvoie à ce qui a été dit plus haut du traitement des anévrismes en général.

CHAPITRE VII

BLESSURES DES VAISSEAUX PELVIENS

Profondément enfouis au fond de la cavité abdomino-pelvienne, les vaisseaux iliaques primitifs, internes et externes, ne sont pour ainsi dire jamais blessés isolément; leur blessure complique ordinairement une fracture de la ceinture pelvienne ou une plaie pénétrante de la cavité abdomino-pelvienne. C'est dire qu'elles ne se voient guère que dans des traumatismes considérables, entraînant souvent la mort sur le champ de bataille. Cela explique qu'on en observe si peu dans les ambulances du front. L'abondance de l'hémorragie interne immédiate entraîne, en effet, une mort rapide, comme dans le cas représenté dans la figure 5. Peut-il se produire un hématome sous-péritonéal, susceptible d'arrêter l'hémorragie ? Ce fait doit être exceptionnel en raison des rapports étroits des vaisseaux avec le péritoine. Peut-on voir se produire l'abouchement primitif d'une double plaie artério-veineuse? C'est ce que semble prouver l'observation d'un blessé que j'ai opéré avec *Cotte* pour un anévrisme artério-veineux des vaisseaux hypogastriques. Cet homme avait reçu, en décembre 1915, une balle qui avait traversé obliquement la cavité abdomino-pelvienne, allant du flanc gauche à la région trochantérienne droite. Il avait été laparotomisé immédiatement et on lui avait suturé plusieurs perforations intestinales. Or, plusieurs mois après, apparaissaient les signes de plus en plus nets d'un anévrisme artério-veineux pelvien que l'opération nous a montré siéger sur les vaisseaux hypogastriques. Au moment de la laparotomie, on n'avait rien vu d'anormal de ce côté; il est certain que la plaie vasculaire ne saignait pas à ce moment.

Quoi qu'il en soit de faits exceptionnels de ce genre, il faut considérer les blessures des vaisseaux pelviens, susceptibles d'être traitées, comme une grande rareté.

Je ne connais pas d'exemple de blessure de l'iliaque primitive ou de l'iliaque interne opérée depuis deux ans. Par contre, on a observé et traité quelques blessures de l'iliaque externe, et un certain nombre de blessures des branches extra-pelviennes de l'hypogastrique. Je me bornerai à signaler ces faits.

L'artère iliaque externe et sa veine satellite ont été atteintes par des balles ayant traversé d'avant en arrière ou obliquement la fosse iliaque, ou par des éclats d'obus venant épuiser leur action au contact des vaisseaux. *Tuffier* a rapporté à la Société de Chirurgie un cas de ce genre observé par *Letoux*. Un éclat de bombe était entré au niveau de l'épine iliaque antéro-supérieure. Le débridement de la plaie n'avait pas conduit sur la lésion vasculaire, qui existait pourtant, puisque quinze jours après elle se manifesta par un hématome diffus secondaire. La ligature de l'iliaque externe n'empêcha pas la mort de survenir par hémorragie secondaire. J'ai vu une balle entrée par la fesse, au voisinage de l'ischion, ressortir un peu au-dessus de l'arcade de Fallope, en faisant éclater l'extrémité inférieure de l'artère. Je pus, dans ce cas, ouvrir l'hématome et faire l'hémostase directe. Un de mes anciens collaborateurs m'envoyait récemment une observation de plaie par éclat d'obus de l'iliaque externe, dont la ligature fut suivie de gangrène totale du membre qui nécessita, deux jours après, la désarticulation de la hanche. *Soubbotitch* enfin a rapporté à la Société de Chirurgie deux faits d'hématomes consécutifs à une plaie de l'iliaque externe; la double ligature du vaisseau fut suivie de la guérison dans un cas, de la mort dans l'autre.

Ces faits sont bien peu nombreux pour permettre d'esquisser l'histoire des blessures de l'iliaque externe. Ils permettent toutefois d'établir qu'en dehors des cas, vraisemblablement les plus nombreux, dans lesquels une hémorragie externe ou interne formidable est la conséquence immédiate de la plaie, il existe quelques cas dans lesquels la blessure vasculaire donne lieu à un hématome diffus artériel ou artério-veineux.

Cet hématome se présente sous l'aspect d'une tuméfaction volumineuse siégeant immédiatement au-dessus de l'arcade de Fallope, soulevant la paroi abdominale antérieure, remontant en haut jusqu'au delà de la crête iliaque vers la fosse lombaire. Dans le cas personnel que j'ai signalé tout à l'heure, la tuméfaction était énorme; elle avait presque le volume d'une tête d'adulte. L'ecchymose recouvrait la fosse iliaque, et surtout la fesse et toute la face externe de la cuisse. L'hématome artério-veineux est naturellement beaucoup moins volumineux. La varice anévrismale primitive, rencontrée trois fois par *Soubbotitch*, expliquerait l'absence d'hémorragie et de tumeur de certaines plaies sèches.

Est-il besoin de dire que toute plaie des vaisseaux iliaques externes commande l'intervention immédiate? L'opération comporte la ligature provisoire de la partie initiale de l'iliaque externe ou celle de l'iliaque primitive, l'ouverture large de l'hématome et le traitement direct de la plaie vasculaire. Je rappelle que, pour mettre à nu l'origine de l'iliaque externe ou l'iliaque primitive, il faut faire à un travers de doigt au-dessus de l'arcade fémorale et parallèlement à elle une longue incision commençant un peu en dehors de l'orifice externe du canal inguinal, suivant l'arcade jusqu'au delà de sa partie moyenne, puis se recourbant peu à peu vers le haut pour remonter perpendiculairement à l'arcade. Incisez le tissu cellulaire et l'aponévrose du grand oblique; une fois sur le petit oblique, cherchez avec le doigt son bord inférieur, et contre le doigt qui le soulève coupez le muscle verticalement, en travers, d'un coup de ciseaux. Même manœuvre pour le transverse. Alors le doigt introduit dans la plaie décolle peu à peu le péritoine et le refoule vers le haut. A peine le décollement est-il amorcé qu'on découvre l'artère iliaque externe; on continue le décollement en suivant l'artère; on arrive ainsi jusqu'à sa partie initiale qu'on peut lier ou pincer.

Mettre largement à nu la blessure vasculaire en évacuant l'hématome est le second temps du traitement. Le troisième temps comporte l'hémostase directe. Les statistiques d'avant la guerre établissent que la ligature de l'iliaque externe n'est pas une ligature fort grave, puisque, d'après *Monod et Vanverts*, la proportion de gangrènes ne dépasserait pas 3,8 p. 100. La suture de l'artère iliaque externe avait cependant tenté les opérateurs et avait été pratiquée six fois avant la guerre (cinq sutures latérales et une suture circulaire) avec quatre succès, un insuccès et une mort. Je ne connais pas de cas de suture de l'artère iliaque externe pour plaie fraîche pratiquée depuis deux ans. La mise à nu large et étendue du vaisseau blessé est certainement ici d'une incommodité trop grande pour que la suture, à moins qu'il ne s'agisse d'une petite suture latérale, apparaisse comme une opération facile. On n'aura, j'en suis sûr, que de très rares occasions d'y recourir.

Les blessures des artères fessières et ischiatiques se voient plus souvent dans les ambulances que les blessures de l'iliaque externe. Elles sont la conséquence de plaies de la fesse par éclats d'obus, rarement de plaies par balles. On sait combien sont fréquents les vastes délabrements musculaires de la fesse par éclats de gros projectiles. J'ai vu bien des fois des fragments de fer, gros comme des œufs de poule, labourer la fesse et s'y implanter. J'ai vu un jour une fusée d'obus traverser la fesse, pénétrer à travers la fosse iliaque externe jusque dans le bassin où elle blessa le rectum, tandis qu'elle déroulait, en s'enfonçant, un ressort qui, quand on m'apporta le blessé, sortait de 5 ou 6 centimètres à travers la plaie de la fesse. On sait combien sont graves ces grands délabrements de la fesse; les lésions vasculaires y ajoutent un facteur de gravité de plus.

Il est rare que les plaies de la fessière et de l'ischiatique donnent lieu à de graves hémorragies externes. Elles se traduisent habituellement par l'apparition d'un hématome diffus, que sa diffusion même rend difficile à reconnaître. La fesse est volumineuse et tendue; il n'y a pas d'autres signes de la blessure vasculaire. C'en est assez d'ailleurs pour commander l'intervention immédiate.

Pour mettre à nu la fessière à la partie supérieure de la grande échancrure sciatique et l'ischiatique à sa partie inférieure, on fait une grande incision qui commence à deux travers de doigt au-dessous de l'épine iliaque postéro-supérieure, remonte en haut et en dehors jusqu'au niveau de cette épine et de là s'incline directement en dehors et en bas, en suivant une ligne qui joint l'épine iliaque postéro-supérieure au grand trochanter. Le grand fessier découvert, on pénètre dans un de ses interstices jusqu'à ce qu'on arrive au tissu cellulaire lâche sous-jacent. Pour faciliter l'abaissement de la lèvre inférieure du muscle, on incise en dedans les insertions des quelques faisceaux musculaires qui s'attachent au bord externe du grand ligament sciatique. Alors le muscle s'abaisse facilement; on voit, au fond de la plaie, le muscle pyramidal sur le bord supérieur duquel, tout contre l'arcade osseuse, se trouve l'artère fessière. Sur le bord inférieur de ce muscle, tout contre l'épine sciatique, se trouve l'ischiatique.

Il ne sera pas toujours facile, surtout en ce qui concerne la fessière, de bien placer la ligature sur le tronc artériel avant sa bifurcation. L'artère est là très adhérente au périoste, et on a toutes les peines du monde à l'isoler et à la saisir. Souvent on devra renoncer à faire la ligature; on laissera en place une pince longuette qui en quarante-huit heures assurera l'hémostase. S'il arrivait qu'on ne puisse saisir l'artère, trop adhérente au périoste ou rétractée dans le bassin, devrait-on recourir à la ligature à distance et lier l'hypogastrique par voie abdominale? Avant de se résoudre à cette opération complémentaire, je pense qu'on devrait s'efforcer de dégager l'artère *in situ*, au besoin en enlevant à la pince gouge une partie plus ou moins importante du rebord de l'arcade osseuse. Bien qu'il soit démontré depuis longtemps que la ligature de l'hypogastrique ne présente aucun danger, j'aimerais mieux tout faire pour lier la fessière dans la plaie plutôt que d'imposer une laparotomie complémentaire à un blessé dont l'état général est déjà le plus souvent fort affaibli.

Anévrismes pelviens.

Les anévrismes pelviens consécutifs aux blessures de guerre sont très rares.

On comptait avant la guerre les anévrismes artériels de l'iliaque primitive par quelques cas isolés. Depuis deux ans, je ne crois pas qu'on en ait opéré, pas plus d'ailleurs que d'anévrisme de l'iliaque interne. Le premier cas, et le seul jusqu'ici, d'opération entreprise pour un anévrisme pelvien, est celui que j'ai présenté, avec Cotte, à la Société de Chirurgie. Il s'agissait d'un anévrisme artério-veineux développé aux dépens des vaisseaux hypogastriques, à la suite d'une plaie abdomino-pelvienne. Quand nous vîmes le blessé, nous constatâmes, Cotte et moi, l'existence d'un thrill formidable, particulièrement net à travers la cicatrice distendue de la laparotomie. Le blessé présentait tous les signes d'un gros anévrisme artério-veineux, et l'indication opératoire résulta pour nous de l'existence de troubles circulatoires marqués dans le membre inférieur gauche et surtout de troubles cardiaques extrêmement intenses : palpitations, oppression, douleur.

La laparotomie nous montra l'existence d'une tumeur du volume du poing, remplissant tout le petit bassin, soulevant à droite le côlon pelvien, adhérente en avant à la vessie, en arrière à la concavité sacrée, à gauche aux vaisseaux iliaques externes et internes tout près de l'iliaque primitive; la tumeur était animée de forts battements. Après avoir successivement isolé et provisoirement oblitéré par un fil l'iliaque primitive, l'iliaque externe et l'iliaque interne, je vis que la tumeur était développée aux dépens de ces derniers vaisseaux. La ligature de l'hypogastrique ayant été rendue définitive, j'entrepris la dissection de la poche; après bien des essais, je dus renoncer à l'enlever entièrement, et me résoudre à l'inciser. Ceci fait, je pus faire l'hémostase complète à l'aide d'une pince laissée à demeure sur le bout périphérique de la veine hypogastrique qu'il fut impossible de lier. Le reste de

la poche fut marsupialisé et le ventre fermé sans drainage.
Le blessé succomba dans la soirée, sans que l'autopsie ait pu
faire découvrir la cause de la mort. La tumeur était un énorme
anévrisme variqueux; la veine seule participait à la formation
du sac; l'artère légèrement dilatée s'ouvrait dans le sac par
un orifice admettant la pulpe de l'index (fig. 60). Tel est le seul
cas actuellement connu d'anévrisme artério-veineux pelvien
opéré.

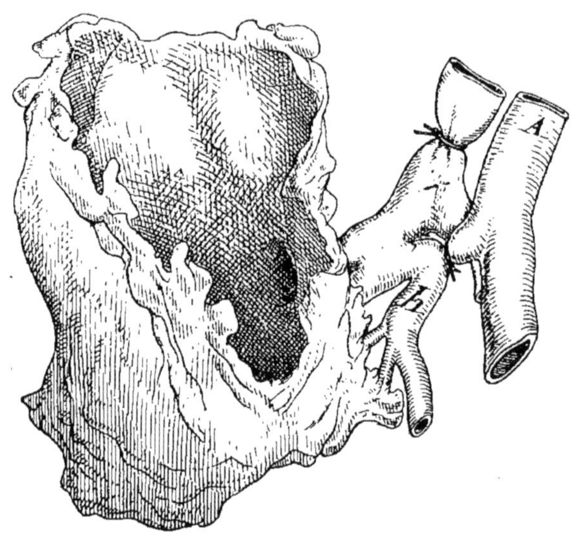

Fig. 60. — Anévrisme artério-veineux des vaisseaux hypogastriques.
(Sencert et Cotte.)

Les anévrismes de l'iliaque externe et ceux de la fessière
ou de l'ischiatique sont moins exceptionnels.

Monod et Vanverts avaient réuni avant la guerre 24 cas
d'anévrismes de l'iliaque externe. Six fois seulement l'extirpation en avait été tentée, avec 3 guérisons et 3 morts. Il va
sans dire qu'en raison de son siège, de ses rapports, des adhérences qu'il contracte avec le péritoine, l'anévrisme de l'iliaque
externe offre de grandes difficultés d'extirpation totale. La
voie sous-péritonéale ne donne malgré tout qu'un jour assez
étroit, un champ opératoire restreint où la manœuvre est dif-

ficile. Aussi ne doit-on pas s'étonner qu'on ait traité plus souvent ces anévrismes par un procédé indirect : ligature en amont ou ligature en amont et en aval. La ligature en amont a été pratiquée sur l'aorte, sur l'iliaque primitive, sur l'iliaque externe à son origine. Trois cas de ligature de l'aorte ont donné 3 morts; 4 cas de ligature de l'iliaque primitive ont donné 2 morts (*Monod et Vanverts*), 7 cas récents de ligature de l'iliaque externe à son origine n'ont pas donné de mort. Quant à la gangrène du membre, elle serait exceptionnelle. De ce qui précède, il convient de conclure que la thérapeutique des anévrismes de l'iliaque externe ne saurait être, dans tous les cas, établie d'avance. L'extirpation de l'anévrisme qui est, ici comme partout, la méthode idéale, présente souvent de trop grandes difficultés pour être poursuivie à tout prix. On commencera par faire la ligature en amont; on cherchera à se rendre compte des dispositions de la tumeur, de ses rapports, de ses adhérences aux organes voisins. Si elle est facilement isolable et extirpable, on l'extirpera; sinon, on s'en tiendra à la ligature en amont.

Les anévrismes fessiers constituent des tumeurs qui peuvent être soit exclusivement fessières, soit à la fois pelviennes et fessières. Il est malheureusement très difficile d'être à l'avance exactement renseigné sur la topographie de ces tumeurs. Ce n'est souvent qu'au cours de l'intervention qu'on la pourra préciser.

Naturellement l'extirpation, traitement de choix d'un anévrisme fessier, est infiniment plus difficile et plus complexe s'il existe un prolongement pelvien de la tumeur fessière. On pourra être obligé, en pareil cas, de renoncer à l'extirpation totale et même de recourir à la ligature à distance par la méthode de Hunter. *Monod et Vanverts* avaient rassemblé 24 cas d'extirpation d'anévrismes fessiers; la mortalité globale fut de 20,7 p. 100. Cette mortalité élevée tient à la difficulté de l'opération, quand il existe un prolongement pelvien du sac, surtout à la difficulté de faire une bonne hémostase. Dans plusieurs cas, on a été obligé, en présence d'une hémorragie fessière qu'il était impossible d'arrêter, de recourir à la ligature de l'hypogastrique.

Opération de nécessité dans ces cas, la ligature de l'iliaque interne a été souvent employée comme opération de choix dans le traitement des anévrismes fessiers. La bénignité actuelle de cette ligature me la fait considérer comme le premier temps de l'extirpation des anévrismes fessiers. L'extirpation sera, de ce fait, rendue beaucoup plus facile et beaucoup plus sûre.

CHAPITRE VIII

BLESSURES DES VAISSEAUX FÉMORAUX

En raison de leur grande longueur et de leur situation superficielle, les vaisseaux fémoraux sont très fréquemment blessés.
Leur partie supérieure, au niveau du triangle de Scarpa, est la
plus communément atteinte, à cause de la superficialité de
l'artère à ce niveau. Vient ensuite la partie inférieure, solidement fixée dans le creux poplité et immobile. On a dit que la
partie moyenne des vaisseaux est la moins souvent atteinte à
cause de sa mobilité.

Exceptionnellement les blessures des vaisseaux fémoraux
se présentent à l'ambulance sous la forme de plaies larges
remplies de caillots et momentanément hémostasiées. Cela se
voit dans certaines plaies de la racine de la cuisse compliquées
de gros délabrements de la hanche ou de la fesse et dans certaines fractures comminutives du tiers supérieur du fémur.
J'ai souvenir d'un blessé atteint d'une balle qui, entrée au
niveau du pli fessier, était ressortie en avant, à la pointe du
triangle de Scarpa, après avoir fait éclater le fémur. Une
esquille avait déchiré l'artère fémorale. Elle était encore, au
moment de l'opération, fixée entre les deux segments étirés
du vaisseau. On voit parfois de véritables broiements, des
arrachements presque complets du membre inférieur au niveau
de la partie moyenne de la cuisse, avec arrachement des vaisseaux. Il est inutile de dire que de pareils traumatismes sont
d'une gravité énorme. Le shock traumatique est extrêmement

marqué et la plupart de ces blessés succombent peu de temps après leur arrivée. J'en ai vu cependant guérir quelques-uns.

Le plus souvent il s'agit de plaies étroites, par balles ou éclats d'obus. L'hématome diffus est la manifestation habituelle de ces blessures vasculaires. L'épanchement sanguin atteint parfois un volume énorme; la situation superficielle de l'artère en son tiers supérieur, ses rapports avec le tissu cellulaire si facilement extensible de la cuisse, expliquent la facilité avec laquelle se fait l'effusion sanguine. Il en résulte une tuméfaction énorme soulevant les téguments antérieurs de la cuisse depuis l'arcade de Fallope jusqu'au voisinage du genou. Parfois l'hématome ne se cantonne pas à la loge antérieure de la cuisse ; il n'est pas rare qu'il gagne la loge antéro-interne et s'infiltre entre les adducteurs. Cela se produit soit parce que le trajet du projectile conduit tout naturellement l'épanchement sous le quadriceps, soit, ce qui est très fréquent, parce que la fémorale profonde a été blessée en même temps que la superficielle (fig. 61). il existe même parfois une sorte d'épanchement en bissac, une poche étant formée aux dépens de la fémorale superficielle, l'autre aux dépens de la fémorale pro-

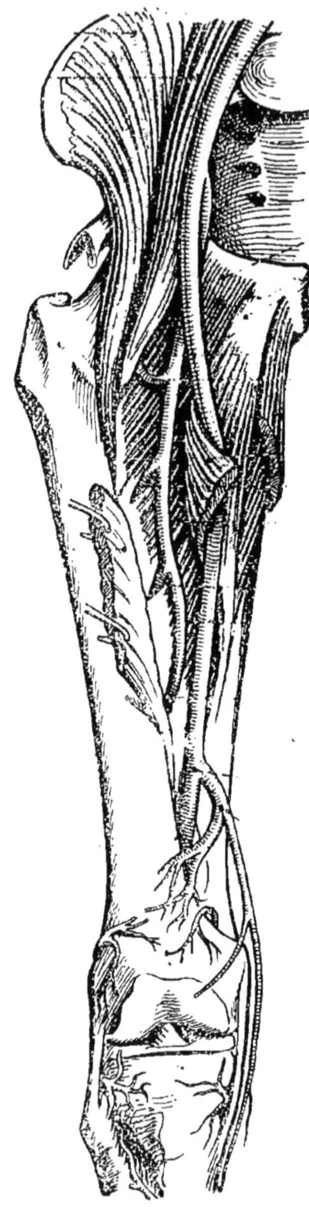

Fig. 61. — Topographie artérielle de la cuisse [face antérieure]. (Broca.)

fonde. Enfin l'épanchement peut gagner même la face postérieure de la cuisse, soit en suivant
le trajet du projectile, soit en suivant
une perforante. Un point sur lequel
je voudrais attirer l'attention c'est
la possibilité de voir se produire un
volumineux hématome diffus de la
cuisse, sans blessure des troncs
fémoraux, simplement après blessure d'une de leurs branches collatérales. Dans la loge antérieure,
c'est la circonflexe, l'artère du
quadriceps, l'origine d'une perforante; dans la loge postérieure, c'est
une de ces perforantes (fig. 62). La
blessure isolée d'un de ces vaisseaux
peut donner naissance à un très
volumineux hématome pouvant en
imposer pour une blessure de la
fémorale elle-même. Le traitement
de pareilles lésions est parfois fort
difficile. J'y reviendrai dans un
instant.

En même temps que l'artère, la
veine fémorale est souvent atteinte.
L'hématome artério-veineux qui en
résulte est généralement moins
volumineux que l'hématome artériel. La simple phlébartérie primitive n'est pas fréquente. *Makins* en
a cependant observé 5 cas.

Les indications thérapeutiques
auxquelles donnent lieu les blessures des vaisseaux fémoraux sont
celles des blessures des vaisseaux
en général. Au poste de secours ou
même à la tranchée, pendant le

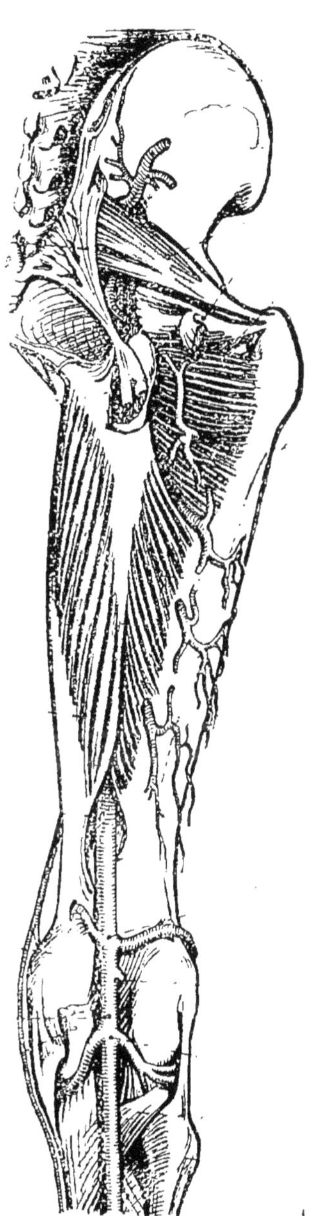

Fig. 62. — Topographie artérielle de la cuisse [face
postérieure]. (Broca.)

combat, le médecin auxiliaire qui assiste à une grave hémorragie par une large blessure de la cuisse doit s'efforcer d'en faire rapidement l'hémostase provisoire. Il est de toute nécessité qu'il ne s'affole pas et cherche avant tout à reconnaître s'il s'agit d'une hémorragie artérielle ou veineuse. On a vu plusieurs fois, même au cours de cette guerre, des plaies de la veine fémorale continuer de saigner après l'application fâcheuse d'un garrot au-dessus de la plaie, qu'un simple pansement compressif eût complètement hémostasiées.

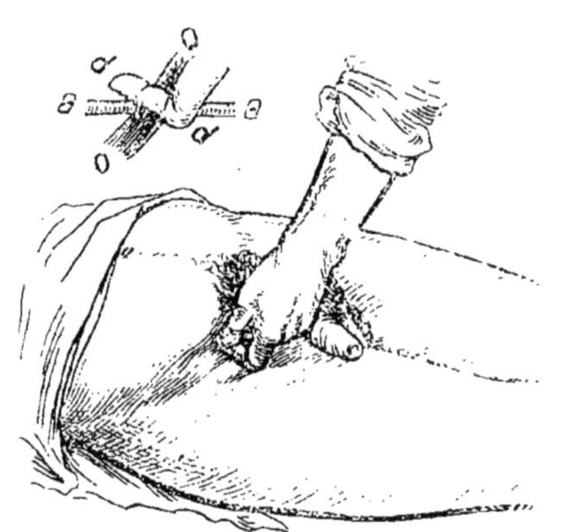

Fig. 63. — Compression de la fémorale. (D'après Farabeuf.)

Si par contre il est évident qu'il s'agit d'une hémorragie artérielle, il faut, si cela est possible, mettre un garrot au-dessus de la blessure. Pour les plaies du triangle de Scarpa, le garrot n'est pas utilisable ; il faut alors faire la compression dans la plaie (fig. 63) et, si cela ne suffit pas, fermer la plaie par une ou plusieurs pinces ; on dirigera immédiatement le blessé vers l'ambulance chirurgicale en le signalant par une fiche spéciale à l'attention du chirurgien, et en recommandant au blessé la plus grande immobilité pendant le transport. J'ai signalé plus haut le cas d'un blessé atteint d'une plaie de la fémorale qu'un pansement compressif avait hémostasiée et qui mourut en quelques instants d'hémorragie retardée pour avoir voulu descendre seul de la voiture d'ambulance.

A l'ambulance, le chirurgien se trouve en présence d'une plaie large, remplie de caillots, plus souvent d'une plaie étroite avec hématome diffus. L'opération immédiate est indiquée dans le premier cas pour assurer l'hémostase définitive ; elle l'est dans le deuxième cas, pour évacuer l'hématome et en empêcher le retour. J'insiste particulièrement sur l'urgence de l'intervention immédiate dans les hématomes diffus de la cuisse : l'importance de l'hématome expose en effet le membre inférieur à la gangrène rapide ; le danger d'infection grave et de gangrène gazeuse, s'il s'agit d'une plaie par éclat d'obus, est trop menaçant pour qu'il soit permis de surseoir, même de quelques heures, à l'intervention.

Le premier temps de l'opération consiste à assurer l'hémostase préventive par la ligature provisoire du tronc artériel au-dessus de la blessure. On mettra le fil sur l'iliaque externe, s'il s'agit d'un hématome du triangle de Scarpa. J'ai dit plus haut comment. On mettra le fil sur la fémorale, à la base du triangle de Scarpa, s'il s'agit d'un hématome de la partie moyenne ou inférieure de la cuisse.

Pour ce faire, on incisera la paroi antérieure du triangle de Scarpa, sur une longueur de 5 centimètres, le long de la ligne de la fémorale, c'est-à-dire le long d'une ligne qui partant du milieu du pli de l'aine aboutit

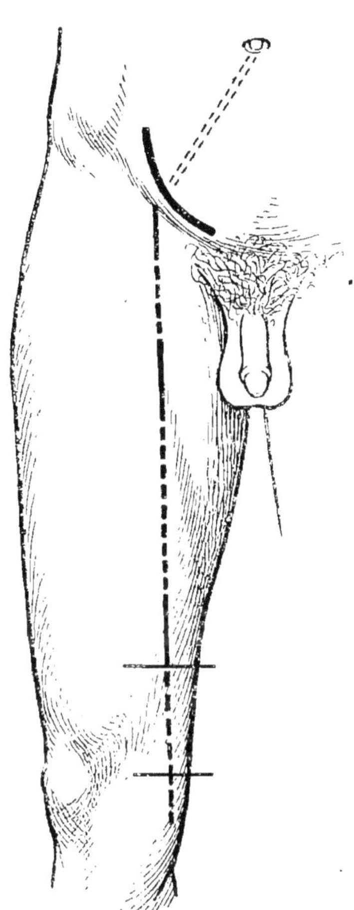

Fig. 64. — Ligne de la fémorale. (Broca.)

à la partie postérieure du condyle interne (fig. 64). L'incision dépassera de 1 centimètre vers le haut le bord apparent du pli de l'aine.

Sous la peau, mettez bien à découvert les fibres blanches de l'arcade de Fallope ; en partant de là, coupez avec précaution. de préférence sur la sonde cannelée insinuée par un trou du fascia crébriformis, les feuillets successifs de l'aponévrose fémorale. Écartez les deux lèvres de l'incision aponévrotique ; vous avez l'artère sous les yeux avec la veine accolée à son côté interne. Dénudez l'artère juste sous l'arcade et passez votre fil. C'est à ce niveau qu'il faut le placer afin d'être sûr d'arrêter la circulation à la fois dans la fémorale superficielle et dans la fémorale profonde.

Une fois l'hémostase provisoire assurée, on incisera l'hématome. L'incision sera très longue, et courra le long de la ligne de la fémorale. On reconnaîtra le couturier et, si ce muscle gêne pour mettre à nu toute l'étendue de la cavité sanguine, on le sectionnera transversalement. La poche largement ouverte, on la tamponnera, puis on cherchera à se rendre un compte exact de la disposition des blessures vasculaires. On peut trouver une blessure de l'artère fémorale, une blessure de la veine, une blessure des deux troncs, enfin des blessures multiples de l'artère, de la veine et de leurs branches collatérales. La mise à nu de toutes les lésions peut demander de longues et minutieuses recherches. Tous les chirurgiens de l'avant ont été aux prises avec ces difficultés.

La poche largement ouverte, les caillots enlevés et la plaie asséchée, on se trouve en présence d'une blessure de l'artère fémorale, ou de la veine, ou des deux troncs à la fois. Comment faut-il traiter ces lésions ?

La ligature de l'artère fémorale avait déjà, avant la guerre, beaucoup perdu de sa détestable réputation. On admettait cependant encore en 1909, que la gangrène survient, après cette ligature, dans 20 p. 100 des cas. Mais déjà en 1910 *Monod et Vanverts* trouvent 21 cas de ligature de l'artère fémorale pour hématome diffus avec un seul cas de gangrène ; cinq fois il s'agissait de la fémorale commune, cinq fois la guérison fut complète. La ligature simultanée de l'artère et de la veine a conservé plus longtemps une très mauvaise réputation. Avant la guerre on admettait encore que la gangrène s'observe, dans ces circonstances, dans près de la moitié du cas.

Je ne crois pas, pour ma part, que la ligature de l'artère

fémorale soit aussi dangereuse pour la vitalité du membre qu'on le croyait communément. Lorsqu'on veut apprécier la fréquence de la gangrène après la ligature, il faut avoir soin de préciser les cas dans lesquels la ligature fut faite, et de dire s'il s'agissait d'une plaie large ou d'un volumineux hématome diffus. Dans le premier cas, la gangrène est fort rare. J'ai fait 11 fois la ligature de l'artère fémorale, pour plaie fraîche sans hématome volumineux; 3 fois il s'agissait de la fémorale commune, 7 fois de la fémorale superficielle avec blessure simultanée de la fémorale profonde dans 2 cas. Je n'ai pas eu à déplorer de gangrène. Au moins deux fois sur trois la veine avait été blessée en même temps que l'artère. Par contre, je suis intervenu neuf fois sur de gros hématomes diffus de la cuisse. J'ai vu survenir une fois une gangrène totale du membre, gangrène à la fois ischémique et septique qui nécessita l'amputation haute de la cuisse. Contre toute attente le blessé guérit. J'ai vu 1 fois une gangrène de la jambe et 2 fois des plaques de sphacèle limité aux orteils, à la plante et au dos du pied. A côté de ces faits personnels, j'ai trouvé épars dans la littérature de cette guerre une vingtaine de faits de ligature des vaisseaux fémoraux pour hématomes de la cuisse, *Monod et Baumgartner*, *Baudet*, *Lapeyre*, *Le Moniet* n'ont pas observé de gangrène. *Soubeyran*, sur 3 cas, a observé une gangrène qui fut surtout septique. Seul *Sébileau* a vu une série malheureuse : 4 gangrènes sur 4 anévrismes diffus de la cuisse opérés; mais c'était au début de la guerre. *Makins* sur 35 cas compte 5 gangrènes, dont 2 existaient déjà avant l'opération. On voit qu'en somme, si la ligature de l'artère fémorale ne mérite pas sa détestable réputation, elle n'est pas cependant tout à fait sans dangers.

La suture de l'artère fémorale avait été pratiquée nombre de fois avant la guerre. *Monod et Vanverts* en connaissaient 32 cas dont 26 de sutures latérales et 6 de sutures circulaires. Aucune de ces opérations n'avait été suivie de troubles circulatoires du membre. Pour ma part, j'avais avant la guerre pratiqué 4 sutures latérales de l'artère fémorale; 3 fois le succès avait été complet; 1 fois il y eut de l'infection et une hémorragie secondaire qui nécessita la ligature dans la plaie; la guérison survint. Depuis la guerre, je n'ai pas une seule fois trouvé l'occasion de pratiquer une suture de l'artère fémorale; les dispositions anatomiques des plaies vasculaires que j'ai eues sous les yeux ne s'y seraient pas prêtées. *Pauchet* a pu faire une suture latérale de la fémorale qui présentait une petite plaie latérale grosse comme une lentille. Sur 25 hématomes artériels de la fémorale qu'il a opérés, *Soubbotitch* a fait 20 ligatures avec 3 gangrènes et 1 mort, 5 sutures dont 3 latérales avec 2 guérisons et 1 échec, et 2 circulaires avec 2 guérisons.

Ces faits sont encourageants. En présence d'un hématome diffus de la fémorale, si on a des raisons de craindre la gangrène, si le membre est pâle et froid, si le bout inférieur de l'artère blessée ne saigne pas, si le bout inférieur de la veine oblitérée par une pince ne se remplit pas, on pourra tenter la suture latérale, au besoin la suture circulaire du vaisseau. Si cette suture est impossible, on fera la ligature.

Anévrismes fémoraux.

Les anévrismes fémoraux consécutifs aux blessures de guerre ne sont pas fréquents. Je n'ai trouvé que 3 cas d'anévrismes artériels; les anévrismes artério-veineux seraient un peu moins rares.

L'anévrisme artériel se présentait, dans le cas observé par *Le Jemtel*, sous la forme d'une petite tumeur siégeant au niveau du pli de l'aine. Dans les deux cas de *Hotz*, il s'agissait de tumeurs plus volumineuses, grosses comme le poing, siégeant l'une au niveau du triangle de Scarpa, l'autre à la partie moyenne de la cuisse. Ces tumeurs sont de forme régulière, arrondie, lisse, de consistance variable; elles présentent tous les caractères stéthoscopiques des anévrismes artériels.

Le traitement de choix est ici encore l'extirpation du sac. Avant la guerre *Monod et Vanverts* avaient réuni 36 cas d'anévrismes artériels de la fémorale superficielle, traités 27 fois

par l'extirpation avec 24 guérisons, 1 gangrène et 2 morts.
Depuis deux ans on n'a fait, je le répète, que de très rares
opérations de ce genre. Dans le cas de *Le Jemtel*, l'opération,
au cours de laquelle on avait dû faire de nombreuses ligatures,
fut suivie de gangrène du membre et de mort; *Hotz* a tenté
dans ses deux cas la reconstitution de l'artère fémorale, une
fois en transplantant entre les deux segments artériels un
morceau d'une veine de l'avant-bras de 6 centimètres de
longueur, la seconde fois en faisant une suture circulaire de
l'artère. Ses deux blessés ont guéri sans accidents.

Étant donné ce que nous savons de la multiplicité des blessures vasculaires au niveau du triangle de Scarpa et tout le
long de la fémorale, l'extirpation des anévrismes fémoraux
doit toujours être une opération complexe, à hémostase difficile et longue. Étant donné ce que nous savons de la rareté de
la gangrène après ligature de la fémorale, le traitement de
choix de la perte de substance artérielle, après extirpation de
l'anévrisme, sera la double ligature; la suture circulaire, à
plus forte raison la transplantation veineuse, resteront des
opérations d'exception.

Sur la fémorale comme partout ailleurs, on a, depuis deux
ans, observé beaucoup plus d'anévrismes artério-veineux que
d'anévrismes artériels. J'en ai trouvé 14 cas dans les publications françaises parues depuis la guerre; *Soubbotitch* en a
rapporté personnellement 21 cas, *Makins* 11 cas. Dans plus de
moitié des cas opérés, il s'agissait de varices anévrismales,
siégeant à toutes les hauteurs sur les vaisseaux fémoraux.
Quand il s'agissait d'anévrismes variqueux, la tumeur allait
des dimensions d'un œuf de vanneau (cas de *Walther*) à celles
d'une volumineuse tumeur s'étendant du ligament de Poupart
au canal des adducteurs (*Makins*). Les signes habituels des
anévrismes artério-veineux y ont toujours été très nettement
perçus.

Ici encore le traitement de choix est l'extirpation du segment
artério-veineux anastomosé. Pour la simple varice anévrismale, on n'a jamais pu lier le petit canal intermédiaire entre
les deux vaisseaux. Par contre *Soubbotitch* a fait 2 fois la

suture latérale de la plaie artérielle avec ligature de la veine, et 1 fois la suture latérale de l'artère et de la veine. Le plus souvent on a traité les varices anévrismales soit par la quadruple ligature, soit par l'extirpation du segment anastomosé. La raison en est qu'il est souvent très difficile de trouver l'endroit précis où siège la fistule, à cause des adhérences très étendues qui unissent les vaisseaux. Dans un cas, *Makins* ne l'a pas trouvée et a dû réopérer plus tard le malade. De plus, il existe presque toujours des collatérales naissant au niveau de l'anastomose ou à son voisinage immédiat. Tout cela rend nécessaire une opération plus complexe que la simple libération de la fistule; c'est l'extirpation du segment vasculaire anastomosé ou à son défaut la quadruple ligature. C'est là aussi le traitement de l'anévrisme variqueux. L'extirpation a été pratiquée avec succès par *Walther, Broca, Mauclaire, Pozzi, Auvray, Bousquet* et d'autres probablement. *Bérard, Duval, Soubeyran, Quénu, Arnaud* ont dû se résoudre à la quadruple ligature.

Après l'extirpation de la poche anévrismale, on a traité la blessure de l'artère et de la veine soit par la ligature, soit par la suture. La ligature a été de beaucoup la plus usitée. *Soubbotitch* a cependant fait 4 sutures circulaires de l'artère et de la veine et 1 suture circulaire de l'artère avec suture latérale de la veine. Une des sutures circulaires fut suivie de mort. Après résection de 1 cm. 5 de l'artère fémorale, *Hotz* remplaça le morceau enlevé par un segment de la veine fémorale de 5 centimètres de longueur. Le pouls pédieux reparut aussitôt. *Makins* a fait une fois avec succès la suture latérale de la brèche artérielle après extirpation du sac intervasculaire.

Ces reconstitutions artérielles sont extrêmement tentantes. Mais la bénignité de la double ligature des vaisseaux fémoraux, surtout dans ces cas, en restreint beaucoup les indications. On n'a pas signalé, dans les cas que j'ai rapportés plus haut, un seul cas de gangrène après extirpation de l'anévrisme et ligature des vaisseaux. Il ne faut pas oublier cependant qu'elle est possible. Et puis la guérison est-elle vraiment d'aussi bonne qualité après la suppression définitive des vaisseaux fémoraux qu'après leur reconstitution? *Mauclaire, Bousquet* ont signalé après leurs opérations la persistance d'œdèmes et d'un certain degré d'impotence. La circulation peut, en effet, être suffisante pour empêcher la gangrène et être insuffisante pour assurer un bon fonctionnement du membre. Tel homme ayant subi la ligature de la fémorale ne souffre pas au repos, qui ne peut faire 1 kilomètre à pied. Des douleurs, de l'œdème, de la claudication intermittente apparaissent, qui témoignent d'une insuffisance de la circulation distale. Ces soldats opérés ne pourront plus faire de service actif. Je pense qu'il y a là un point fort important à considérer pour poser judicieusement les indications respectives de la ligature et de la suture. Pour ma part, je pense que ces blessés qu'on opère à l'intérieur, avec tous les moyens chirurgicaux nécessaires, et dans les conditions de la chirurgie du temps de paix, seront, plus souvent qu'on ne le pensait jusqu'à ce jour, justiciables de la suture vasculaire.

Lorsque l'extirpation de l'anévrisme est impossible, on se résoudra aux ligatures multiples. On devra parfois lier 4, 6, 8 vaisseaux. L'opération sera souvent dans ces cas d'une difficulté et d'une gravité énormes. C'est ainsi qu'un blessé de *Duval* a succombé et qu'un autre n'a guéri qu'après désarticulation du genou. Ces cas dans lesquels l'extirpation de l'anévrisme est impossible à cause de la multiplicité des lésions et de leur fusion avec les tissus voisins sont, je le répète, d'une haute gravité.

CHAPITRE IX

BLESSURES DES VAISSEAUX POPLITÉS

Les blessures des vaisseaux poplités s'observent à la suite de coups de feu perforants du genou ou de plaies latérales ou postérieures du genou. Elles accompagnent ordinairement des traumatismes considérables du membre; elles se voient cependant dans les plaies simples des parties molles.

Il est rare que dans les plaies larges du creux poplité avec blessure des vaisseaux l'hémostase se fasse spontanément. Les parois rigides du creux poplité laissent la plaie largement béante, et rien ne vient favoriser l'arrêt de l'hémorragie. Parfois cependant la flexion involontaire de la jambe sur la cuisse a momentanément oblitéré la plaie et le blessé peut arriver ainsi à l'ambulance. Le plus souvent la plaie extérieure est étroite et il se forme un hématome diffus. Cet hématome acquiert rapidement un haut degré de gravité. A cause de l'inextensibilité du cadre poplité, il comprime rapidement les voies collatérales. Aussi peut-on voir, avec un hématome en apparence peu considérable, apparaître rapidement le refroidissement du membre et la gangrène. *Makins* dit que, sur 8 cas de gangrènes observées après blessures des vaisseaux poplités, 7 fois la gangrène avait suivi rapidement le traumatisme et existait avant l'intervention. Cet hématome reste limité au creux poplité; l'existence des anneaux fibreux qui limitent la région en haut et en bas en empêche la diffusion à distance. Quelquefois il envahit l'articulation du genou donnant lieu à une variété d'hémarthrose pulsatile. Enfin exceptionnellement l'hématome est très petit et passe inaperçu.

Les blessures des vaisseaux poplités s'accompagnent fréquemment de blessure du nerf sciatique (fig. 65). La branche sciatique poplitée interne en contact immédiat avec le vaisseau serait plus exposée que l'externe. La clinique montre cependant que la paralysie du sciatique poplité interne n'existe pour ainsi dire jamais seule et qu'elle s'accompagne en général d'une paralysie du sciatique poplité externe.

La gravité des phénomènes de compression exercée par l'hématome poplité commande d'une façon pressante l'intervention rapide.

Le premier temps de l'opération consiste à faire l'hémostase préventive, soit par l'application de la bande d'Esmarch à la racine de la cuisse, soit par la ligature provisoire de l'artère au-dessus de la tumeur, c'est-à-dire au niveau du canal de Hunter ou à l'angle supérieur du losange poplité.

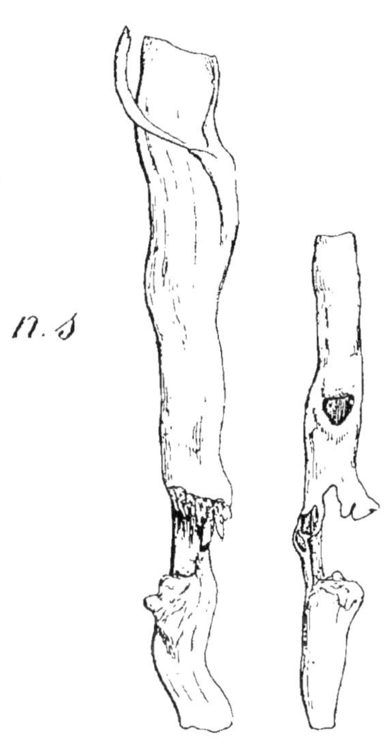

Fig. 65. — Blessure de la veine poplitée par balle de fusil. Section incomplète du sciatique poplité interne. Décès presque immédiat. (Pièce de Latarjet. Musée du Val-de-Grâce.)

Je rappelle que pour lier la fémorale dans le canal de Hunter on fait, sur le membre en extension et rotation externe, une incision de 8 centimètres qui suit la ligne de la fémorale et dont l'extrémité inférieure s'arrête à quatre travers de doigt au-dessus du condyle interne. L'aponévrose fémorale découverte, on dégage le bord externe du couturier en incisant l'aponévrose fémorale, sous la lèvre interne de l'incision cutanée et presque verticalement, comme si on glissait vers la face interne de la cuisse. Le couturier dégagé, mettez la cuisse en abduction et la jambe en flexion ; cela découvre la paroi antérieure du canal de Hunter, à travers laquelle on voit, en bas, sortir le nerf saphène interne. Par l'orifice de sortie du nerf, on glisse une sonde cannelée qu'on fait remonter en la tenant en dehors contre le tendon de l'adducteur, et sur cette sonde on incise la paroi antérieure du canal. Entre les deux lèvres de l'incision sont les vaisseaux fémoraux.

Pour lier l'artère à la partie supérieure du losange poplité, on fait une incision longitudinale de 10 centimètres, le long de la ligne médiane du jarret, dont l'extrémité inférieure ne dépasse pas le milieu du jarret. On coupe directement la peau, le tissu cellulaire et l'aponévrose. Sous la lèvre externe de l'incision, on découvre le sciatique poplité externe qu'on dégage et qu'on récline ; continuant à dissocier vers la profondeur le tissu cellulaire lâche du creux poplité, on arrive, juste dans le plan médian et tout contre l'os, sur les vaisseaux. On voit d'abord la veine ; l'artère est en dedans, tout contre elle.

Une fois l'hémostase préventive assurée, on incise largement l'hématome et on met à nu la blessure des vaisseaux. S'il s'agit, ce qui est fréquent, d'une plaie isolée de la veine, on la liera. Cette opération simple et facile est sans danger. J'ai fait trois ou quatre fois la ligature isolée de la veine poplitée sans le moindre accident. S'il s'agit d'une plaie de l'artère, ou de l'artère et de la veine, faut-il faire toujours la ligature, ou s'efforcer de réparer le vaisseau par la suture ?

La ligature de l'artère poplitée a été longtemps considérée comme très grave. Les statistiques classiques établissaient avant la guerre que la gangrène survient dans une proportion qui varie avec les auteurs entre 33 et 54 p. 100. La gravité de la ligature serait surtout considérable lorsqu'elle porte sur la partie inférieure du vaisseau, au voisinage du tronc tibio-péronier.

Les raisons de cette gravité sont les suivantes : 1° il existe

des voies collatérales peu nombreuses ;
2° les voies existantes sont peu aptes à
la suppléance du tronc principal.

1° En réalité, bien que peu nombreuses, les collatérales de la poplitée qui
s'anastomosent plus bas avec les branches
terminales, tronc tibio-péronier et tibiale
antérieure, existent cependant : ce sont
les récurrentes tibiales postérieure et
antérieure, et la récurrente péronière
(fig. 66). Mais ces vaisseaux naissent tous
dans un territoire très étroit, tout près de
l'extrémité inférieure de la poplitée, et
une ligature qui oblitère le tronc tibio-
péronier et la tibiale antérieure supprime
d'un coup toutes ces collatérales ; d'où la
gravité de la ligature basse.

2° De plus ces voies collatérales sont
peu préparées à la suppléance du tronc
principal. C'est une loi générale d'anatomie humaine que les tissus et organes
sont vascularisés en raison de l'intensité
de leur fonctionnement actif. Les muscles,
les viscères reçoivent de gros troncs artériels, les tendons et les aponévroses
n'en reçoivent que de très petits. De plus,
étant données les variations considérables de volume que présentent les
muscles en travail ou au repos, les artères qui les nourrissent doivent être capables d'un débit
plus ou moins fort. Dans les
régions du corps où les troncs
artériels doivent nourrir de
puissants groupes musculaires, il y a de nombreuses et
grosses branches ; dans les

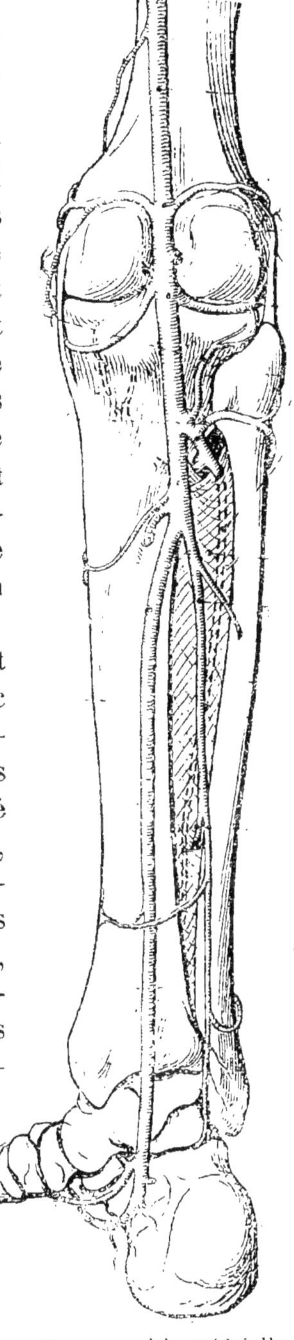

Fig. 66. — Topographie artérielle
de la jambe et du pied. (Broca.)

régions où il n'y a à nourrir que des tendons ou des capsules fibreuses, les vaisseaux sont peu nombreux et petits. C'est précisément le cas pour le genou. Entre les muscles de la cuisse nourris par la fémorale et ses branches et les muscles de la jambe alimentés par les artères tibiales, il n'y a que des tendons et une capsule fibreuse, tous organes peu vascularisés; d'où la pauvreté et l'exiguïté des branches de la poplitée. Vienne à manquer le tronc poplité lui-même, ses collatérales si petites et si peu préparées à une circulation intense seront trop souvent inférieures à leur tâche. Il n'en résultera pas toujours de la gangrène, mais très souvent une circulation déficiente qui peut bien maintenir la vie dans la jambe et le pied, mais non permettre à ces organes un fonctionnement normal. Si nous joignons à cette pauvreté de la circulation collatérale la compression de l'hématome qui paralyse encore ces voies, la lésion simultanée des troncs nerveux, qui diminue la vitalité des tissus, on ne s'étonnera pas que la gangrène soit, sinon très fréquente, du moins plus fréquente que nous ne l'avons vu jusqu'ici.

Pour ma part, sur 6 ligatures de la poplitée pour plaie large ou hématome peu volumineux, j'ai observé un cas de gangrène de la jambe et du pied. Sur 5 ligatures pour volumineux hématomes, j'ai observé deux fois de la gangrène partielle du membre. *Makins* a vu 8 fois la gangrène survenir sur 9 cas d'hématomes artériels volumineux, 7 fois avant toute opération, une fois après; *Soubbotitch* sur 7 ligatures pour hématomes a observé 2 cas de gangrène. *Soubeyran, Maissonnet, Oudard* ont vu chacun un cas de gangrène. Par contre *Picqué, Frédet, J.-L. Faure, Le Meniel* n'ont pas observé de gangrène dans leurs cas.

En somme ces résultats confirment ce que je disais tout à l'heure. La ligature de l'artère poplitée, au niveau de son extrémité inférieure, est une opération qui, sans mériter la déplorable réputation qu'elle avait jadis, conserve cependant une certaine gravité, puisqu'elle expose à la gangrène dans près d'un quart des cas. Je répète que l'absence de gangrène n'implique pas une circulation parfaite. Le fonctionnement du membre peut rester très défectueux.

Aussi a-t-on, ici aussi, songé à remplacer la ligature artérielle par la suture. *Pauchet*, pour un hématome diffus poplité, a fait une suture latérale de l'artère dont la blessure avait les dimensions d'une lentille. *Soubbotitch* a fait 3 sutures latérales de l'artère poplitée, avec un échec, une mort et un résultat inconnu. *Lenormant* a signalé un cas de suture latérale de la poplitée qui n'a pas empêché la gangrène et l'amputation. Ces faits sont bien pauvres : un nombre de sutures très restreint et des résultats très médiocres, voilà le bilan de la suture. Cela prouve, une fois de plus, combien rarement, en raison de l'intensité des désordres anatomiques, sont réalisées les conditions d'une bonne suture primitive.

Anévrismes poplités.

Les anévrismes poplités sont parmi les plus fréquemment observés en temps de paix. Les anévrismes consécutifs aux blessures de guerre sont au contraire fort rares.

L'anévrisme artériel se présente sous la forme d'une tumeur plus ou moins volumineuse, moulée sur le creux poplité et faisant saillie en arrière et en haut. Les anneaux aponévrotiques qui limitent la région empêchent en général la tumeur de s'étendre vers la cuisse et vers le mollet. Aussi, bridée qu'elle est dans un espace trop étroit, produit-elle rapidement des phénomènes de compression importants : compression des veines poplitée et saphène externe, d'où œdème et cyanose de la jambe, compression des branches du sciatique, d'où troubles de la motilité, de la sensibilité et troubles trophiques.

Le traitement de choix des anévrismes artériels est ici encore l'extirpation du sac. *Monod et Vanverts* en avaient réuni 90 cas avec 1 mort et 5 gangrènes. Depuis deux ans cette opération n'a été que très rarement exécutée. *Quénu*, ayant entrepris l'extirpation d'un anévrisme artériel poplité, a dû renoncer à l'extirpation totale de la poche, trop adhérente aux parties voisines. Mais, même incomplète, l'extirpation est supérieure ici comme partout à la simple ligature en amont. L'endoanévrismoraphie de Matas, exécutée 1 fois avec succès par *Soubbotitch* depuis la guerre, doit-elle lui être préférée? Les faits sont trop peu nombreux pour qu'on puisse actuellement trancher cette question.

L'anévrisme artério-veineux est plus fréquent que l'anévrisme artériel. Il affecte rarement la forme simple de la phlébartérie : 2 cas seulement sur 8 de *Makins*, un cas en France de *Pauchet*. Le plus souvent il existe une poche intermédiaire. J'insiste sur la fréquence avec laquelle sont notés dans ces cas les troubles nerveux, les douleurs, la névrite.

Le traitement de choix des anévrismes artério-veineux est l'extirpation de la partie des deux vaisseaux anormalement anastomosée. Cette extirpation a été maintes fois pratiquée depuis deux ans. C'est toujours une opération délicate à cause de la profondeur des vaisseaux, de leur adhérence à la partie postérieure de l'articulation et des rapports de la poche avec les nerfs sciatiques. Elle a été pratiquée avec succès par *Auvray*, *Rocher*, *Estor*, *Le Moniet*, *Cauchois*, *Duval*, *Soubbotitch*, etc.

La tumeur une fois enlevée, la double plaie vasculaire peut être traitée par la ligature ou par la suture. Dans un cas de varice anévrismale, *Pauchet* a pu séparer les deux vaisseaux et faire la suture latérale de chaque plaie vasculaire. *Soubbotitch* a fait une suture latérale de l'artère avec ligature de la veine, suivie de guérison, une suture latérale de l'artère et de la veine, suivie de gangrène par embolie et de mort. *Hotz* a fait deux fois, après large résection artério-veineuse, la transplantation d'un segment veineux dans la brèche artérielle. Les deux blessés ont guéri. En dehors de ces cas on a toujours eu recours à la ligature. Aucun de ceux qui l'ont employée n'a signalé de gangrène.

CHAPITRE X

BLESSURES DES VAISSEAUX DE LA JAMBE ET DU PIED

Les blessures des vaisseaux de la jambe et du pied sont extrêmement fréquentes. Il convient d'attirer particulièrement l'attention sur la fréquence des lésions des vaisseaux tibiaux postérieurs, qui compliquent d'une façon si grave les traumatismes du mollet.

On les observe souvent dans les cas de fractures comminutives du tibia et du péroné. La plaie est largement béante; des caillots l'emplissent. Ce n'est qu'après un nettoyage minutieux du foyer traumatique qu'on découvre la lésion vasculaire, momentanément oblitérée par un caillot, un débris vestimentaire, une esquille.

Plus souvent les plaies des vaisseaux de la jambe compliquent de petites plaies pénétrantes du mollet par éclats d'obus. La plaie extérieure paraît insignifiante, mais le mollet est gros. Un gonflement diffus distend la jambe depuis le genou jusqu'au cou-de-pied et le blessé accuse des douleurs très vives et continues. Tous ces signes indiquent l'existence d'un hématome diffus du mollet. Il n'est pas rare que l'auscultation fasse découvrir en pareil cas un souffle à la partie postérieure de la jambe. Enfin il est loin d'être exceptionnel de rencontrer par hasard, en débridant une plaie du mollet, une blessure des vaisseaux tibiaux postérieurs que rien ne faisait prévoir. Cela est arrivé bien des fois à tous les chirurgiens du front. La

blessure artérielle était oblitérée par le projectile ou un débris
de vêtement et il n'y avait pas trace d'hématome. L'exérèse
attentive du foyer traumatique a seule permis de découvrir et
de traiter la blessure artérielle.

L'hématome diffus du mollet présente un haut degré de
gravité. Profondément enfouis sous le soléaire, bridés entre
cette couche musculaire puissante et la face postérieure du
squelette de la jambe, le tronc tibio-péronier, la tibiale postérieure et la péronière sont l'origine d'épanchements sanguins
qui s'infiltrent du haut en bas de la jambe, tout le long de la

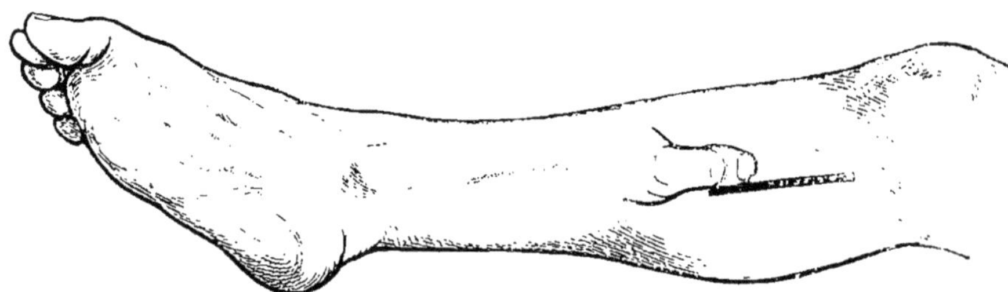

Fig. 67. — Incision pour la ligature de la tibiale postérieure
à son tiers supérieur. (Broca.)

membrane interosseuse, refoulant excentriquement les muscles, comprimant facilement nerfs et vaisseaux voisins. Aussi
la vitalité de tous les tissus du mollet est-elle en pareil cas
rapidement atteinte, et pour peu que le projectile ait entraîné
au fond de cette plaie étroite et bridée quelques germes anaérobies, la gangrène à la fois ischémique et septique est-elle
rapidement redoutable.

Les plaies de la tibiale antérieure sont moins fréquemment
observées; à cause de la protection que réalise le tibia pour
ce tronc vasculaire, elles ne se voient guère que dans les fractures de la jambe avec broiement plus ou moins étendu du
tibia.

En présence d'un hématome diffus du mollet, il faut
débrider largement la plaie et aller vers le vaisseau qui saigne
pour le lier. La bande d'Esmarch pourra être utilisée pour

assurer l'hémostase préventive. Elle sera presque toujours inutile.

Pour atteindre la tibiale postérieure ou le tronc tibio-péronier, on fait sur la jambe en flexion et abduction moyenne, le mollet étant en porte à faux, une incision de 10 centimètres le long d'une ligne verticale qui descend à un travers de pouce en dedans du bord postéro-interne du tibia (fig. 67) et se termine en haut à la jarretière. On coupe la peau, le tissu cellulaire et l'aponévrose jambière et on découvre le bord interne du jumeau interne. On récline ce muscle en bas jusqu'à

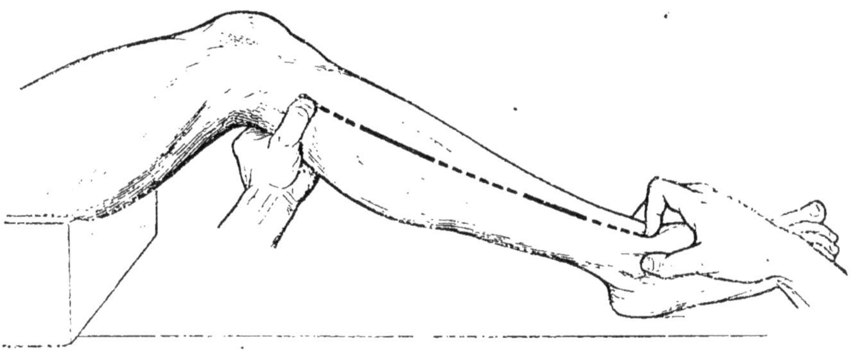

Fig. 68. — Ligne d'incision de la tibiale antérieure. (Broca.)

l'éloigner du tibia de 3 à 4 centimètres. Dans l'espace ainsi créé, incisez le soléaire d'un bout à l'autre de la plaie, à 3 centimètres environ en dedans du tibia ; repassez dans l'incision jusqu'à ce que vous voyiez l'aponévrose intra-musculaire du soléaire. Fendez cette aponévrose ; après avoir coupé et écarté quelques faisceaux musculaires profonds du soléaire, vous arrivez sur un plan celluleux dans lequel se trouvent les vaisseaux. On découvre d'abord le nerf, puis l'artère qui est en dedans de lui.

La plaie vasculaire mise à nu, on liera le vaisseau au-dessus et au-dessous. Il va sans dire qu'une suture artérielle est ici parfaitement inutile.

Autant est fréquent l'hématome diffus du mollet, autant est

rare l'hématome diffus de la loge antéro-externe de la jambe, consécutif à une plaie de la tibiale antérieure. Je l'ai rencontré cependant deux ou trois fois. Je l'ai vu se développer à la fois dans la loge antéro-externe et dans la loge postérieure de la jambe à la faveur d'une large perforation par le projectile de la membrane interosseuse. Il est en pareil cas fort difficile de diagnostiquer à l'avance le vaisseau blessé. On se rappellera que la ligne de la tibiale antérieure part de la dépression anté-péronière et aboutit au milieu du cou-de-pied (fig. 68). Profondément située, au moins dans sa moitié supérieure, l'artère peut être assez difficile à découvrir. Je rappelle que l'incision suit la ligne précitée, en commençant à trois travers de doigt au-dessous de l'interligne du genou. L'aponévrose jambière mise à nu, on cherche l'interstice qui sépare le jambier antérieur en dedans de l'extenseur commun des orteils en dehors. On se rappellera que cet interstice, difficile à trouver, est curviligne, et qu'il faut y glisser la sonde en la dirigeant d'abord en arrière, puis horizontalement, puis en avant. L'artère est au fond de l'interstice, tout contre la membrane interosseuse.

Les anévrismes artériels ou artério-veineux de la jambe et du pied ne présentent qu'un intérêt chirurgical bien restreint. On a opéré, depuis deux ans, une vingtaine d'anévrismes artério-veineux de ces régions. On a toujours tenté l'extirpation; devant l'impossibilité de la faire complète, on a eu parfois recours aux ligatures multiples. Personne n'a eu à déplorer ni dans l'un ni dans l'autre cas de complications circulatoires sur les orteils ou le pied.

J'arrête ici cette courte étude des blessures des vaisseaux en particulier. J'espère que le jeune chirurgien d'ambulance y trouvera ce que j'ai voulu y mettre : une claire notion de ce qu'il faut faire dans chaque cas et un aperçu suffisant de la façon de la faire. Si en parcourant, afin de demander aux autres la confirmation de mes deux années d'expérience, la littérature française et étrangère que j'ai pu me procurer, j'ai laissé passer quelques observations, leurs auteurs voudront bien m'excuser.

INDEX BIBLIOGRAPHIQUE

ARNAUD. — Anévrisme artério-veineux traité avec succès par l'extirpation. *Réunion médico-chir. de la Xe armée*, 10 février 1916. *Presse Méd.*, n° 29, 1916.

AUVRAY. — Quinze anévrismes traumatiques opérés. *Bull. et Mém. de la Soc. de Chir. de Paris*, 20 avril 1915.

L. BAZY (Rapport de Hartmann). — Deux cas de ligature de la jugulaire interne. *Bull. et Mém. de la Soc. de Chir. de Paris*, 9 mai 1916.

BÉRARD et LUMIÈRE. — Technique simple pour la transfusion du sang. *Presse Méd.*, 2 septembre 1915, p. 335.

BIER. — Chirurgie der Gefaesse. Aneurismen. *Beitr. z. klin. Chir.*, 1915, Bd 96, p. 556.

BONIN. — Aneurismen durch Schuszverletzungen und ihre Behandlung. *Beitr. zur klin. Chir.*, 1915, Bd 97, p. 146.

BOUSQUET. — Anévrisme artério-veineux de la fémorale. *Bull. et Mém. de la Soc. de Chir.*, 15 février 1916.

CAUCHOIS (Rapport de Delbet). — Anévrisme artério-veineux de la terminaison des vaisseaux poplités. *Bull. et Mém. de la Soc. de Chir. de Paris*, 30 mars 1915.

COUTEAUD. — Anévrisme fémoral d'origine phlébitique sur un moignon d'amputation... *Bull. et Mém. de la Soc. de Chir. de Paris*, 23 février 1915.

CROISIER (Rapport de Mauclaire). — Ligature de la carotide primitive pour hémorragie tardive consécutive à une plaie par éclat d'obus de la carotide interne près de la base du crâne. *Bull. et Mém. de la Soc. de Chir. de Paris*, 11 janvier 1916.

P. DUVAL. — A propos de dix-huit anévrismes traumatiques opérés. *Bull. et Mém. de la Soc. de Chir. de Paris*, 23 février 1915. — Deux nouvelles observations d'anévrisme artério-veineux de l'humérale et de la carotide primitive, traités par des ligatures multiples. *Bull. et Mém. de la Soc. de Chir. de Paris*, 13 juillet 1915.

ESTOR. — Anévrisme artério-veineux du creux poplité, traité par l'excision. *Bull. et Mém. de la Soc. de Chir. de Paris*, 1er août 1916.

FIOLLE (Rapport de Duval). — Les plaies sèches des gros vaisseaux. *Bull. et Mém. de la Soc. de Chir. de Paris*, 10 octobre 1916.

FREDET (Rapport de J.-L. Faure). — Perforation de l'artère poplitée. *Bull. et Mém. de la Soc. de Chir. de Paris*, 16 novembre 1915.

GAUTRELET. — Traitement des hémorragies traumatiques par le sérum physiologique de Locke. *Presse Méd.*, 22 juillet 1915.

GRÉGOIRE. — Ischémie et nécrobiose des membres par thrombose artérielle traumatique. *Presse Méd.*, 29 avril 1915. — Ouverture tardive des artères dans les plaies par projectiles de guerre. *Presse Méd.*, 27 septembre 1915.

GUIBAL (Rapport de Quénu). — Anévrisme artério-veineux entre la carotide primitive gauche et le confluent jugulo-sous-clavier. *Bull. et Mém. de la Soc. de Chir. de Paris*, 25 mai 1915.

GUILLOT et DEHELLY. — *La transfusion du sang.* Maloine, 1916.

HALLOPEAU (Rapport de Rochard). — Deux plaies du cou opérées dans une ambulance. *Bull. et Mém. de la Soc. de Chir. de Paris*, 19 janvier 1915.

HOTZ. — Zur Chirurgie der Blutgefaesse. *Beitr. zur klin. Chir.*, 1915, p. 177.

LANNOIS et PATEL. — De l'oblitération du sinus latéral comme procédé d'hémostase veineuse dans les blessures de guerre de la région cervicale. *Lyon chirurgical*, 1er octobre 1915.

LAPEYRE. — Deux observations de plaies artérielles. *Réunion médico-chir. de la Ve armée, in Presse Méd.*, 24 juin 1916, nº 48.

R. LEFORT. — Plaie transthoracique par balle. Oblitération de l'artère axillaire. Gangrène de la main. *Bull. et Mém. de la Soc. de Chir. de Paris*, 16 mai 1916.

LEGUEU. — Anévrisme artério-veineux de la fémorale. *Bull. et Mém. de la Soc. de Chir.*, 15 février 1916.

LE JEMTEL. — Dix-huit anévrismes traumatiques opérés. *Bull. et Mém. de la Soc. de Chir. de Paris*, 23 novembre 1915.

LEMAITRE. — Complications tardives des plaies vasculaires. *Réunion médico-chir. de la Ve armée, in Presse Méd.*, 1er avril 1916, nº 31 de 1916.

LE MONIET. — Quelques remarques à propos de quinze anévrismes traumatiques opérés. *Bull. et Mém. de la Soc. de Chir. de Paris*, 15 janvier 1916.

LERAT. — Plaie de la région carotidienne par éclat d'obus. *Réunion médico-chir. de la Ve armée, in Presse Méd.*, 13 mai 1916, nº 38, 1916.

LETOUX (Rapport de Tuffier). — Sur un hématome dû à la rupture de l'iliaque externe gauche. *Bull. et Mém. de la Soc. de Chir. de Paris*, 5 octobre 1915.

LEXER. — Die Operation der Gefaessverletzungen und der traumatischen Aneurismen. *Deutsch. Zeitschr. f. Chir.*, 1916, p. 439.

MAUCLAIRE. — Anévrisme artério-veineux des vaisseaux fémoraux. Suture vasculaire impossible. Résection. Guérison avec le genou en demi-flexion. *Bull. et Mém. de la Soc. de Chir. de Paris*, 22 juin 1915. — Anévrisme artério-veineux axillaire. Ligature de l'artère sous-clavière. *Bull. et Mém. de la Soc. de Chir. de Paris*, 23 novembre 1915.

Mauclaire et Monod. — Anévrisme artério-veineux axillaire, traité par la résection. *Bull. et Mém. de la Soc. de Chir. de Paris*, 23 novembre 1915.

Mauclaire. — Anévrisme artério-veineux des vaisseaux axillaires à leur origine. Résection. Guérison. *Bull. et Mém. de la Soc. de Chir. de Paris*, 7 mars 1916. — Anévrisme artério-veineux à la base du triangle de Scarpa. *Bull. et Mém. de la Soc. de Chir. de Paris*, 23 mai 1916

Maisonnet. — Trois observations de blessures des vaisseaux du cou. *Réunion médico-chirurgicale de la Ve armée, in Presse Méd.*, 13 mai 1916, n° 38, 1916.

Makins. — On the vascular lesions produced by gunshot injuries and their results. *British Journal of Surgery*, janvier 1916.

Marquis. — Sur l'intervention dans les anévrismes artério-veineux de la carotide primitive et de la jugulaire interne. *Bull. et Mém. de la Soc. de Chir. de Paris*, 24 octobre 1916.

Mériel. — Anévrisme artério-veineux de l'artère axillaire. *Bull. et Mém. de la Soc. de Chir. de Paris*, 29 décembre 1914.

Moiroud. — Hématome diffus et non pulsatile du cou. *Réunion médico-chir. de la VIe armée, in Presse Méd.*, n° 64, 1915.

Monod. — Quelques considérations sur les anévrismes traumatiques. *Bull. et Mém. de la Soc. de Chir. de Paris*, 7 mars 1916.

Monod et Vanverts. — Chirurgie des artères. *Rapport au Congrès français de Chir.*, 1909. — Du traitement des anévrismes artériels. *Revue de Chir.*, 1910, vol. 41 et 42. — Du traitement des hématomes artériels et artério-veineux. *Revue de Chir.*, 1911, vol. 43.

Morestin. — Plaie de la face. Fracture de la branche montante du maxillaire inférieur. Anévrisme diffus parotidien. Fistule salivaire. *Bull. et Mém. de la Soc. de Chir. de Paris*, 31 août 1915. — Anévrisme de la carotide interne. *Bull. et Mém. de la Soc. de Chir. de Paris*, 21 décembre 1915.

Moty. — Hémostase des sections totales de l'artère humérale par simple pansement compressif. *Bull. et Mém. de la Soc. de Chir. de Paris*, 18 janvier 1916.

Mouchet (Rapport de Walther). — Hématome anévrismal du tronc du sciatique. *Bull. et Mém. de la Soc. de Chir. de Paris*, 15 juin 1915.

Murard. — Les ruptures de l'artère humérale par balle. *Lyon chirurgical*, décembre 1915.

Oudard (rapport de Lenormant). — Deux observations d'anévrismes artério-veineux des vaisseaux poplités. Intervention d'urgence. *Bull. et Mém. de la Soc. de Chir. de Paris*, 8 février 1916.

Pauchet. — Deux anévrismes suturés. *Bull. et Mém. de la Soc. de Chir. de Paris*, 8 février 1916. — Du traitement immédiat des plaies vasculaires dans une ambulance de l'avant. *Bull. et Mém. de la Soc. de Chir. de Paris*, 4 avril 1916.

Phocas. — Hémorragie secondaire de la région de l'épaule. *Bull. et Mém. de la Soc. de Chir. de Paris*, 28 décembre 1915.

R. Picqué. — Du traitement immédiat des plaies vasculaires dans une ambulance de l'avant. *Bull. et Mém. de la Soc. de Chir. de Paris*, 28 mars 1916.

L. Picqué et Rousseau-Langwelt. — Anévrisme du pli du coude consécutif à une plaie par balle de shrapnell. *Bull. et Mém. de la Soc. de Chir. de Paris*, 3 novembre 1914.

L. Picqué. — Anévrisme traumatique du pli du coude. Opération. Guérison. *Bull. et Mém. de la Soc. de Chir. de Paris*, 19 janvier 1915.

Picouet (Rapport de Morestin). — Rupture de l'artère fémorale par coup de feu. Gangrène de la jambe et du pied. Amputation de la cuisse. *Bull. et Mém. de la Soc. de Chir. de Paris*, 15 juin 1915.

Pozzi. — Anévrisme artério-veineux de la carotide primitive. Guérison spontanée. *Bull. et Mem. de la Soc. de Chir. de Paris*, 1er juin 1915.

Quénu. — A propos de dix-huit anévrismes traumatiques opérés par P. Duval. *Bull. et Mém. de la Soc. de Chir. de Paris*, 9 mars 1915.

Rocher. — Résultats de quatre interventions pour anévrismes artérioveineux des membres. *Réunion médico-chir. de la Ve armée, in Presse Méd.*, n° 31, 1916.

Routier. — Guérison sans intervention d'une communication artérioveineuse entre la carotide primitive et la jugulaire. *Bull. et Mém. de la Soc. de Chir.*, 7 décembre 1915.

Sebileau. — A propos de dix-huit anévrismes traumatiques opérés par P. Duval. *Bull. et Mém. de la Soc. de Chir. de Paris*, 23 février 1915.

Soubbotitch. — Quelques considérations sur les anévrismes traumatiques. *Bull. et Mém. de la Soc. de Chir. de Paris*, 22 février 1916 et 28 mars 1916.

Soubeyran (Rapport de Quénu). — Sur onze cas d'anévrismes traumatiques. *Bull. et Mém. de la Soc. de Chir. de Paris*, 28 avril 1915.

Tanton. — Quelques observations d'anévrismes traumatiques. *Bull. et Mém. de la Soc. de Chir. de Paris*, 16 novembre 1915.

Thiéry. — Des hémorragies secondaires dans les blessures de guerre. *Bull. et Mém. de la Soc. de Chir. de Paris*, 24 novembre 1914.

Walther. — Anévrisme artério-veineux du canal de Hunter. Résection de l'artère et de la veine. *Bull. et Mém. de la Soc. de Chir. de Paris*, 19 janvier 1915. — Anévrisme artério-veineux de la loge parotidienne. *Bull. et Mém. de la Soc. de Chir. de Paris*, 3 août 1915.

Willems. — Canule anglaise pour l'injection intra-veineuse de sérum physiologique. *Presse Méd.*, 3 février 1916.

TABLE DES MATIÈRES

     TABLE DES MATIÈRES

Paris. — L. Maretheux, imprimeur, 1, rue Cassette. — 9911.

Vient de paraître :

F. BARJON
Médecin des Hôpitaux de Lyon.

Radiodiagnostic des Affections Pleuro-pulmonaires

1 *vol. gr. in-8 de 192 pages avec figures dans le texte et 26 planches hors texte.* . . . . 6 fr.

Cet ouvrage, qui contient un chapitre spécial sur les *Blessures pénétrantes du thorax par projectiles de guerre*, est destiné à servir de guide aux radiologistes et aux médecins pour l'interprétation des images thoraciques.

Le radio-diagnostic pleuro-pulmonaire est un des sujets les plus délicats de la radiologie : c'est celui qui nécessite de la façon la plus étroite, une collaboration constante avec la clinique, car les images du thorax sont d'une variété infinie.

L'ouvrage du Dᵣ Barjon a le mérite de réunir une importante collection de documents radiographiques, tous démonstratifs et choisis pour servir de types. L'interprétation suit, page par page, les photographies et s'accompagne des schémas nécessaires pour les commenter.

La Pratique Neurologique

PUBLIÉE SOUS LA DIRECTION DE PIERRE MARIE
Professeur à la Faculté de Médecine de Paris, Médecin de la Salpétrière

PAR MM.

O. CROUZON, G. DELAMARE, E. DESNOS, G. GUILLAIN, E. HUET, LANNOIS, A. LÉRI, F. MOUTIER, POULARD, ROUSSY

1 *vol. gr. in-8, de 1408 pages, avec 302 fig. Relié toile* . . . . 30 fr.

H. BULLIARD
Préparateur d'histologie à la Faculté
de Paris.

Ch. CHAMPY
Professeur agrégé à la Faculté
de Paris.

Abrégé d'Histologie

Vingt leçons avec notions de technique

Préface du Professeur **A. PRENANT**

1 *vol. in-8, de* 300 *pages,* 158 *figures et* 4 *planches en couleur, cartonné toile* . . . . **6 fr.**

Ce livre n'est ni un traité, ni un manuel d'Histologie; c'est un *abrégé* en vingt leçons correspondant à peu près aux séances de travaux pratiques. Chacune d'elles donne à l'étudiant les notions nécessaires pour que ces exercices pratiques prennent toute leur valeur. Mais les auteurs ne se sont pas contentés de décrire des préparations, de mettre des noms sous des images, ils se sont efforcés de montrer l'intérêt des faits qu'ils présentent en rappelant les notions théoriques qui s'y rattachent.

Gustave ROUSSY
Professeur agrégé. Chef des travaux d'anatomie pathologique à la Faculté de Paris.

Jean LHERMITTE
Ancien chef de laboratoire à la Faculté
de Paris.

Les Techniques anatomo-pathologiques du Système nerveux

Anatomie macroscopique et histologique

1 *vol. petit in-8, de* XVI-255 *pages, avec figures, cartonné toile.* **5 fr.**

Les auteurs enseignent d'abord de quelle façon procéder pour la préparation des centres nerveux — coupes macroscopiques, prélèvement des fragments — en vue des recherches histologiques. Puis ils passent en revue les techniques de fixation, d'inclusion, de coloration, d'imprégnation, etc., des différentes parties du système nerveux. La place de ce livre est sur la table de laboratoire, à côté des fixateurs et des colorants.

L. LANDOUZY
Professeur à la Clinique Laënnec,
Doyen de la Faculté de Médecine,
Membre de l'Institut.

Léon BERNARD
Agrégé à la Faculté de Médecine
de Paris,
Médecin de l'Hôpital Laënnec.

Anatomie

et

Physiologie Médicales

AVEC LA COLLABORATION DE

MM. les Drs Léon BERNARD, GOUGEROT, HALBRON, S. I. DE JONG,
LÆDERICH, LORTAT-JACOB, SALOMON, SÉZARY, VITRY

1 *vol. gr. in-8 de* 650 *pages, avec* 336 *figures en noir et en couleurs,*
6 *planches hors texte, relié toile.* . . . . **20** fr.

Original dans sa conception et son exécution, cet ouvrage présente sur un plan nouveau un ensemble de connaissances jusqu'ici éparses dans des manuels distincts. — Étude à la fois *morphologique et physiologique* (c'est ce qui fait son originalité), ce volume comporte dans le texte et en planches hors texte de nombreuses figures.

G. DIEULAFOY
Professeur de clinique médicale à la Faculté de Médecine de Paris,
Médecin de l'Hôtel-Dieu, Membre de l'Académie de Médecine.

Manuel

de

Pathologie Interne

16e *édition,* 4 *vol. in-16 avec fig. en noir et en couleurs, cart.* **32** fr.

Pour paraître en octobre 1916 :

G. LYON
Ancien chef de clinique
à la Faculté de Médecine de Paris.

P. LOISEAU
Ancien préparateur
à l'Ecole supérieure de Pharmacie de Paris.

Formulaire Thérapeutique

CONFORME AU CODEX DE 1908

AVEC LA COLLABORATION DE MM.

L. DELHERM et Paul-Émile LÉVY

Dixième édition, entièrement revue et augmentée en 1916

1 *volume in-18 sur papier indien* très mince, *relié maroquin.* **9** fr.

Cet ouvrage dont la neuvième édition avait paru à la veille de la guerre s'est, malgré et pendant les hostilités, rapidement épuisée. La dixième édition, mise au point par les auteurs, comporte de profondes modifications. Toutes les marques allemandes ont été supprimées ; celles qui désignent les produits devenus classiques ont été signalées et soigneusement accompagnées de leur équivalent français, de manière à guider les médecins dans la rédaction de leurs ordonnances.

Le chapitre *Sérothérapie* a été considérablement augmenté ainsi que celui de la *Vaccinothérapie.*

Pour paraître en novembre 1916 :

Gaston LYON
Ancien chef de clinique médicale à la Faculté de Médecine de Paris.

Traité élémentaire
de Clinique thérapeutique

NEUVIÈME ÉDITION, REVUE ET AUGMENTÉE

1 *fort volume gr. in-8 de* XII-1791 *pages, relié toile* . . . . . . **28** fr.

Le *Traité de Clinique Thérapeutique* est un ouvrage classique. La neuvième édition qui se présente aujourd'hui au public a été considérablement remaniée, mais, malgré les nombreux ajoutés qu'elle comporte, elle n'a pas été sensiblement augmentée en volume, en raison des suppressions que l'auteur a apportées.

Vient de paraître :

J.-M. LAHY
Chef des travaux du Laboratoire de Psychologie Expérimentale
à l'École des Hautes Études.

La Méthode Taylor
et la
Physiologie du Travail professionnel

1 *vol. in-8 de* 200 *pages, avec figures* . . . . **4** fr. **50**

Au moment où se prépare notre prochain élan industriel, on est d'accord pour reconnaître la nécessité d'une organisation scientifique du travail professionnel. Que sera cette organisation ? La méthode Taylor connaît depuis peu une grande vogue. Est-elle satisfaisante ? M. Lahy examine cet important problème, montre l'insuffisance et les défauts du système Taylor, et expose les recherches à entreprendre.

Louis JACQUET
Ingénieur des Arts et Manufactures.

L'Alcool
ÉTUDE ÉCONOMIQUE GÉNÉRALE

**Ses rapports avec l'Agriculture, l'Industrie, le Commerce,
la Législation, l'Impôt, l'Hygiène individuelle et sociale.**

Préface de M. G. CLÉMENCEAU

In-8 de 945 *p., avec* 138 *tableaux,* 13 *graphiques et* 43 *fig.* . . . **17** fr.

Dʳ Francis HECKEL

Culture physique
et Cures d'exercice

1 *vol. in-8 de* 624 *pages, avec* 24 *planches* . . . . **10** fr.

Prix : 4 fr.